现代护理知识丛书

儿童健康护理知识
千问速答

主编　方继红

QUICK ANSWERS TO
THOUSANDS OF QUESTIONS ABOUT
CHILDERN'S HEALTH CARE KNOWLEDGE

U0190161

中国科学技术大学出版社

内 容 简 介

本书精选了日常生活和医院儿科临床实践中常见的儿童健康护理知识1001例，以问答方式进行了全面深入和简明扼要的解答与阐述。全书分为12篇，其中前11篇涵盖了优生优育、小儿抚育、儿内科常见问题、儿外科常见问题、儿童手术常见问题、儿童伤口造口护理、儿童意外伤害、儿童口腔保健和牙病、儿科医疗检查、小儿皮肤护理以及中医儿科护理保健等27个专科领域的相关护理与医疗检查问题，最后一篇是关于儿童医保的相关问题和政策，供读者查阅参考。

本书可供儿科医护工作者、广大儿童家长、儿童保育人员和学校老师阅读使用。

图书在版编目(CIP)数据

儿童健康护理知识千问速答/方继红主编. —合肥:中国科学技术大学出版社，2022.4

ISBN 978-7-312-05245-3

Ⅰ.儿… Ⅱ.方… Ⅲ.小儿疾病—护理—问题解答 Ⅳ.R473.72-44

中国版本图书馆 CIP 数据核字(2021)第 139196 号

儿童健康护理知识千问速答
ERTONG JIANKANG HULI ZHISHI QIAN WEN SU DA

出版	中国科学技术大学出版社
	安徽省合肥市金寨路 96 号,230026
	http://press.ustc.edu.cn
	http://zgkxjsdxcbs.tmall.com
印刷	安徽国文彩印有限公司
发行	中国科学技术大学出版社
开本	710 mm×1000 mm　1/16
印张	18
字数	362 千
版次	2022 年 4 月第 1 版
印次	2022 年 4 月第 1 次印刷
定价	58.00 元

编 委 会

序 一

　　长期以来,广大护理工作者大力弘扬"敬佑生命、救死扶伤、甘于奉献、大爱无疆"的伟大职业精神,全心全意为人民服务,坚定不移贯彻预防为主方针,坚持防治结合、联防联控、群防群控,努力为人民群众提供全生命周期的卫生与健康服务。

　　100 多年前,提灯女神南丁格尔女士用自己的爱心、耐心、细心和责任心好好对待和照顾每一位病人,创立了护理职业精神。儿童快乐健康、茁壮成长,事关天下父母和所有关心下一代的人们,更是广大儿科医务工作者的责任和担当。当前护理工作范畴和内涵也正在从医院延伸到社区、家庭,延伸到康复护理、慢病管理等越来越多的领域,需要不断地改革并创新护理服务理念与模式,以精准对接人民群众多样化、差异化的健康需求。

　　呈献给广大儿科医护人员和儿童家长的这本《儿童健康护理知识千问速答》,由复旦大学附属儿科医院安徽医院(安徽省儿童医院)组织众多专家及护理骨干,查阅大量的医疗护理文献,总结多年的工作经验精心编写,为呵护孩子安全、保障孩子健康快乐地成长提供科学指导。

　　复旦大学附属儿科医院安徽医院(安徽省儿童医院)拥有 1500 余名儿科医护工作者,一直为儿童健康成长兢兢业业、攻坚克难、努力奉献,积累了丰富的育儿医护经验。该书融入了国内外儿科学的最新知识、护理技术、创新成果和编者长期的育儿护理经验,内容丰富多彩,讲述深入浅出,言简意赅,资料翔实、准确、完整,涵盖了优生优育、小儿抚育及儿童成长全过程中各年龄段各种临床常见病、多发病的相关护理知识,旨在帮助广大儿科医护工作者、儿童家长和儿童保育人员解决孩子成长中遇到的各种健康护理烦恼。

当然,由于该书提供的是普适性指导,因此我们仍然建议读者把阅读本书和听取儿科医生的专业指导结合起来,以便为儿童的健康提供更加个性化的医护帮助,为儿童的健康快乐成长保驾护航。

希望该书能给广大读者带来丰厚的健康收益,为建设健康中国做出贡献。

为此作序。

复旦大学附属儿科医院安徽医院

(安徽省儿童医院)党委书记

2022 年 1 月 10 日

序　二

随着社会经济的快速发展，人们越来越关注儿童的科学喂养、科学呵护、科学培育及儿童意外伤害等与健康密切相关的问题。为此，复旦大学附属儿科医院安徽医院（安徽省儿童医院）组织相关儿科护理专家，从社会实际需要出发，在广泛调研和精选资料的基础上，精心编写了《儿童健康护理知识千问速答》，以满足一线儿科医护工作者和广大儿童家长的求知需求。

该书汇集了近年来国内外儿科护理知识创新成果和编者们长期临床一线的育儿医护经验，内容涉及优生优育、小儿抚育、儿内科、儿外科、儿童手术、儿童意外伤害等众多儿童健康领域的相关护理知识，并且采用人们喜闻乐见的问答方式著述，提出问题，解决问题，切入实际，一目了然。书中共收录各类儿科常见护理问题及其解决办法1001例，所有问题均源于医院临床实际和患儿家长普遍关心和关切的实际问题。该书语言精练，言简意赅，深入浅出，通俗易懂，独具匠心地把护理专业知识和健康科普融为一体，体现了通识性和专业性的有机结合，理实交融，易于操作，既适合儿科护理工作一线需要，又适合普通家庭阅读使用，是一本难得的育儿好书。

该书编者队伍汇集了安徽省内一批老、中、青护理骨干，其中既有经验丰富的护理专家，也有年富力强的护理骨干，他们把对祖国下一代的关爱和对儿科护理工作的热爱、感悟和临床经验都融入书稿的字里行间;编委会多次研讨,广泛征求意见,字斟句酌,反复修改完善。在该书出版之际,我谨向所有参与本书研讨、编写和审稿工作的同志,向所有关心和支持该书编撰工作的朋友表示由衷的感谢。

相信该书能得到广大儿科医护工作者和儿童家长的喜爱,并让更多的人从中受益。

是为序。

复旦大学附属儿科医院安徽医院
(安徽省儿童医院)院长

2022 年 1 月 16 日

前　言

　　随着经济社会的发展和人民生活水平的不断提高,人们对健康需求也越来越强烈。如何科学喂养、健康培育、有效预防儿童意外伤害等与健康密切相关的问题成为广大医护工作者和儿童家长们普遍关注的社会热点问题。为此,复旦大学附属儿科医院安徽医院(安徽省儿童医院)牵头组织了一批具有丰富临床实践经验和教学能力的医护专家,编写了这本涉及学科广泛、内容丰富、实践指导性强的《儿童健康护理知识千问速答》。

　　本书编者是一批从事儿科医护工作多年的专家、学者和临床一线资深护理学科学术带头人,他们充分发挥了集体的智慧和力量,精选了平时临床工作和儿童家长携孩子就诊时经常咨询和关心的儿童健康护理问题1001例,以问答的方式进行简明扼要的解答和阐述。同时也借鉴了国内外育儿相关知识创新的最新成果。全书共分12篇。其中,前11篇内容涵盖优生优育、小儿抚育、儿内科常见问题、儿外科常见问题、儿童手术常见问题、儿童伤口造口护理、儿童意外伤害、儿童口腔保健和牙病、儿科医疗检查、小儿皮肤护理以及中医儿科护理保健等27个临床专科领域的相关护理与医疗检查知识,最后一篇是关于儿童医保相关问题和政策,供读者查阅参考。

　　本书内容丰富多彩,取材广泛,源于实践,命题准确,回答精练,融知识性、科学性和实践指导性于一体,是抚育孩子、保障儿童健康的科学著作,可供儿童家长、儿童保育人员、学校老师和儿科医护工作者参考阅读。

　　编者在编写本书的过程中,得到了安徽省护理学会、安徽省儿科护理联盟、复旦大学附属儿科医院安徽医院(安徽省儿童医院)的领导和相关专家的大力支持和热情指导,院党委书记孔维鹏、院长陈超两位专家还在百忙中对本书的出版给予关心和指导,并欣然为之作序,在此一并表示深切感谢! 另外,由于本书涉及专业范围广泛,我们在编写过程中参考了大量相关资料和科技文献,在此向相关资料和文献作者表示感谢!

　　当今世界,科技进步日新月异,医护新发现、新知识层出不穷,限于编者的知识视野和时间因素,对于由于环境变迁、大气污染以及人类自身生存和发展造成的生态失衡等引起的新病毒、新病种不断滋生、变异等,还有待人们不断地去探索和认识,因此,尽管我们非常努力,对书中所及内容字斟句酌、精益求精,试图做到最好,但也难免挂一漏万或存在瑕疵与不足以及知识点难以穷尽之处,恳请同行专家和读者不吝赐教,予以斧正,以便本书在日后重印或再版时进行更正和更新,为广大读者提供更好的服务与指导。

编　者

2022 年 1 月

目　　录

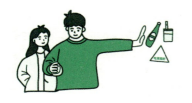

第一篇
优生优育

1. 婚前健康检查对孕育宝宝有何重要意义？

诞下健康活泼、聪明睿智的宝宝（家长对孩子的昵称），是天下青年伴侣对美好未来的憧憬和期盼。如何美梦成真？进行婚前健康体检非常重要。意义在于：

（1）及早发现有碍优生的疾病，防止遗传病儿和畸形儿的出生。

（2）发现生殖器疾病，以便进行矫治，使婚后夫妻生活和谐美满。

（3）发现有碍结婚生育的疾病，以便积极治疗。

（4）有利于优生优育，指导孕育健康宝宝。

随着经济社会的发展，我国人民的物质文化生活水平不断提高，婚姻与家庭观念发生了革命性的变革，婚前健康检查已被广大民众普遍接受。

2. 哪些人群不适宜结婚？

《中华人民共和国民法典》第一千零四十八条明确规定：直系血亲或者三代以内的旁系血亲禁止结婚。这是因为这两类人群如果结婚，就可能会给子代带来患遗传性疾病的风险。一旦出现这种后果，将会给家庭和社会带来难以承受的经济和精神负担。此外，《中华人民共和国母婴保健法》第二章规定："婚前医学检查包括对下列疾病的检查：（一）严重遗传性疾病；（二）指定传染病；（三）有关精神病。"对于有医学指证疾患者，医师应当提出"暂缓结婚"或"采取长效避孕措施或者施行结扎手术后不生育"的医学意见。

3. 一般最佳的怀孕年龄和最佳的受孕时间为何时？

据相关文献报道，中国女性 23～30 岁、男性 27～35 岁是怀孕的最佳年龄。这期间生育力旺盛，精卵质量好，不易发生难产和并发症。受孕的最好月份在每年的 7～9 月三个月，因为在这段时间受孕，此后正是秋末冬初，水果、蔬菜较丰富，有利于孕妇营养；到下一年的 4～6 月分娩，正好是春末夏初，气候温和，有利于产妇顺利度过产褥期。此外，在这个季节里，衣着单薄，便于哺乳和给新生儿洗澡、晒太阳。婴儿 6 个月后，需要添加辅食时，又能避开肠道传染病的流行高峰期。但也不要有压力，每天都是好日子，顺其自然最好。

4. 高龄妊娠存在哪些风险？

在医学上，女性年满 35 周岁妊娠就已经属于高危妊娠。年龄越大，妊娠与分娩的风险越大，主要有以下几个方面：

（1）妊娠成功率下降，自然流产率是 20～29 岁受孕者的 4 倍。

（2）年龄越大，高血压、糖尿病等并发症的发生机会越多，这些会导致胎儿宫内生长发育迟缓，死胎、死产及早产概率上升。

（3）接近 40 岁，甚至 40 岁以上女性受孕，胎儿畸形发生率较高。

5. 有慢性疾病史者能否怀孕？

应视具体的疾病而论。如果是严重传染病、有家族性先天畸形疾病史或医生不建议怀孕者则不建议怀孕。此外，还有一些普通的慢性病，在服药期间，因为治疗这些慢性病的药物在人体内会有一定的滞留时间，如果这些残留药物尚未排净就受孕，很可能会对生殖细胞产生不良影响，存在流产、胎儿畸形甚至死胎等隐患。因此，建议备孕时，在医师的指导下，提前做好停药准备。如果是高血压、甲状腺疾病等需要终身服药的慢性疾病，孕期不能停药，则需向医生寻求用药帮助，选用安全的药物，将不良影响控制在最低限度。

6. 孕前要做哪些准备？

夫妻双方孕育前的身体健康状况和心理状态直接影响受孕质量。从孕前 3 个月开始，需养成良好的饮食起居习惯，保持小家庭的愉快气氛，养精蓄锐；夫妻双方不宜服用药物，不宜饮酒，减少不良因素刺激；根据月经周期，推算出排卵期，减少同房次数，积极保持双方的情绪、智力、体力、节律处于良好状态。避免不良因素的伤害。

7. 为什么要做孕前检查？最佳检查时间是什么时候？

通过孕前检查可了解夫妇双方是否患有遗传性疾病和不宜生育的疾病，以及双方家族成员有无严重的遗传性疾病，可以避免新生儿出生缺陷和遗传代谢病发生。孕前检查最佳时间是准备怀孕前 3～6 个月。

8. 女性孕前需要做哪些检查？

（1）妇科 B 超：看看有无不利于怀孕的生殖道畸形、卵巢囊肿、子宫肌瘤等情况。

（2）抽血：看看有无甲肝、乙肝、丙肝、梅毒、艾滋病及巨细胞病毒等感染情况，月经不规律者还要查一下性激素水平。

（3）妇科检查：看看有无妇科炎症、宫颈病变等。

（4）口腔科：看看有无口腔疾患，以便及早干预，用于治疗口腔科疾患的药物中有很多是孕妇不能用的。

（5）最后一条，也是最重要的一条，如果育龄妇女孕前就有高血压、糖尿病、肾功能不全等疾病，一定要让医生评估检查能否怀孕，否则，若怀孕后病情加重，后果将不堪设想。

9. 男性在备孕期要做哪些准备？

（1）男性泌尿生殖系统方面的病症对后代健康影响极大。男性应在备孕之前做好专项体检。

（2）与曾经的"陋习"说再见，早睡早起、远离烟酒、多吃蔬菜水果、勤运动等。

（3）避免接触有害物质，如铅、苯、汞和放射性物质等，避免因物理、化学、生物因素导致精子畸形或染色体异常。

（4）做好伴侣的心理疏导师，女性在备孕期通常会有不同程度的精神压力，为了缓解伴侣的紧张情绪，建议多一些耐心和细心，帮助伴侣做好心理建设，共同面对备孕期的大事小情。

10. 如何做好遗传病的产前诊断？

首先是避免与直系血亲或三代以内的旁系血亲结婚，在基因健康、无不良遗传基因的情况下生育。其次是家族中有遗传病史者，出生过畸形儿的夫妇及35岁以后怀孕者，都应该接受遗传咨询。最后是定期产检，开展产前诊断。

（1）通过测定孕妇的血常规、尿常规及尿酮、肝肾功能、血糖、血氨、电解质等，了解孕妇的健康和胎儿成长的一般状况。

（2）通过超声波、胎儿镜检查胎儿的基本形态特征，判断其发育的基本情况。

（3）进行酶活性测定，即通过测定基因表达后翻译合成的酶蛋白活性，进行特异性遗传病的确诊。

（4）进行分子诊断，包括羊水细胞和绒毛膜绒毛细胞（产前诊断）、成纤维细胞（皮肤活检），通过 DNA 分析，找出基因病变部位。

11. 需要延缓受孕的情况有哪些？

（1）使用长效避孕药的女性：应停药 3～6 个月，因为体内残留的药物可能对胎儿有影响。

（2）安节育环的女性：取环后，等有过 2～3 次正常月经后再怀孕，因为无论安节育环时间长短，节育环都对子宫内膜等有一定的影响，应让子宫内膜有一定的恢复时间。

（3）人工流产的女性：建议术后 3 个月再怀孕，因为人工流产后子宫的恢复时间需要 3 个月左右。

（4）剖宫产后的女性：至少要 2 年以上才能怀孕。剖宫产术后会使子宫留下疤痕，需要较长时间才能修复。如果术后过早怀孕分娩，容易发生子宫破裂、胎儿死亡和失血过多等一系列严重并发症，甚至危及母婴生命。

（5）患葡萄胎后的女性：最好在血 HCG 转阴 2 年后再怀孕。

（6）接受腹部 X 线照射的女性：4 周后怀孕较为安全。虽然每次 X 线对人体照射量很少，但能损伤人体的生殖细胞，即使剂量很微小也可使卵细胞的染色体发生畸变。

（7）长期服药的女性：由于各种药物作用、代谢时间以及对卵细胞的影响等各有不同，最好在医生指导下确定受孕时间。

12. 计划生育二胎、三胎的妈妈们需要做哪些准备？

随着全面三孩政策开放，计划生育二胎、三胎的妈妈们需要做以下准备：

（1）适龄生育，建议 35 岁前完成生育。

（2）第一胎尽量顺产，避免剖宫产留下子宫瘢痕。若第一胎为剖宫产，建议至少间隔 2 年再怀下一胎，备孕前做 B 超检测子宫瘢痕厚度。

（3）平时在生活中做好避孕，避免因人流等宫腔操作而导致继发性不孕不育。

（4）每年体检时，重点进行妇科超声检查和宫颈癌筛查，发现异常情况及时处理。

13. 备孕女性体重对备孕有何重要意义？

母体健康对顺利怀上宝宝和安全度过孕期都是至关重要的，而体重是母体健康的直接表现。过度肥胖容易使女性患上妊娠糖尿病，也可能造成胎儿发育或代谢障碍，产后还可能会影响母乳分泌；过度瘦弱则可能导致女性排卵、月经失调，影响受孕及哺乳。因此，建议准妈妈们除孕前体检外，提前半年左右监控体重，将体重指数 BMI［BMI＝体重（kg）/身高（米）的平方（m²）］保持在 18～25

范围,加强孕前运动并有针对性地搭配日常饮食,将体重调养到最佳状态再受孕,为日后胚胎发育打好基础。

14. 准妈妈要怎样吃才健康?

遵循平衡膳食的原则。多吃富含优质蛋白的食物,如豆类、蛋类、瘦肉和鱼虾等;多吃含碘食物,如紫菜、海蜇等;多吃含锌、铜的食物,如鸡肉、羊肉、牛肉等;多吃有助于补铁的食物,如芝麻、猪肝、芹菜等;还要注意合理补充钙剂和叶酸,多喝牛奶和新鲜果汁,多吃深绿色蔬菜、坚果、带皮的谷物及强化面包等。具体地说,建议准妈妈每天摄入肉类 150~200 克,鸡蛋 1~2 个,豆制品 50~150 克,蔬菜 500 克,水果 100~150 克,主食 400~600 克,植物油 40~50 克,硬果类食物 20~50 克,牛奶 500 毫升。

15. 备孕期和妊娠期的女性为什么要补充叶酸?

备孕期和妊娠期的女性均需要补充叶酸,叶酸是一种非常重要的营养素,可以促进胎儿神经系统的发育,降低神经管畸形的发生概率,如无脑儿、脊柱裂等,这些疾病会对胎儿造成非常严重的影响,一旦确诊则需要终止妊娠。同时,叶酸也是血红蛋白形成的原料之一,所以适当地补充叶酸可有效预防神经管畸形,促进血红蛋白形成,预防贫血发生。

16. 叶酸何时服用较好?

(1)计划怀孕的女性,应在怀孕前 3 个月就开始补充叶酸,服用至孕 12 周或直至妊娠结束。

(2)一般在餐后半个小时口服,这样能减少对肠道的刺激,有利于药效更好地发挥。

17. 哪些食物中富含叶酸?

备孕和怀孕的孕妇除口服叶酸之外,还需要多吃含叶酸的食物。以下这些食物均含叶酸:

(1)水果类:橘子、草莓、樱桃、香蕉、桃子、杏子、杨梅、猕猴桃、梨、苹果等。

(2)蔬菜类:莴苣、菠菜、花椰菜、油菜、青菜、扁豆、胡萝卜、南瓜、蘑菇等。

(3)坚果及豆制品类:黄豆、豆制品、核桃、腰果、栗子、松子等。

(4)动物类:牛肉、羊肉、鸡等禽肉,猪肝、猪腰子(猪肾)等动物肝脏、肾脏,蛋黄等。

(5)谷物类:全麦面粉、大麦、米糠、小麦胚芽、糙米等。

18. 妊娠期准妈妈需要运动吗?

在妊娠期进行适度运动,对孕妇和胎儿都有好处。对孕妇而言,运动能促进血液循环和新陈代谢,增强心肺功能,有助于睡眠,缓解腰酸背痛,预防或减轻下肢水肿,降低患有妊娠糖尿病和妊娠高血压疾病的风险。同时,规律运动不仅能够帮助孕妇增强耐力和肌肉力量,为分娩做好准备,还可降低产后抑郁症的发生风险。对胎儿而言,孕妇做适度运动,可以刺激腹中胎儿的大脑、感觉器官、平衡器官以及呼吸系统的发育。

19. 适合准妈妈的运动有哪些?

在孕早期(前 3 个月),根据个体情况适度做一些有氧运动。妊娠前 3 个月一定要格外小心,因为剧烈的运动很容易导致流产。这一时期孕妇可根据自身的状况来决定是否运动,如果运动则可以选择游泳、散步、爬楼梯、简单的韵律舞等。在孕中期(4~6 个月),可适当增加运动频率,此期胎盘已经形成,不易流产。此阶段建议孕妇早晚散步,既可增加耐力,促进肠胃功能,又能刺激腹中宝宝活动,促进宝宝对钙质的吸收,还可以在教练的指导下进行 Pilates(普拉提)运动,增强身体柔韧性和肌肉耐力。在孕晚期 (7~10 个月),可进行慢节奏的运动,此阶段孕妇身体负担重,每次运动时间不宜超过 15 分钟,运动最好以散步为主,同时可进行静态的骨盆肌肉和腹肌的锻炼,既可以为分娩做准备,又能促进宝宝的发育。

20. 孕妇的心理状态与胎儿发育是否有关系?

孕妇的心理状态可间接影响胎儿在子宫内的发育。孕妇心情舒畅,则有助于胎儿生长发育;孕妇情绪烦躁不安,胎儿也会躁动不安,胎动的频率和强度将会成倍地增加。孕妇长期处于忧虑的精神状态,会造成胎盘血液循环不良,影响胎儿发育,易致胎儿体重轻、智力低下;孕妇的恐惧、紧张情绪又常使血管痉挛,影响血流速度,产生高血压,诱发妊高征的发生,还可引起胎儿畸形,如兔唇等;分娩期孕妇的紧张情绪会引起子宫不协调的收缩,使产程延长,导致人为的难产;孕妇抑郁的心理会使出生的婴儿容易烦躁,爱哭闹,不好好吃东西,睡眠也不好,而且长大后可能产生学习困难及各种心理问题。

21. 育龄妇女心理疏导的重点人群有哪些? 如何疏导?

心理疏导的重点人群为初孕妇和高龄孕妇。初孕妇基于对妊娠、生产的不了解,容易出现负面情绪;高龄孕妇更多地是基于对自身身体状况和胎儿安全的担忧,容易出现负面情绪。应该针对孕妇的心理状况给予针对性疏导。为孕妇提供所需的知识教育,有条件者可以接受相关的培训和训练,以缓解不良情绪。孕妇应保持充足的睡眠和休息,可以通过多听轻松的音乐、欣赏美术作品、看轻松愉快的小说、适当运动等来调节情绪。同时,丈夫和家庭其他成员都有责任使孕妇心情舒畅,多理解和关爱孕妇。孕妇也要加强和家人的沟通,坦露自己的心声,以良好心态应对妊娠与分娩。

22. 什么是胎儿出生缺陷?

出生缺陷(birth defect)是指婴儿出生前发生的身体结构、功能或代谢异常。2012 年《中国出生缺陷防治报告》指出,我国出生缺陷发生率约为 5.6%,每年新增出生缺陷数约 90 万。2020 年第一期《全国妇幼卫生监测及年报通讯》发布 2018 年我国主要出生缺陷发生率:先天性心脏病 91.18‰,多指(趾)畸形 21.4‰,并指(趾)畸形 7.62‰,马蹄内翻畸形 6.77‰,尿道下裂畸形 5.78‰,总唇裂 5.63‰,脑室重度扩张 3.86‰,小耳畸形 2.99‰,腭裂 2.96‰,肛门直肠闭锁或狭窄畸形 2.71‰。

随着"三孩政策"的实施,婴儿出生人口总数增加,再加上高龄产妇、体外受精胚胎移植及病理妊娠比例增加等婴儿出生缺陷高风险因素增多,预计婴儿出生缺陷总数将会进一步增加。

围产儿神经管缺陷、脑积水、总唇裂、腹裂等缺陷的发生率农村高于城市;而先天性心脏病、腭裂、小耳畸形、直肠肛门闭锁或狭窄、尿道下裂、多指(趾)及并指(趾)畸形等缺陷的发生率则是城市高于农村。据相关报道,2000~2018 年,总体上先天性心脏病、多指(趾)畸形、马蹄内翻的发生率呈上升趋势;唇裂、神经管缺陷、先天性脑积水及唐氏综合征的发生率呈下降趋势;尿道下裂发生率在近年来有所上升。

23. 如何预防"缺陷宝宝"?

结合我国优生优育相关政策,提出以下六项预防出生缺陷的措施:
(1) 禁止近亲结婚。
(2) 按时预防接种,以防孕早期感染风疹病毒等。
(3) 适时补充叶酸,预防孕早期微量营养素缺乏。
(4) 避免接触铅、苯、农药等致畸物。
(5) 避免服用某些可能使胎儿致畸的药物。
(6) 早期进行出生缺陷的产前筛查等。

24. 孕期维生素和矿物质缺乏会给胎儿或新生儿带来哪些影响?

(1) 缺乏叶酸易导致胎儿神经管畸形,如无脑儿、脊柱裂等。
(2) 缺乏维生素 K,新生儿易患出血性疾病,如颅内出血、消化道出血等。
(3) 缺乏维生素 B6,新生儿易患维生素 B6 缺乏性抽搐。
(4) 缺锌易引起脑发育迟缓、宫内生长受限、出生缺陷等。

（5）缺铁会直接影响胎儿的造血功能。

25. 什么是胎儿酒精谱系障碍？如何预防？

胎儿酒精谱系障碍是指母亲在孕期内饮酒所致的对婴儿一系列影响的总称，也是目前可以完全预防的婴儿发育畸形问题。由于胎儿在子宫内时的酒精暴露，婴儿以后的智商可能会较低，生长发育受到限制，出现个子不高、体重较轻、头围较小、面部发育畸形的情况，并且会出现注意力不集中、不能自控、不能调整自己的认知和行为模式等一系列行为障碍。女性在备孕期、孕期及哺乳期内不要喝酒，这样可有效预防该病的发生。

26. 吸烟对孕育宝宝有哪些影响？如何避免？

香烟和电子烟雾中含有数以千计的有害物质，特别是一氧化碳和尼古丁等物质，会导致孕妇心率增快、血压升高、血管收缩，减少对发育中的胎儿供氧和养分供应。孕期吸烟对孕妇和宝宝都非常危险，尤其会增加死产、早产、低出生体重儿和新生儿猝死综合征的风险。因此女性在孕前和孕期应尽量避免主动吸烟和二手烟。

27. 为什么孕前需谨慎用药？

绝大多数人都知道孕期用药会对胎儿造成一定的影响，这是常识。但是许多人忽略了孕前用药的问题，一些女性在使用药物后发现意外怀孕了，担心药物对胎儿造成影响，便进行人工流产，从而对身体造成一定的伤害。因此，有生育意向的夫妇，需要用药时，应该在医生指导下用药，同时还要谨慎服用保健食品，切忌乱用秘方或偏方。

28. 孕期该如何用药？

对于已经怀孕的女性而言，孕期更应该在医生的指导下合理用药。另外，许多人认为中药是天然药物，对胎儿没有影响，这是一种错误的认知。经大量临床实验发现，有100多种单味中药孕妇须禁用，因此孕妇生病不要盲目地自服中药，以免发生意外。

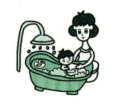

第二篇
小儿抚育

29. 小儿喂养方式有哪些?

小儿喂养方式有母乳喂养、混合喂养、人工喂养 3 种方式。其中,母乳喂养最为理想。世界卫生组织(WHO)曾经制定"促进母乳喂养成功的 10 大措施",在全球大力倡导母乳喂养。

30. 何为母乳喂养的正确方法?

(1) 正确的喂奶姿势是"三贴":胸贴胸,腹贴腹,下颌贴乳房。妈妈用手托住宝宝的臀部,妈妈的肘部托住宝宝的头颈部,宝宝的上身躺在妈妈的前臂上,这是宝宝吃奶最舒服的姿势。

(2) 正确托起乳房的方法:用手"C"字形托起乳房,食指支撑着乳房的基底部,靠在乳房的胸壁上,大拇指放在乳房上方,两个手指可以通过轻压乳房改善乳房状态,使婴儿容易吸吮,托乳房的手不要放在太靠近乳头处。

(3) 婴儿正确的含接姿势:嘴张大,下唇外翻,舌头呈勺状环绕乳晕,面颊鼓起呈圆形,婴儿口腔上方可见更多乳晕,婴儿慢而深地吸吮,能看到或听到吞咽。

(4) 哺乳时将婴儿抱好的 4 个要点是:

第一,婴儿的头和身体呈一条直线。

第二,婴儿的脸对着乳房,鼻子对着乳头。

第三,母亲抱着婴儿贴近自己。

第四,若是新生儿,母亲不仅要托着他(她)的头部,还应托着他(她)的臀部。

31. 为什么要提倡母乳喂养?

(1)母乳是婴儿最适合的天然食物,母乳中所含的蛋白质、脂肪、碳水化合物比例最适宜,易于消化和吸收。

(2)母乳中含有丰富的抗体、维生素、内分泌激素,可增强免疫力,提高抗病能力。

(3)母乳喂养简单、方便、安全、温度适宜。

(4)母乳中乳铁蛋白多,能抑制大肠杆菌的生长和活性,还有直接保护肠黏膜的作用,使黏膜免受细菌的侵犯。

(5)母乳的总渗透压不高,不易引起坏死性小肠结肠炎,不增加肾脏的负担。

(6)母乳喂养增进母婴感情,促进母亲的子宫快速修复。

32. 为什么要给新生儿喂初乳?

初乳中含有大量生长因子,能促进新生儿胃肠道发育、成熟;初乳中含有比成熟乳更为丰富的免疫球蛋白、乳铁蛋白等,有增强免疫的功能;初乳可促进脂类排泄,减少新生儿黄疸的发生;初乳中含有溶菌酶,具有阻止细菌和病毒侵入机体的功能。

33. 新生儿需要喂水吗?

不需要。因为母乳为等渗液体,不需要额外添加水;现在配方奶也是母乳化奶粉,基本为等渗的。绝大多数婴儿在规律的喂养下不需要额外添加水。婴儿什么时候开始喂水? 从 6 个月开始,一般会添加辅食,同时少量饮水。WHO提示,6 个月以内纯母乳喂养,不需要添加水。

34. 新生儿喂奶应间隔多长时间?

正常新生儿哺乳在出生后前两天可每日 9 次,第三天起则按需哺乳,每日不少于 8 次哺乳符合婴儿的需求。也可根据新生儿胃排空时间估算,如果是母乳喂养,进食后 2～3 小时排空;如果是配方奶喂养,进食后 3～4 小时排空。婴儿饥饿的信号是身体扭动、哭闹和短暂的睁眼,此时宜哺乳。

35. 婴儿吃奶后为什么会吐奶?

(1)生理因素:胃部发育不成熟,婴儿胃呈水平位,奶容易从胃中反流出来,引起吐奶。

(2)喂养不当:喂奶过快、喂奶量过多、频繁更换奶粉、喂奶前较长时间的哭闹、喂奶时吞入大量的空气、吃奶后体位变动过大等都会引起吐奶。

（3）病理因素：较常见的有胃食管反流、感染、幽门痉挛、肥厚型幽门狭窄等。

36. 婴儿吐奶后怎么处理？

当婴儿发生吐奶的时候，给予侧卧位或者抱起，避免呛入气管进入肺内；给宝宝做腹部顺时针的按摩，促进肠蠕动；不要太频繁地喂奶，控制每次喂奶的量，每次喂奶后竖抱，拍嗝后放下；喂奶时室内尽量安静；观察大小便是否正常，如果经常出现吐奶症状，需要去医院儿科就诊，在医生的指导下做相关检查，排除外科疾病，如幽门狭窄、胃扭转，确定病因后治疗。

37. 妈妈感冒了或者乳头有炎症，宝宝可以吃母乳吗？

哺乳期妈妈生病，要及时治疗，才能保证后续的母乳喂养。妈妈在哺乳期间出现咽部不适或感冒症状，可以戴口罩，防止传染，并且不要亲吻宝宝。引起感冒的病毒不会传染给宝宝，母体内对抗病毒的抗体会通过乳汁传给宝宝，增强宝宝的抵抗力。如果妈妈出现乳房局部感染（乳腺炎、乳房单纯疱疹感染），需要暂停喂母乳，待乳房感染痊愈后继续母乳喂养。

38. 母乳喂养期间如何预防乳腺炎？

（1）预防乳头破裂：① 孕后期用温热毛巾揉擦乳头、乳晕，使乳头、乳晕的韧性和对刺激的耐受性增强，若有先天性的畸形，一定要及时治疗；② 每次喂奶前后要把乳头擦拭一遍，包括乳头上的硬痂；③ 要用正确的哺乳姿势；④ 哺乳时含住乳头及大部分乳晕；⑤ 千万不能让宝宝有含乳头睡眠的习惯。

（2）预防乳汁瘀滞：① 产后尽早哺乳；② 哺乳前可以用热毛巾敷一下，感到乳房胀痛最好及时看医生，用手按捏乳房，提拔乳头；③ 每次哺乳应将乳汁吸空，如果宝宝吸不完，可以用吸奶器吸干；④ 保持乳房清洁，防止细菌感染，同时要养成自我按摩乳房的习惯。

39. 吃配方奶的宝宝便秘怎么办？

一般来说，配方奶粉喂养本身不会引起宝宝便秘。若宝宝便秘或消化不良，爸爸妈妈要考虑在使用配方奶粉喂养时有没有额外添加钙，或者是不是冲调的奶粉过浓导致。如果宝宝出现便秘，首先排除以上因素，同时排除肠道发育异常问题，可以适当添加益生菌治疗，如果效果不好，可以考虑更换配方奶粉。

40. 婴儿每天饮水多少合适？

因为配方奶粉与母乳中的成分不太相同，婴儿较难消化。到底喂多少水合适呢？1 岁以内婴儿每日的总液量为 150 mL/kg，这个量包含奶量，所以每天水分总需求量减去奶量就是需要饮水量。婴儿 1 岁以后随年龄增长饮水量会减少，一般每增长 3 岁，日饮水量约减少 25 mL/kg。

41. 如何培养婴儿的饮水习惯？

婴儿饮水以温开水为宜。饮水习惯是需要慢慢培养的，家人应营造一种愉快轻松的环境，让婴儿快乐接受，而不是采取强硬、逼迫的方式，使婴儿每次都把饮水当成痛苦的事。可选用小勺、小碗、奶瓶和小滴管等喂水，婴儿大多喜欢喝大人杯子里的水，可以为婴儿准备和大人一样的杯子，增加婴儿饮水的兴趣。少量多次饮水，可在两餐之间，顺着婴儿嘴角慢慢喂入。婴儿哭闹时不可强行喂水，以免呛咳。

42. 6 个月以上婴儿喝什么饮品最好？

对于 6 个月以上的婴儿，白开水是最好的饮料。首先，白开水能直接被人体吸收利用，有促进新陈代谢、输送营养、清洁胃肠的作用。其次，白开水可以调节体温，使人体温度不会波动太大。尤其是 25 ℃左右的新鲜白开水，其生物活性和人体细胞内水分子活性近似，最易透过细胞膜发挥作用，加快代谢，增加体内血红蛋白含量，提高机体免疫力。有的家长认为母乳和牛奶中已经有水分，无需再给婴儿饮水，有的家长喜欢在水中加糖给婴儿喝。这些做法都是不正确的。

43. 幼儿饮料如何选择？

幼儿饮品应该选用不含热量或低热量的水（或不甜的植物茶或水果茶）为最佳选择。奶不应该被认为是饮料，奶是婴儿的食物。果汁含有丰富的维生素和矿物质，但若不稀释，含糖量高，幼儿不宜过度饮用；可乐等碳酸饮料含糖高，且有添加剂，幼儿不宜饮用。此外，应该选用幼儿杯子给幼儿喝水。

44. 母亲服药了，对母乳有影响吗？

药物通过口服、肌肉注射、静脉注射等途径进入母亲体内，通过血乳屏障后才能进入乳汁，乳汁中的药物经过宝宝消化吸收后才会对宝宝产生影响。分泌到乳汁中的药量不仅取决于母体的药物浓度，也与药物理化性质有关，如酸碱性、分子量大小、脂溶性和血浆蛋白结合率等。哺乳期妇女乳汁的 pH 一般为 6.8～7.0，相比血浆 pH(7.4)低，对于弱碱性药物，在相对碱性的血浆中不易电离，易向乳汁中转运，如大环内酯类抗生素红霉素、克拉霉素及四环素类药物米诺环素、多西环素等，容易分布到乳汁中。

45. 哺乳期出现哪些情况，妈妈不能给宝宝进行母乳喂养？

妈妈为吸毒、酗酒、艾滋病（HIV）感染者、活动期的结核病患者、活动期的各型肝炎患者、正在接受化疗的癌症患者、正在服用抗逆转录酶病毒药物者、Ⅲ级以上心脏功能不全及心力衰竭者、严重肾功能不全者、子痫和先兆子痫、高血压伴心、脑、肝、肾等重要脏器功能损害者、糖尿病伴有严重脏器功能损害者，以及婴儿自己被诊断为半乳糖血症（是一种少见的基因代谢疾病）者都不能进行母乳喂养。

46. 如何判断婴儿摄入了足够的乳汁？

观察婴儿的吸吮动作：慢而深的吸吮，可看见婴儿吞咽的动作或听到婴儿吞咽的声音。观察婴儿的体重增长：出生后 7～10 天，体重恢复至出生时体重，此后体重逐渐增加，满月增长 600 克以上。观察排尿的次数及颜色：每日排尿 6 次以上，尿色淡且气味轻，说明摄入足够的母乳。观察排便的次数及颜色：出生后每天排便数次，3～4 天后大便颜色从墨绿色逐渐转变为棕色或黄色。观察婴儿的满意程度：婴儿自己放开乳房，表情满足且有睡意。观察母亲乳房的感觉：喂哺前乳房饱满，喂哺后变软，说明婴儿吃到了母乳；如果喂哺过程中，乳房一直充盈饱满，说明婴儿吸吮无效。

47. 如何知道新生儿的母乳是否充足？够不够吃？

一般够吃者：

（1）喂奶时伴随着新生儿的吸吮动作可听见"咕噜咕噜"的吞咽声。

（2）哺乳前妈妈感觉乳房胀满，哺乳时有下乳感，哺乳后乳房变得柔软。

（3）两次哺乳之间婴儿很满足，表情快乐、反应灵敏，睡眠时安静、踏实。

（4）新生儿每天更换尿布 6 次以上，大便每天 3～4 次，呈金黄色糊状。

（5）新生儿体重平均每周增加 150 克左右，每日增加 25～30 克，满月时至少增加 600 克。

不够吃者：

（1）喂奶时听不到新生儿吞咽声，吃奶时间长，常会突然放开乳头，大哭不止。

（2）产妇常感觉不到乳房胀满，也很少见乳汁往外喷。

（3）哺乳后，新生儿常哭闹不止，入睡不踏实，不久又出现觅食反射。

（4）新生儿小便次数减少（每日正常是 6 次以上），大便量少。

（5）新生儿体重增长缓慢或停滞。

48. 新生儿的胃容量有多大？

出生后 1 天 5～7 mL，3 天 22～27 mL，5～7 天 43～57 mL，出生后第二周明显增加，出生后 30 天约 120 mL。

49. 为什么会母乳不足？

（1）母亲未摄入充足的营养物质。

（2）母亲休息不好、焦虑，会引起乳汁分泌不足。

（3）婴儿吸吮母亲乳房的次数太少，每次吸吮的时间太短也会影响乳汁分泌。

（4）少数母亲乳腺管不通畅，乳汁不能顺利排出而产生乳房包块、结节，最终也导致产奶少。

50. 母乳不足怎么办？

（1）乳母要摄入充分的营养，可以比平时增加一些食物，要在吃饱饭的基础上再喝适量的汤，如猪蹄汤、鱼汤等。

（2）注意休息，消除焦虑情绪，增加婴儿吸吮的次数，避免乳腺炎的发生。如因母乳量太少，影响了婴儿的正常生长发育，可以及时添加配方奶粉。

51. 母乳不足，可以放弃母乳喂养吗？

混合喂养最容易发生的情况就是放弃母乳喂养。母乳喂养，不仅对婴儿身体有好处，还对母婴双方心理健康有极大的益处。有的产妇乳汁分泌得比较晚，但随着产后身体的恢复，乳量会不断增加，如果妈妈放弃了，就等于放弃了宝宝吃母乳的希望。只要妈妈自信，就能够用自己的乳汁哺育宝宝。宝妈和宝宝早接触、早吸吮、早开奶，和宝宝分离时，用吸奶器挤奶保持泌乳状态，使用一次性集奶袋，收集乳汁放置冰箱冷冻室，可以保存半年。

52. 母乳喂养对幼儿有潜在不良作用吗？

以下几种情况母乳喂养可能对幼儿有潜在不良作用：

（1）潜在的艾滋病传播风险（母亲患有艾滋病），患艾滋病的母亲应禁止母乳喂养。

（2）高钠血症性脱水，特别是分娩后 1～2 周内乳汁分泌不足时。

（3）母亲体内高水平污染物对宝宝会产生影响，母乳喂养的母亲应注意降低环境污染物。

（4）哺乳期的母亲注意避免服用药物，若服用抗癌药或放射性药物者，应禁止母乳喂养。

53. 喂奶时间多长适宜?

刚出生一个月的婴儿每次哺乳时间为 15 分钟左右,1 个月后 20 分钟左右即可。

54. 为什么要给宝宝添加辅食?

(1) 给宝宝添加辅食可以补充母乳的营养不足。尽管母乳是宝宝的最佳食物,但对 4 个月以后的婴儿来说,母乳中有一些宝宝所需要的营养素量不足,比如维生素 B1、维生素 C、维生素 D、铁等,这些营养素的相对不足,就需要通过添加辅食来弥补。

(2) 辅食添加是宝宝饮食的重要过渡。随着宝宝逐渐成长,所需的营养素量也必须按其生长发育的速度有所增加。新生儿出生后,只能吃液体食物,4个月后这些液体食物包括母乳、配方奶等已不能满足生长发育的需要,国际上大多主张 4 个月后除继续喂母乳外,必须添加辅食,否则宝宝易出现营养素摄入不足的现象。

55. 宝宝何时添加辅食比较合适?

关于辅食添加的建议和实践大多没有循证依据,各个国家也不一样。婴儿的胃肠道和肾功能一般 4 个月左右发育成熟,此时可以添加辅食。目前普遍认为添加辅食不早于 17 周龄,过早添加辅食可增加儿童期肥胖、呼吸道症状和湿疹的发生;但最迟不迟于 26 周龄开始添加辅食。

56. 婴儿辅食如何添加?

辅食添加原则:由一种到多种,由稀到稠,由细到粗,由少到多。

1 个月:可补充维生素 A、维生素 D(量遵照医嘱),以增强免疫力、防止维生素 A 缺乏和佝偻病的发生。

3 个月:加水果汁。

4 个月:此时婴儿肝脏贮存的铁已逐渐耗尽,由于乳类含铁量较低,如不及时补充易发生缺铁性贫血。一般可加少量蛋黄,也可先添加米粉(含强化铁)。

5~6 个月:婴儿体重已增至出生时的 2 倍,其淀粉酶分泌量也增加,为满足其生长发育的需要,应添加稀粥、肉鱼泥、菜泥、果泥等。此阶段要开始培养婴儿用勺吃半流质食品的习惯。

7~8 个月:可开始吃馒头、豆腐、整个鸡蛋羹。此时婴儿乳牙已有部分萌出,应及时添加固体食物,可给予小饼干、馒头等,让其练习按摩牙床,有助于出牙和提高消化能力。

9～10个月：可进食肝泥、肉松、肉末、土豆泥、红薯、豆泥、新鲜的碎蔬菜、碎水果。

11～12个月：食品可多样化，各种辅食轮流添加，量也可适当增加，但要烹调得熟一些，以利于婴儿消化吸收，肉类加工则不宜煎炒。

具体添加食物方法参见表2.1。

表 2.1　过渡期食物的引入

月龄	食物形状	引入的食物	餐数		进食技能
			主餐	辅餐	
4～6个月	泥状食物	含铁配方米粉、配方奶、蛋黄、菜泥、水果泥	6 次奶（断夜间奶）	逐渐加至 1 次	用勺喂
7～9个月	末状食物	粥、烂面、馒头片、饼干、鱼、全蛋、肝泥、肉末	4 次奶	1 餐饭1 次水果	学用杯
10～12个月	碎食物	稠粥、软饭、面条、馒头、碎肉、碎菜、豆制品、带馅食品等	3 餐饭	2～3 次奶1 次水果	抓食断奶瓶自用勺

57. 婴儿出现喂养不耐受怎么办？

（1）牛奶蛋白过敏：牛奶蛋白中含有母乳没有的蛋白质分子，婴儿肠黏膜发育不成熟、肠道菌群不成熟，容易诱发牛奶蛋白过敏，可以添加水解蛋白配方奶粉。

（2）乳糖不耐受：乳汁的碳水化合物主要是乳糖，如果小肠黏膜上乳糖酶不足或破坏增加，不能分解奶制品中的乳糖，会出现腹胀、水样便，但是大便检查提示正常，常见于急性腹泻后。此时可以换成不含乳糖的配方奶粉，有条件的尽量选择母乳喂养。

58. 宝宝对牛奶蛋白过敏怎么办？

宝宝暂时停止食用牛奶或其他牛奶制品，在医师的指导下，采用特殊配方奶粉作为牛奶替代品。

59. 人工喂养宝宝的注意要点有哪些？

（1）选择合适的奶嘴：奶嘴的软硬与奶嘴孔的大小适宜，孔的大小以奶嘴倒置时液体呈滴状连续滴出为宜。

（2）测试奶液温度：乳液的温度与体温相似，哺乳前应将乳汁滴在成人腕掌侧测试温度,若无过热感,则表明温度适宜。

(3) 避免吸入空气,哺乳时持奶瓶斜位,使奶嘴和奶瓶的前半部分充满乳汁,防止宝宝吸入空气。

(4) 加强奶具清洁卫生处理。

(5) 及时调整奶量。婴儿食量存在个体差异,在初次哺乳后,要观察婴儿的食欲、体重、粪便的性状,随时调整奶量。

60. 配方奶中能加钙剂吗?

(1) 给小儿补钙时,不宜将钙剂溶入奶中服用,钙离子会使牛奶出现凝固现象。

(2) 钙还会和牛奶中的其他蛋白结合产生沉淀,特别是加热时,这种现象会更加明显。而且奶制品含钙量较高,小儿吸收不了,反而会影响补钙的效果,因此,钙剂不宜与奶同时服用。

61. 什么是食物残留物?

食物中的残留物来自各种药品、食品添加剂、杀虫剂和兽用药品,目前根据实践经验对这些物质的最大残留做出规定(只要使用剂量能达到理想的效果则不再增高剂量)。由于婴儿和幼儿的食物模式简单,单位体重消耗的食物数量较多,因此提供婴幼儿食物中的杀虫剂等最大残留水平应更低。国外禁止在婴幼儿谷物中使用杀虫剂,根据国际标准,供应婴幼儿的配方奶和谷物中残留物水平应最大限度减少,家长选择儿童食品时应该注意。

62. 什么是食物污染物? 包括哪些? 有什么危害?

食物中的环境污染物通常是并非故意所为且难以避免,或者是在食品加工过程产生的。食物中常见的一些污染物有重金属,如甲基汞(神经行为、影响儿童发育)、铅(神经毒性)、镉(肾毒性);有机卤化物二噁英(影响发育和生殖)、类二噁英;亚硝酸盐(致癌物)。

63. 居家婴幼儿食品制作需注意哪些?

(1) 制作食品和喂食前要洗手。

(2) 使用安全水;处理水源使其变成安全水。

(3) 注意冲洗和清洁准备制作食品的桌面和用具。

(4) 使用清洁用具来制作和盛装食品。

(5) 冲洗水果和蔬菜,特别是生吃的水果和蔬菜。

(6) 生食和熟食要分开存放,准备时用具要分开。

（7）新鲜的牛奶没有经过巴氏消毒需要煮开再喝。

（8）食物要煮透，特别是肉、蛋、禽、海产品。

（9）食品准备好后立即食用。

（10）食品在食用前保持温度大于 60 ℃。

（11）勿将煮好的食物放在常温下超过 2 小时。

（12）没吃完的食物应丢弃或存放在低于 5 ℃的冰箱内。

（13）食品勿贮藏时间太长，即使是放在冰箱内也不能放置太久。

（14）勿食用过期的食品。

（15）储存的熟食应充分加热，温度应大于 70 ℃。

64. 婴儿配方奶的配制应注意什么？

母乳替代品最常用的是配方奶，需要清洁安全的饮用水和烹饪设施。婴儿配方奶不是无菌，即使在严格的卫生条件下生产，低数量的大肠杆菌检出率是不可避免的。因此为了减少婴儿受到传染病的威胁，家长应注意在无菌条件下用煮沸的水（凉至水温大于 70 ℃）调配，适当冷却后立即喂食，限制喂食间隔时间，室温下奶瓶浸泡至少 4 小时，未吃完的奶应丢弃。

65. 益生元和益生菌是什么？对婴儿健康有影响吗？

益生元（低聚果糖和低聚乳糖）是不能被吸收的食物组成部分，但能刺激肠道内一个或数个细菌生长活性，促进健康；常见的益生菌主要是双歧杆菌、乳酸杆菌，是活的微生物食品成分，对健康有益。但是否需要对婴儿期添加益生元、益生菌或合生元（益生元和益生菌的混合物）目前尚无统一的意见和建议。值得注意的是，大豆蛋白配方奶不是婴儿奶粉首选。

66. 宝宝贫血怎么办？

小儿贫血以营养性贫血较多，针对最常见的营养性缺铁性贫血，首先提倡母乳喂养，母乳中铁吸收率高。如果宝宝已经开始添加辅食，注意添加含铁丰富的辅食，如铁强化米粉、动物肝脏、瘦肉或鱼类等。宝宝缺铁性贫血仅依靠食补是不能改善的，可以口服铁剂，一般有机铁相对好吸收，效果更佳。

67. 如何预防婴儿肥胖？

（1）鼓励母乳喂养。

（2）避免食用过甜的配方奶和辅助食品。

（3）避免食用高热量的食物奶品。

68. 如何预防幼儿和学龄儿童肥胖？

（1）饮食时间有规律（2～6 岁）。

（2）摄入各种营养素丰富的食物，多吃水果、蔬菜；避免吃热量高且营养价值低的食物，如咸味小吃、冰淇淋、油炸食品、含糖饮料。

（3）家长注意幼儿的饮食能力，进行饮食调节，不必全部按要求把碗里的饭全部吃完。

（4）避免久坐和无聊地吃零食，尤其应注意不能将含糖饮料（果汁、碳酸饮料、运动饮料）当零食。

（5）家庭饮食时间要有规律。

（6）父母做好榜样对于小儿选择食物起到重要作用。

69. 食物不耐受和食物过敏是一回事吗？

两者不是一回事。

食物不耐受是指奶和食物成分（非蛋白类）在没有免疫系统参与下所致的不良反应，如脂肪或碳水化合物吸收不耐受表现为腹胀、腹痛、腹泻。

食物过敏是指对一种或多种蛋白不能产生或保持免疫耐受。近年来，发达国家儿童食物过敏发生率显著增加，但病因不明。95％的食物过敏是由牛奶、鸡蛋、花生、坚果、鱼、大豆、小麦等引起。

70. 宝宝乳糖不耐受应该怎么办？

乳糖是一种双糖，可以消化吸收为葡萄糖和半乳糖，乳糖吸收障碍可以导致细菌发酵，表现为胃肠胀气、腹泻、酸性大便、肛周脱皮。限制食物中乳糖可以控制胃肠道症状。继发性乳糖不耐受一般为暂时的，胃肠道潜在疾病消除后症状会缓解。

71. 小儿营养膳食的推荐意见有哪些？

《2016 中国营养膳食指南》指出：6 个月以内的婴儿应坚持母乳喂养，6 月以上婴儿首选推荐强化铁的婴儿米粉为第一添加的辅食，逐步建立以谷物为主，食物多样化的膳食模式。应培养儿童、青少年平衡膳食的良好习惯，注意全谷物和杂豆的摄入量。

72. 健康婴儿体重如何评价？（简化评价法）

对于一个健康足月的婴儿，体重增加应该达到以下指标：

（1）出生后前 3 个月内，每周增加 200 g。

（2）第二个 3 个月内，每周增加 130 g。

（3）第三个 3 个月内，每周增加 85 g。

（4）第四个 3 个月内，每周增加 75 g。

出生后 4 个月的体重是出生时的 2 倍，12 个月时是出生体重的 3 倍。

73. 健康宝宝身高如何评价？（简化评价法）

新生儿出生时平均身长为 50 cm，出生后第一年身高增加 25 cm，第二年身高增加 12 cm，2 岁时身长约 85 cm。

74. 儿童热量消耗包括哪些？

婴幼儿、学龄前、学龄期和青春期各年龄组儿童的热量需要量由正常的生理活动、生长发育（包括远期的健康影响）所需要的热量消耗组成。热量需要量的概念应该在不同生理活动量和生活习惯的儿童进行推广普及，促使其保持良好体型和健康，降低营养过剩的危险。

75. 什么是宏量营养素？

宏量营养素是指为满足小儿生长发育需要的营养物质，如蛋白质、脂肪、碳水化合物等营养素。应保持供给平衡、比例适当，否则会出现营养失衡、消瘦或肥胖。

76. 蛋白质的需要量从哪儿来？婴儿蛋白质的最佳来源是什么？

蛋白质的需要量是指通过膳食供应，能够满足维持人体正常的生理功能、生长发育和热量平衡的最低限度高质量蛋白质的数量。肉类、禽类、鱼类、蛋类、乳类、奶酪和酸奶等动物性食物可提供人体必需的 9 种氨基酸（自身不能合成，需要从食物中获取），同时注意补充植物性蛋白（水果、豆类、谷类、果仁、蔬菜等）。母乳是 0～6 个月的宝宝最佳的营养来源。

77. 宝宝配方乳或者固体食物中可以添加纤维素（或益生元）吗？

可以添加。对某些患儿的治疗可能是有益的，因为纤维素（或益生元、益生菌）都具有治疗肠道炎症性疾病的效果。

78. 什么是反式脂肪酸？它对人体有什么危害？

反式脂肪酸是植物油（豆油）氢化物的产物，具有延迟食品过氧化反应的作用（抗腐败的作用），经过反式脂肪酸加入后的食物可以延长保质时间。反式脂肪酸形成的脂蛋白质在代谢过程中产生的物质，会增加心血管疾病发生的危险性，尤其是动脉粥样硬化。

79. 儿童需要做微量元素检测吗？

"微量元素检查"是我国国内特有的婴幼儿检查项目，目前国际上对于微量元素的检验并没有一个准确、统一的标准。早在五年前，原国家卫生和计划生育委员会办公厅已经对儿童微量元素的临床检测发出了通知：微量元素检测不宜作为常规体检项目；并且强调，非诊断治疗需要，各级各类医疗机构不得针对儿童开展微量元素检测。不宜将微量元素检测作为体检等普查项目，尤其是对6个月以下婴儿。

80. 微量营养素包括哪些？

微量营养素对人体具有重要的意义，参与体液、激素、核酸代谢调节，具有重要的生理功能。常见的微量营养素有：碳、氢、氧、氮等无机盐和微量元素。占人体总重量0.01%以上的是常量元素，如钙、磷、镁、钠、钾、氯、硫7种；占人体总重量0.01%以下的是微量元素，如碘、锌、硒、铜、铁、氟等14种。

81. 小儿睡觉时容易出汗是怎么回事？

小儿多汗包括生理性和病理性两种，可以说大部分情况下多汗都属于生理性的，只有少数情况是病理性的。因为小儿皮肤水分较多，毛细血管丰富，新陈代谢旺盛，植物神经调节功能尚不健全，活动时容易出汗。倘若小儿入睡前活动过多，可使机体产热增加，或在进食不久，胃肠蠕动增强，胃液分泌增多，汗腺分泌也随之增加。这些都可造成小儿睡后出汗较多。

病理性盗汗多见于佝偻病，以3岁以下的小儿为主，主要表现在上半夜出汗，这是由于血钙偏低引起的。结核病患儿的盗汗以整夜出汗为特点，患儿同时还有低热消瘦、体重不增或下降、食欲不振、情绪发生改变等症状。

一旦发现小儿盗汗，首先要及时查明原因，并给予适当的处理。对于生理性盗汗一般不主张药物治疗，而是调整生活规律，消除生活中的致热诱因：如入睡前适当限制小儿活动，尤其是剧烈活动；睡前不宜吃得太饱，更不宜在睡前给予大量热食物和热饮料；睡觉时卧室温度不宜过高，更不要穿着厚衣服睡觉；盖的被子要随气温的变化而增减。

对病理性盗汗的小儿，应针对病因，进行治疗。如果是缺钙引起的盗汗，应适当补充钙、维生素D等。结核病引起的盗汗，应进行抗结核治疗。

82. 宝宝长得挺胖的，为什么还会贫血呢？

身体胖是因为脂肪多，而不是血液充足，因此，胖瘦与贫血没有必然的联系，宝宝贫血多数是缺铁性贫血，原因是营养不平衡、胃肠功能障碍或造血物质相对缺乏。

83. 宝宝发烧可以吃水果吗？

因为发烧会使人体维生素含量减少，而水果里含有维生素C，所以发烧期间是可以给宝宝吃水果的。家长可以给宝宝吃苹果、香蕉、草莓、梨等水果。需要注意的是，宝宝发烧期间不能吃过多凉性食物且水果要适量，尽量不要吃得太多。

84. 孩子吃饭不香是缺锌吗？该怎么补锌？

缺锌有可能导致营养不良，食欲不振。如果是缺锌，就可以适当的补锌，也可以吃含锌量较高的食物，例如，花生、芝麻、鱼、瘦肉、核桃、大豆及大豆制品、动物血等。要注意营养平衡，不能偏食，偏食容易导致营养失衡。

85. 小儿缺锌的临床表现有哪些？

生长发育过慢、厌食、异食癖、各种皮疹、复发性口腔溃疡、秃发、精神倦怠、嗜睡、性发育延迟、易发生各种感染等。

86. 宝宝 2 岁以后脂肪量摄入多少才健康？

宝宝 2 岁以后，膳食中脂肪提供的热量不宜过多，应该占总热量的 30％～35％，不饱和脂肪酸 12％，饱和脂肪酸＜10％，反式脂肪酸＜2％，对于远期健康而言，摄入脂肪的质量比数量更重要，因此，家长们要注意幼儿的饮食健康。

87. 小儿用药需注意哪些问题？

（1）选择适当的给药途径。一般病症、起病初期的患儿，宜选用口服给药，既方便，又经济、安全。肌肉注射也是临床常用给药方法之一，用于药物不宜口服，孩子不能口服药物或根据病情需要快速药物效果的时候。对病情较重或不宜口服给药的患儿多采用静脉给药。一般遵循"能吃药的不肌注，能肌注的不静脉滴注"的给药原则。

（2）正确认识治疗过程。药物进入机体后，须经过机体吸收、代谢过程才能起效，绝大多数疾病不可能靠用 1～2 天药就治好，要有耐心，按医生嘱咐坚持正确治疗。

（3）不要看广告用药，不要迷信贵的药、进口药，要认识到能治病的药才是真正的好药。

（4）正确认识花钱买健康。目前不少家长为了让孩子身体更健壮，脑子更聪明，常给孩子服用许多保健品，致使部分儿童过于肥胖，有些补品中含有激素类药物，可造成儿童性早熟等发育异常。不建议食用保健品。

88. 哪种睡姿体位对新生宝宝最好？

（1）新生宝宝睡姿最常见的通常有：仰卧位、俯卧位、侧卧位。仰卧位是最常见的睡姿，家长能够直接观察宝宝的面部变化和呼吸情况。

（2）家长平时一般很少会去选择俯卧位，觉得俯卧位会阻碍宝宝的呼吸。其实让宝宝的脸朝一侧俯卧时，口鼻都露出来，反而会有助于提高宝宝肺部的生长发育和睡眠质量，前提是必须要在专人的看护下才能实行，以免引起窒息。

（3）家长在选择侧卧位时，一定要定时更换、左右交替侧卧，避免长时间一个方向的侧卧，造成头部和脸型发生不对称现象。

（4）每种睡姿都有优缺点，家长可根据情况，更换不同睡姿，找到适合宝宝的睡姿。

89. 新生宝宝对生活环境有哪些要求？

新生宝宝刚出生，身体各方面的器官发育都不完善，抵抗力弱，出生后可母婴同室，利于母婴情感交流，也方便母亲喂养。居住的卧室通风良好，空气流通，温度 22～24 ℃，湿度 50％～60％。新生宝宝对声音有一定的适应范围，过大的噪声会使宝宝听力受损、烦躁不安。由于新生宝宝视觉未发育成熟，卧室光线也应在适宜的范围内，过强的光亮会影响宝宝视神经的发育，容易造成弱视。卧室内禁止吸烟，以免对宝宝造成伤害。

90. 早产儿在家庭中如何预防感染？

出生时胎龄小于 37 周，身长小于 47 cm，体重小于 2500 g 的活产婴儿，称之为"早产儿"。由于早产儿免疫力低下，抗病能力弱，除专门照看宝宝的人外，最好不要让其他人（特别是患有感染性疾病的人）走进早产儿的房间。专门照看宝宝的人，在给宝宝喂奶或做其他事情时，要洗净双手并换上干净清洁的衣服。母亲或其他家庭成员患感冒，如需接触宝宝，应戴口罩，避免呼吸道感染。奶具煮沸消毒，宝宝大便后用温水清洗臀部，勤换尿布，防止红臀或尿布疹发生。另外，室内空气要清新，每日上午、下午各通风换气 1 次，每次 30 分钟。

91. 新生儿期家长保健指导的主要内容有哪些？

喂养、保暖、预防疾病和意外、促进亲子间情感的连接。

92. 新手爸妈以怎样姿势抱宝宝合适？

经常抱抱新生儿，会增加父母与宝宝之间的情感交流。常采用手托和腕抱两种。手托：用右手托住宝宝的背、脖子和头，用左手托住他的小屁股和腰。腕抱：将宝宝的头放在右臂弯里，肘部护着宝宝的头和背部，左前臂护着宝宝的腿部，左手护着宝宝的屁股和腰部。

93. 为宝宝选择鞋袜的技巧有哪些？

（1）袜子以全棉织品为宜，要合脚；同时请家长们注意新袜子要剪掉袜子内面所有的线头,防止线头缠脚趾引起缺血甚至坏死。

（2）鞋子选择圆形或宽头的,搭扣类,柔软性要好。刚学走路的宝宝,穿的鞋子一定要轻,鞋帮要高一些。宝宝会走以后,可以穿硬底鞋,以胶底、布底、牛筋底等行走舒适的鞋子为宜。

94. 如何为宝宝选择适合的床?

边角采用圆弧收边,手感光滑,材料环保、实用、颜色鲜艳,床上没有装饰物的,床的高度要适合宝宝的年龄和身高。同时家长要定期检查床的安全情况。

95. 孩子"睡扁头"科学吗?

老一辈人执着于给孩子睡扁头,在他们眼里,扁头就等于是富贵的象征,所以孩子出生以后,他们会强行让孩子"睡扁头"。"睡扁头"容易导致"扁头综合征"。这个症状的主要表现为,孩子的头骨后方或者是侧方变形。这种变形有可能会给孩子带来大脑功能性的损伤,因为孩子的脑组织被头骨挤压到了,发育就会受到影响。

96. 如何调整宝宝的生活规律?

（1）按时进餐:培养宝宝按时吃饭,不挑食、不偏食,少吃零食,鼓励宝宝自己动手。

（2）健康卫生:宝宝外出归来、餐前和便后养成洗手的习惯,睡前养成刷牙、洗澡或洗脚、洗小屁屁的习惯。

（3）文明礼貌:宝宝还不会说话时,要教宝宝在家长离家时摆手"再见",在他们回家时张开怀抱迎接,见到长辈摇着小手打招呼。

（4）和谐交往:让宝宝多与小朋友一起做游戏,一起玩玩具。

（5）独立玩耍:只要宝宝处在安全的环境中,应该让宝宝享受一个人独处的快乐。

（6）安然入睡:从小纠正宝宝要靠抱、拍、摇等入睡的不良习惯,养成在固定的时间入睡。

97. 健康小儿大便是什么样的?

新生儿:新生儿出生后 10～12 小时会首次排出胎便。正常的胎便颜色为墨绿色,有点发亮,无臭味,一般在 3～4 天内胎粪就会排干净,平均每天 4 次。

母乳喂养儿:金黄色、糊状、不臭,每日 2～4 次,一般在添加换乳期食物后次数会减少。（母乳喂养的婴儿数天无大便,如腹胀、停止排便、排气时应及时就医。）

人工喂养儿:奶粉或是羊奶喂养的宝宝排出的粪便颜色为淡黄色,较干稠,大多都是成形的,含有的乳凝块也比较多,粪便量多;因牛乳含蛋白质较多,粪便有明显蛋白质分解产物的臭味,正常情况应该是每天1～2次,易便秘。

混合喂养儿:与人工喂养儿相似,但质地软、颜色黄,添加谷类、蛋、肉、蔬菜、水果等食物或添加其他辅食后粪便性状逐渐接近成人,每日排便1次。

98. 小儿消化不良怎么办?

消化不良是小儿消化系统疾病中常见的症状,一年四季均可发生,夏、秋季节发病率略高。各年龄组小儿均可发病,以婴幼儿较多见。常见的症状有恶心、呕吐、上腹部不适、食欲不佳,以及水、电解质平衡紊乱等。针对宝宝消化不良问题的干预,家长应该先从引起宝宝消化不良的病因上入手,应该给孩子做相应的病史梳理和检查,看是什么原因导致消化不良。如果孩子因为急性疾病,比如,上呼吸道感染、急性胃肠炎和饮食不当引起的急性消化不良,这种情况应该积极将原发病,去除病因,消化功能自然就可以恢复;在消化不良期间应该给孩子少量多餐饮食,给孩子高热卡、高能量的饮食,摄入容易消化的食物;如果宝宝消化不良时间比较久,考虑其他慢性的病理因素,比如,微量元素缺乏,如缺锌,应该给宝宝做微量元素检查。如果存在缺锌,首先是补锌,药物治疗大概1～2个月,同时饮食上摄入更多富含锌的食物。如果宝宝消化不好,脾胃虚,也可以吃中成药助消化,调理肠胃功能。

99. 小儿便秘如何处理?

儿童便秘是一种常见病症,其原因很多,概括起来可以分为两大类:一类属功能性便秘,一般经过饮食调理、排便训练可以痊愈;另一类为先天性肠道畸形导致,一般的调理是不能痊愈的。小儿持续有4天或4天以上无大便,或在大便时,其粪便相当硬,这时候可以认定小儿有便秘情况。

普通轻型便秘:可通过调整饮食,多补充水分和含纤维素多的食物,比如,吃些蜂蜜、水果、蔬菜,同时养成排便习惯,缓解便秘,必要时在医生指导下口服益生菌调节肠道或者泻药通便。

严重型便秘:小儿便秘持续时间超过3个月、腹胀明显、肠道内粪石堆积。肠道内粪石堆积不仅影响其他器官,也影响大肠和肛门括约肌的生理功能,大肠和肛门括约肌敏感性降低,且大肠内黏液分泌减少,大便得不到润滑,从而加重便秘,形成恶性循环。临床针对这种严重型便秘小儿,先通过灌肠等方法清除肠道内部分粪石,解除粪便嵌塞,并口服通便药物进行辅助,同时调整饮食,补充水分。必要时会进行生物反馈治疗来纠正不当、无效的排便动作。

100. 蒙脱石散应该饭前吃还是饭后吃？

蒙脱石散是必须空腹服用的药物,因为它主要起到的作用是肠壁黏附,只有空腹时,药物才能附于肠壁,起到作用,所以要饭前吃,而且吃药后至少半小时内不要进食或喝水。

101. 宝宝衣物与用具该如何做好消毒处理？

（1）有固定的食具,与成人分开清洗,煮沸后使用。

（2）家长勤洗手,用肥皂、洗手液洗手后再接触宝宝,避免交叉感染。

（3）有单独使用的生活用品,如衣物、被子,洗涤后阳光暴晒。

（4）保持房间干净及定时通风,每日上下午各通风 1 次,每次不少于 30 分钟。

（5）保持家庭大环境的清洁卫生。

102. 为什么宝宝静脉输液后"拉肚子"？

许多药物的不良反应中有胃肠道反应(尤其是头孢类),"拉肚子"只是其中一种,停药后很快就恢复正常了。

103. 夏季在空调房间如何预防宝宝感冒？

有的家长在酷暑难耐的夏季宁可让宝宝热出一身痱子,也不敢开空调。其实,在闷热的气候下,正确使用空调可以让宝宝更加舒适、凉爽。空调温度设置以 25～26 ℃为宜,温度过高,达不到凉爽的效果,会感觉湿闷不适,容易出汗、起痱子;温度过低,与外界温差大,易导致受凉感冒、腹泻等。

长期待在空调房中,易干燥,需适当给宝宝饮用温白开水;房间湿度以 50%～60%为宜,可以在房间一角放一盆水,提高湿度;每天定时开窗通风 2 次,每次不少于 30 分钟,以保持室内空气新鲜,减少细菌的滋生。

睡眠时开空调宜选择加盖薄被,避免空调冷风直接吹向宝宝,出汗应及时擦干。

104. 用温水给宝宝擦浴,水温多高为宜？

水温一般 32～34 ℃为宜,比小儿实测体温稍低约 4 ℃。

105. 医生开的几种药能不能放在一起吃？可以放在牛奶里吃吗？

一般分开服用较好;最好不要放在食物内服用,除非药物说明书强调可以与食物同服。

106. 宝宝体温达多少度可以吃退烧药？

一般腋下温度超过 37.5 ℃,定义为发热。其中,又分为低热:37.5～38 ℃;

中热:38.1~39 ℃;高热:39.1~41 ℃;超高热:41 ℃以上。少于等于 1 周的发热为急性发热。对于温度 38.5 ℃以下的患儿,如果精神状态好,可暂不使用退烧药,通过物理降温即可。对于超过体温 38.5 ℃的患儿,则需要应用退烧药,来减少能量的消耗,避免高热惊厥等并发症的发生。儿童常用的退烧药有:对乙酰氨基酚、布洛芬(美林)等。使用退烧药后应让患儿多喝水。

107. 宝宝吃完退烧药多长时间可以喝水?

服药后可鼓励宝宝适当多喝水,稀释血液中的炎症因子,水分足够才能出汗将热量散发出去,否则不能充分发挥退热药的作用。

108. 宝宝吃了退烧药不足 4 小时,又烧到 38.5 ℃以上该怎么办?

常用的退烧药是非甾体抗炎的药物,如:对乙酰氨基酚、布洛芬等,这些药物的原理主要是抑制前列腺素的合成,从而起到镇痛、解热以及抗炎的作用。退热的目的是为让生病的患儿舒适。当患儿体温超过 38.5 ℃,精神仍然非常好,吃喝玩均正常,没有不适表现时,也可以考虑不用退热药,继续观察;当患儿体温超过 38.5 ℃,出现精神不佳,有烦躁、疲惫、全身不适,服用退烧药后不到 4 小时,患儿体温又升高超过 38.5 ℃,需及时到医院就诊。

109. 发烧宝宝使用退热贴有哪些相关注意事项?

适用于物理降温,不能完全替代退烧药,有效时间 6~10 小时。主要贴敷部位:贴在大动脉搏动处,如颈部两侧、前额、太阳穴处、腋窝下、腹股沟处等。

禁忌部位:心前区、腹部、耳廓、手心、足底等。

温馨提示:宝宝末梢循环差、四肢湿冷、寒战、体温持续上升时,密切观察病情变化,预防出现高热惊厥现象。

110. 宝宝吃药时能用果汁、牛奶送服吗?

宝宝生病时,家长常利用果汁、牛奶代替水给宝宝喂药,用来掩盖药物的气味与苦味,使宝宝易于接受。但是,果汁大多含有维生素 C、果酸,酸性物质易导致多种药物提前溶解,使药物不能在小肠内充分吸收从而影响药效,甚至有些药物在酸性环境中会增加其副作用。牛奶中含有丰富的电解质,如钙、铁、磷等,这些物质可能会与一些药物成分发生作用而影响药物的吸收,降低药效。为了不影响药物的疗效,用温开水送服最适宜。

111. 孩子不愿意吃药,喂不进去怎么办?

(1) 一般原则上不建议用果汁和牛奶送服,但也可以根据药物说明伴随温水、牛奶,或者孩子喜欢吃的东西,一起喂下去。

（2）多鼓励孩子，必要时给一些奖励的东西，让孩子主动服下。

（3）可以用注射器、小药匙或者孩子容易接受的奶瓶、饮料瓶等进行喂药，但要注意不要让孩子的头后仰，以防药物呛入气管。

112. 小儿什么时候长牙才正常？

小儿出生后4～10个月乳牙开始萌出，一般2～2.5岁出齐，2岁以内乳牙的数目约为月龄减4～6，12个月后未出牙为乳牙萌出延迟。6～12岁时乳牙按萌出先后逐个被同位恒牙代替。出牙迟缓、牙釉质差见于严重营养不良、佝偻病、甲状腺功能减退症、21-三体综合征等患儿。

113. 孩子喜欢趴着睡怎么办？

趴着睡也是正常的睡姿，有的家长担心这样会压迫心脏，其实这种担心是多余的，因为心脏位于肋骨构成的胸腔内，四周都有坚硬的骨骼保护，如果孩子睡得香，呼吸平稳可以顺其自然。对于一些年龄较小，不能自主翻身的幼儿，不要让孩子在无人看管的情况下趴着睡，以免口鼻被捂，引起窒息。

114. 宝宝吐泡沫是怎么回事？

（1）宝宝3个月后唾液腺发育逐渐成熟，唾液的分泌量增加，但是宝宝的口腔相对较浅，吞咽能力较差，就会流口水和吐泡泡。

（2）乳牙萌出。

（3）当宝宝出现口吐白色泡沫、不吃奶、哭声低、面色发灰、口唇周围青紫、皮肤灰白、四肢发凉、烦躁不安、呼吸浅表急促或不规则，还伴随鼻翼扇动或鼻孔扩大等症状时，建议尽快到相关专科医院检查治疗。

115. 为什么不建议宝宝穿开裆裤？

有些家长为减少宝宝穿脱裤子的麻烦，就给宝宝穿开裆裤。其实，穿开裆裤对宝宝并不好，因为这个阶段宝宝的活动范围很大，经常在户外活动，穿开裆裤不仅会冻着小屁股，还会使冷风直接灌入腰腹部和大腿根部，特别是冬天易使宝宝着凉；宝宝常喜欢坐在地上玩耍，臀部、会阴部直接暴露在外面，宝宝活动时，容易被硬物擦伤皮肤或易被锐器扎伤；地上的脏东西也会沾在宝宝屁股上，从而引起某些疾病，如蛔虫病、蛲虫病、尿路感染等。另外，男婴容易玩弄生殖器而养成不良习惯，危害健康。宝宝穿开裆裤时间长还会养成大小便无规律和随地大小便的不良习惯。因此，家长应尽量减少宝宝穿开裆裤的时间，给宝宝穿易穿脱的满裆裤或在开裆裤上钉按扣；冬天可在开裆裤外加穿满裆裤，这样既安全又方便、卫生。

116. 怎么培养宝宝良好的卫生习惯？

培养宝宝饭前便后洗手，不喝生水，不吃不洁瓜果，不吃掉在地上的食物，不随地吐痰和大小便，不乱扔果皮、纸屑等习惯。在日常生活中，从每一件小事入手，帮助宝宝养成勤洗澡、勤换内衣的习惯，每天清洗外阴，经常洗头发。2岁起，培养宝宝自己洗手，自己整理图书、玩具，还要注意培养孩子保持环境整洁、衣着整洁干净的良好习惯，可通过游戏进行诱导，多做示范和练习，比如教宝宝洗手、洗脸等。

117. 摇晃宝宝对大脑发育有影响吗？

不少父母在宝宝哭闹时喜欢通过摇晃对其进行安抚，但由于宝宝的大脑没有发育完善，过度摇晃宝宝时会使大脑在颅骨腔内也不断晃荡，大脑与颅骨相撞，可致摇晃综合征，从而出现血管撕裂和脑神经纤维受损。婴儿摇晃综合征常见于6个月左右的婴儿，如果宝宝没有出现精神不振、表情淡漠、眼神呆滞、食欲不振等情况，就不用担心，但父母一定要注意不可太用力摇晃宝宝。

118. 宝宝头上的胎脂是怎么回事？

宝宝头顶前囟门部位及周围会出现黑灰色鳞片状融合在一起的硬痂，它是由头皮皮脂腺分泌物积聚而成，不易去掉，俗称"胎脂"。

119. 宝宝头上的胎脂如何去除？

部分家长受传统育儿经验的影响，认为头部前囟门不能碰，即便头部胎脂再多，也不愿意洗掉。事实上，头部胎脂过多，会给宝宝造成不适，应该尽早清洗干净。方法是：蘸取医用石蜡（油）或食用油涂在胎脂局部，浸透一段时间，待胎脂充分软化后，用纱布轻轻擦掉，然后再用宝宝洗发水和温水清洗，清洗时不能用梳子或手指甲去刮、抠，以免弄破头皮引起细菌感染。同时囟门处也可以清洗，但动作要轻柔，一次清理不干净，可以多涂几遍，分几次擦除，每次去除一点，直至清理干净。

120. 宝宝出生后有缺氧表现，能正常接种疫苗吗？

需要进行评估，再确定是否可以接种疫苗。宝宝出生后有缺氧表现，可能会影响神经系统的发育，造成不可逆的损伤和后期的生长发育迟缓或落后，这种情况不影响常规疫苗接种，等宝宝的病情平稳后，可以按照免疫程序接种疫苗。

121. 早产儿、低出生体重儿可以按免疫程序接种疫苗吗？

早产儿满月后，如果没有其他健康问题，可以按照免疫程序接种疫苗。

一般情况下，早产儿接种疫苗后产生的免疫应答通常比足月儿低，如果早产儿在以后的婴幼儿发育时期，机体对疫苗的免疫应答充分，可以按程序接种疫苗。

122. 囟门一般何时闭合？

人的颅骨是由 6 块骨头组成的。宝宝出生时，颅骨尚未发育完全，所以骨与骨之间的衔接处存在缝隙，且在头顶及枕后形成两个没有骨头覆盖的区域，它们分别被称为前囟门和后囟门。正常宝宝出生时，前囟门的大小约为 $1.5\,cm\times 2\,cm$，一般来讲，宝宝在 1 岁至 1 岁半时，前囟门就基本上闭合了。后囟门多在出生 6～8 周闭合。

123. 囟门隆起是怎么回事？

孩子在出生之后，也有一些会出现囟门隆起的情况，此时也应该尽快地接受检查，虽然有小部分人群是正常的表现，但是大部分都是外伤所导致，或者感冒高热导致，或者是患有脑部疾病，不管是脑积水或者是脑炎，都会严重危害到生命。

124. 为什么有的宝宝口腔内有白色斑点？

有的宝宝有时会出现不明原因的哭闹、拒食，检查宝宝的口腔时，发现舌头或颊部有成片的雪白色乳凝状斑点，这在医学上称为"鹅口疮"，即口腔念珠菌病，是新生儿期的一种常见病。白色念珠菌就是罪魁祸首。它们广泛存在于自然界中，正常人的口腔、肠道、皮肤和阴道等部位也有白色念珠菌存在，但一般情况下不会致病，只有在身体抵抗力下降、滥用或长期使用抗生素或肾上腺皮质激素等情况下才会发病。一般婴儿鹅口疮发病很快，但全身症状不明显，会有轻度发热、烦躁不安、哭闹拒食，但多数并不影响哺乳。如果没有得到及时治疗，白色斑点会很快蔓延至整个舌背、唇、颊腭部黏膜，形成片状。发现婴儿患鹅口疮要及时到医院请有经验的医生治疗，医生在门诊常遇到有家长将本病误认为凝乳块或其他口腔感染的情况，前者耽误病情，后者可造成病情加重。预防鹅口疮的最佳方法，是注意宝宝的口腔卫生。妈妈及宝宝的看护人员，都应该注意个人卫生，每次接触宝宝前要把自己的手洗干净。对于已患鹅口疮的宝宝，不要随便揩洗，以免黏膜损伤引起细菌感染。可以用消毒药棉蘸 2% 的小苏打水擦洗患儿口腔，擦洗的时候动作要轻，每天 1～2 次；还可以取制霉菌素一粒研成末，加入 5 mL 甘油调匀，涂在患处。患有鹅口疮的宝宝通常在用药几天以后病症就会消失。由于鹅口疮特别容易复发，所以家长应该在病症消失以后继续用药几天，以巩固疗效，如果病情迁延不愈，应及时就诊。

125. 宝宝摔着头部会影响智力吗?

(1) 宝宝平地学步摔着头部,未触碰尖锐物品,一般是不会影响智力的。因为人的头部有颅骨支撑和保护,轻微的碰撞是不会导致颅内损伤的。但是,如果宝宝出现精神不好、呕吐、抽搐等不良反应时,需及时去医院就诊。

(2) 头部外伤严重可致脑损伤、脑出血、脑挫裂伤、硬膜外血肿等,这些是有可能影响到智力发育的,需要经专业医生进一步检查、治疗。

126. 宝宝睡眠时间多久为好?

睡眠是生命中的重要生理过程,人的睡眠时间约占一生的 1/3,小儿睡眠是早期发育中脑的基本活动,在生命早期,睡眠时间更长。新生儿最长,每天睡眠时间为 16～20 小时,昼夜基本相等;2～12 个月宝宝每天睡眠时间为 12～13 小时,其中夜间 9～10 小时,日间睡眠 3～4 小时;2～5 岁宝宝睡眠时间为每天 9～11 小时,日间有 1 次小睡。

127. 什么是儿童心理行为异常?

儿童的心理行为问题是儿童在生长发育过程中较为常见的问题,也是对儿童心理健康影响较多的问题之一,有资料显示,我国儿童行为问题检出率为 13.7%～19.5%。儿童行为问题的发生与生活环境、父母的教养方式、父母对子女的期望有关。多数行为问题会在发育过程中自行消失。

128. 常见的儿童行为异常有哪些?

儿童行为问题一般可以分为:

(1) 生物功能行为问题:包括遗尿、夜惊、睡眠不安、磨牙等。

(2) 运动行为问题:包括吸吮手指、咬指甲、挖鼻孔、擦腿综合征、活动过多等。

(3) 社会行为问题:攻击、破坏、说谎话等。

(4) 性格行为问题:忧郁、社交退缩、违拗、发脾气、屏气发作、胆怯、过分依赖、嫉妒等。

(5) 语言问题:口吃、咬字不清等。

(6) 学习障碍。

(7) 注意力缺陷多动症。

(8) 孤独症谱系障碍。

129. 宝宝 2 岁了还不会说话怎么办?

婴儿从 9 个月开始进入语言意识的萌芽阶段,开始语言方面的积累,2 岁时宝宝会发生一次"语言爆炸",进入口语快速增长期。0~1岁阶段语言训练为:多说给宝宝听,为他们日后的口语表达打下基础。1~2岁阶段语言训练多为:给予刺激促使宝宝讲身边物品,是教育宝宝学习的好机会,也可以通过医院专业的语言测试后进行系统的言语训练。

130. 小儿为什么要进行户外活动?

小儿进行户外活动可以增强抵抗力,增强儿童体温调节功能及对外界气温变化的适应能力,同时促进生长和预防佝偻病的发生。户外活动可以循序渐进,开始每日1~2次,每次10~15分钟,逐渐延长至1~2小时。外出时,衣着适宜,避免过多。经常少穿对健康小儿也是一种锻炼。

131. 儿童为什么要进行体格锻炼?

体格锻炼是促进儿童生长发育、增进健康、增强体质的积极措施,通过体格锻炼能提高儿童对外界环境的耐受力,培养儿童坚强的意志品质和性格特征,促进儿童德智体美劳全面发展,学步儿每天至少30分钟的正式体力活动;学龄前及以上儿童每天至少进行60分钟有组织的体力活动;久坐时间不宜超过60分钟。小婴儿活动项目:抚触、日光浴、空气浴、游泳等;学龄前及以上儿童活动项目:体操、游戏、田径、球类等。

132. 幼儿什么时候可以坐? 什么时候会爬? 什么时候可以学走路?

正常幼儿大运动的发育有一定的规律性,如走路方面,幼儿11个月左右能扶住栏杆而独站,13~15个月会独走,1岁半时能拉着玩具车走,2岁左右步态稳。但每个幼儿的发育情况略有差异也是正常的现象。例如,正值冬季,衣服穿得多,行走不便,独走的时间会延迟;刚学说话、学走路的时间也会延迟。关于正常幼儿运动发育可参考口诀:2、3抬头笑认妈,4、5翻身辨声佳,6、7会坐学咿呀,8、9爬行10叫爸,12开步15走,看图说话在18(这儿的2~18均为月龄),3岁学穿鞋和袜。

133. 孩子总是好动,调皮不听话,是不正常行为吗?

孩子好动一方面是孩子的性格问题,另一方面也可能是多动症的表现。在以下多动的9条判断标准中,如果你的孩子有4条以上,就应带孩子去正规儿科医院检查。

(1)需要安静的场合,他却难以安静,常动个不停。

(2)容易兴奋和冲动。

(3)注意力难以集中,极易转移。

（4）做事常有始无终。

（5）话多，好插话或喧闹，常干扰其他儿童的活动。

（6）难以遵守集体活动的秩序或纪律。

（7）情绪不稳，提出的要求必须立即得到满足，否则就会产生情绪反应。

（8）学习成绩差，但不是由智力障碍引起的。

（9）动作较笨拙，精细运动技能差。

134. 住院患儿常见的心理反应有哪些？

生病住院，改变了儿童的健康状态，打乱了日常生活，对儿童造成较大的心理压力，引发患儿的各种心理和生理问题，患儿表现为哭泣、沉默、抵触甚至有反抗行为。家长和医护人员需关注患儿身心健康，给予心理安抚。

常见的心理反应：分离焦虑、失控感、焦虑和恐惧、羞耻感和罪恶感。

135. 小儿生病住院后最突出的心理反应是什么？

小儿生病住院后出现莫名的难受、焦虑、失眠，实际上是离开主要的照料者而产生的焦虑，多发生在儿童和青少年期，离开熟悉的家庭环境和校园环境，在陌生环境下，面临一群陌生的医护人员和治疗操作，年长的患儿会对治疗和预后产生恐惧和担忧心情，产生焦虑心理。

136. 心理状态对身体健康有什么影响？

心、身是一个整体，相互影响。通常身体不好，心情会沉重；心情持续不好，身体也容易出现问题。比如，长期焦虑、抑郁，容易导致食欲不振、肠胃疾病等，其原因与不良的心理状态引起的身体免疫力下降有很大关系。

137. 儿童常见的心理问题有哪些？如何预防？

儿童的心理问题主要有嫉妒、依赖等，这些问题可能影响到患儿厌学、厌食、焦躁、内向、自闭等心理行为。但这些问题大部分来源于家长的影响，所以当小儿出现以上心理问题时，家长应思索一下自身的行为及心理状态。

138. 青少年常见的心理问题有哪些？

（1）学习方面：学习困难、注意力不集中、精力下降、会出现考试焦虑，甚至厌学。

（2）情绪方面：焦虑、抑郁、暴躁、无助、空虚等方面，甚至因为情绪的问题而导致睡眠障碍。

（3）行为方面：攻击行为，甚至出现品行障碍。

139. 小儿在学校里胆子太小,不爱说话,怎么做才能让小儿自信、开朗起来?

性格内向的患儿自尊心比较强,不要骂、不要强迫,应多鼓励,多积极引导。平时家长多带患儿参加集体活动,多与人接触。

140. 孩子青春期叛逆不听话怎么办?

首先叛逆代表孩子有自己的思想,是逐渐长大的标志;其次孩子想证明自己可以独立处理问题。建议构建和谐的家庭氛围,家长以朋友的方式沟通,尊重并理解孩子的意见,站在孩子的角度考虑问题,懂得他们的心理。

141. 对青少年儿童营养建议有哪些?

(1)鼓励积极的生活方式。

(2)限制看电视时间。

(3)多吃水果、蔬菜;选择完整的食物和粗粮,尽量在家做饭给孩子吃。

(4)限制高热量低营养价值的食物摄入,给予足够的时间吃饭。

(5)限制含糖饮料的摄入,不要一边看电视一边吃零食。

142. 如何预防宝妈的产后抑郁?

重点在于自己心情和情绪的调整,多与他人沟通交流,放松自己的情绪和心态,保证基本的休息和饮食方面的调养,必要时建议心理专科就诊。作为家属应关注、关爱、理解宝妈,多沟通,协助宝妈做家务、缓解带娃的压力。

143. 宝宝生病了,妈妈总觉得是自己的错,没有照顾好孩子,有很深的自责感怎么办?

家长要正确认识疾病的成因,家庭环境和家庭教育只是心理、社会因素的一部分,与生病没有直接关系。实际上,很多父母也是初为家长,缺乏照顾宝宝的经验,所以不要过多的自责。

144. 宝宝每次去医院都哭闹明显,不愿意去怎么办?

住院是一种不愉快的经历,对小儿的心理和身体都会造成很大的影响。对于年龄较大的宝宝,父母可以通过沟通的方式给患儿适当的指导和安慰,来减轻患儿的恐惧感。

145. 对于慢性病患儿的父母,医务人员应给予哪些必要的建议?

首先,与他人谈论患儿的病情之前,不要因为着急了解疾病的信息而到处去说;其次,每天问候患儿的频次不宜过多,不要过于关心患儿的情况,从而导致患儿一次次被迫想起自己的病情；再次，家长在患儿上学前应先行拜访老师，并告知老师患儿的病情，使患儿在学校学习期间能得到老师的关心和照顾。

146. 年长小儿怕打针，不配合怎么办？

与患儿建立相互依赖的友好关系，指导患儿深呼吸，以鼓励的态度支持患儿。

147. 怎样处理患儿分离性焦虑？

分离焦虑是患儿们第一次离开父母或照护者，表现出哭闹、紧张、害怕情绪。面对分离焦虑的儿童，父母不要过于担心、心疼，更不要呵斥、批评，尽量保持平静，态度柔和，同时医务人员进行安慰、理解、陪伴、照顾，取得儿童的信任和好感，吸引儿童去玩耍、做游戏，转移其注意力。

148. 小儿能使用抗生素吗？

抗生素的使用有严格的指征和疗程，在这方面国家也有严格的应用指南，如禁止随意给小儿使用抗生素。两种及以上的抗生素联合使用更要谨慎，除非发生严重的细菌感染，并有相应的检查依据来支持联合使用抗生素。

尚未发育完善的小儿脏器对抗生素的代谢有缺陷，抗生素的长时间应用会造成小儿机体内正常菌群紊乱，引发二重感染，尤其会导致腹泻。过度使用抗生素将造成耐药菌感染，反而加重病情，导致治疗失败。近年来"超级细菌"的出现，应该引起家长及医务人员的高度重视。因此，对小儿要慎用抗生素。

149. 孩子后脑勺秃发是缺钙引起的吗？

后脑勺秃发又称枕秃，枕秃的原因不一定是缺钙，可能是孩子换发导致的生理现象，和缺钙无关。出生后的孩子因为睡眠时间比较多，枕部的摩擦不可避免，正好加速了枕部胎发的脱落。研究表明，除非是早产、低出生体重的孩子，1岁前母乳和配方奶基本都能满足孩子钙的需要。过量补钙可能导致孩子便秘，影响铁、锌的吸收，增加肾脏负担，所以不要把枕秃和缺钙划等号，让宝宝补了不必要的钙。

150. 缺钙的表现有哪些？

当孩子出现以下症状时，可诊断为缺钙：不易入睡、不易进入深睡状态，入睡后爱啼哭、易惊醒、多汗；阵发性腹痛、腹泻，抽筋，胸骨疼痛，"X型"腿，"O型"腿，鸡胸，指甲灰白或有白痕；厌食、偏食；白天烦躁、坐立不安；智力发育迟、说话晚；学步晚，13个月后才开始学步；出牙晚，10个月后才出牙，牙齿排列稀疏、不整齐、不紧密，牙齿呈黑尖形或锯齿形；头发稀疏；健康状况不好，容易感冒等。

151. 小孩总是夜间喊腿疼，是不是缺钙？需要做哪些检查？

当患儿近期无发热、外伤史，日间活动正常，局部关节组织无红肿、压痛，出现这种情况时考虑生长痛。多因患儿活动量相对较大，长骨生长较快，与局部肌肉筋腱的生长发育不协调，导致了生理性疼痛的发生。如果是缺钙所致，那么可以查血清 25(OH) 或微量元素，还可做骨密度检查。

152. 小儿手指甲总是有白点需要做哪些检查？

小儿指甲上有白点一般有以下几种情况：

（1）消化不好，营养不良造成的微量元素缺乏。建议家长可以带着患儿去医院检测一下有无微量元素缺乏，再对症进行补充。

（2）如果患儿有经常腹痛的情况，要注意是不是有蛔虫寄生在肠道里。可以用一些驱虫的药，看看有无蛔虫。平时一定要让小儿注意卫生，吃东西之前要洗手，防止虫卵从口入。

（3）挑食，营养失衡。饮食要多样化，注意营养均衡。

153. 儿童脱发的原因有哪些？

儿童脱发是指小儿的脱发，特别是婴儿期的脱发。它有别于新生儿的正常生理性脱发，属于非正常的脱发状况。小儿期常见的脱发是后天性脱发，大多是由于营养不均衡或精神问题而引起机体代谢失常、内分泌紊乱所导致。如果是挑食等原因导致出现营养偏差，可以通过纠正相关问题来解决；如果是性格或精神抑郁等原因导致脱发，可以通过调整周围环境或药物干预来解决。

154. 儿童保健时间是怎么规划的？

根据《国家基本公共卫生服务规范（2011 年版）》的要求，社区卫生服务单位要为 0~6 岁儿童建立保健手册，开展新生儿访视及儿童保健系统管理。

新生儿出院后 1 周内，社区医务人员到新生儿家中进行访视。了解出生时情况、预防接种情况，在开展新生儿疾病筛查的地区了解新生儿疾病筛查情况等。新生儿满 28 天后，接种乙肝疫苗第二针，在乡镇卫生院、社区卫生服务中心进行随访。满月后的随访服务均应在乡镇卫生院、社区卫生服务中心进行，偏远地区可在村卫生室、社区卫生服务站进行，时间分别在 3、6、8、12、18、24、30、36 月龄时，共 8 次。有条件的地区，建议结合儿童预防接种时间增加随访次数。

155. 小儿疫苗接种应注意哪些？

我国强制免疫疫苗主要分为减毒活疫苗和灭活疫苗两大类。减毒活疫苗包括卡介苗、脊髓灰质炎疫苗、麻腮风疫苗；灭活疫苗包括百日咳疫苗。亚单位（组分）疫苗包括乙肝疫苗、乙脑疫苗、流脑疫苗、白喉、破伤风疫苗。对于灭活疫苗、用天然微生物的某些成分制成的亚单位（组分）疫苗可视患儿身体具体情况选择性接种，有严重器质性疾病，如严重的肝脏、肺脏、肾脏等疾病暂缓接种。

156. 什么是儿童计划免疫？

儿童计划免疫是根据免疫学原理、儿童免疫特征、传染病疫情的监测情况制定的免疫程序，是有计划、有目地将生物制品接种到儿童体内，以确保其获得可靠的抵抗疾病的能力，达到预防、控制、消灭相应的传染病的目的。预防接种是计划免疫的核心，包括主动和被动免疫。

常见的主动免疫是给易感者接种特异性的抗原，刺激机体产生特异性免疫力，是预防接种的主要内容。主要有：乙肝疫苗（0、1、6 个月）、卡介苗（出生）、脊髓灰质炎糖丸（简称"脊灰疫苗"，2、3、4 个月、4 周岁）、百白破疫苗（3、4、5 个月、1 岁半～2 岁）、白破疫苗（6 周岁）、麻疹疫苗（8 个月）、麻腮风疫苗（1 岁半～2 岁）、乙脑减毒活疫苗（8 个月、2 岁）、乙脑灭活疫苗（8 个月，2 剂次，2 周岁、6 周岁）、A 群流脑疫苗（6～18 个月）、A＋C 流脑疫苗（3 周岁、6 周岁）、甲肝减毒活疫苗（1 岁半）、甲肝灭活疫苗（1 岁半，2 岁～2 岁半）、炭疽、钩体、出血热等。

常见的被动免疫包括：特异性免疫球蛋白、抗毒素、抗血清。该类制剂来源于动物血清，对人体是一种异性蛋白，注射后易出现过敏反应，不持久。常见的如破伤风抗毒素、狂犬疫苗、丙种球蛋白预防麻疹。

157. 儿童计划免疫程序有哪些？

儿童计划免疫程序如表 2.2 所示。

表 2.2　儿童计划免疫程序表

疫　苗	接种对象 月（年）龄	备　注
乙肝疫苗	0、1、6 月龄	出生后 24 小时内接种第 1 剂次，第 1、2 剂次间隔时间≥28 天
卡介苗	出生时	

续表

疫 苗	接种对象 月(年)龄	备 注
脊灰疫苗	2、3、4 月龄,4 周岁	第 1、2 剂次,第 2、3 剂次间隔时间均 ≥28 天
百白破疫苗	3、4、5 月龄,18~24 月龄	第 1、2 剂次,第 2、3 剂次间隔时间均 ≥28 天
白破疫苗	6 周岁	
麻疹疫苗	8 月龄	8 月龄接种 1 剂次麻风疫苗,麻风疫苗 不足部分继续使用麻疹疫苗
麻腮风疫苗 (麻腮疫苗、麻疹疫苗)	18~24 月龄	18~24 月龄接种 1 剂次麻腮风疫苗, 麻腮风疫苗不足部分使用麻腮疫苗替 代,麻腮疫苗不足部分继续使用麻疹 疫苗
乙脑减毒活疫苗	8 月龄、2 周岁	
乙脑灭活疫苗	8 月龄(2 剂次)、2 周岁、6 周岁	第 1、2 剂次间隔 7~10 天
A 群流脑疫苗	6~18 月龄	第 1、2 剂次间隔 3 个月
A+C 流脑疫苗	3 周岁,6 周岁	2 剂次间隔时间≥3 年;第 1 剂次与 A 群流脑疫苗第 2 剂次间隔时间≥12 个月
甲肝减毒活疫苗	18 月龄	
甲肝灭活疫苗	18 月龄,24~30 月龄	2 剂次间隔时间≥6 个月

158. 宝宝生病了预防针还能打吗?

宝宝在没有生病的情况下才可以去打预防针,如果生病了或身体不适(如有点感冒,咳嗽等),一般是不建议去打预防针的,需等宝宝完全好了之后,再考虑打预防针。

159. 小儿预防接种的禁忌证有哪些?

小儿预防接种的禁忌证有:

(1) 乙肝疫苗:乙肝病毒携带者、对疫苗中任何成分过敏者、神经系统疾病者、重度营养不良者、先天性免疫功能缺陷者及正在应用免疫抑制剂治疗者。

(2) 卡介苗:患有结核病、急性传染病、肾炎、心脏病、湿疹、免疫缺陷症或其他皮肤疾病者。

（3）脊髓灰质炎疫苗：患有免疫缺陷性疾病或正在接受免疫抑制剂治疗者；对牛奶及其他乳制品过敏者；凡有发热、腹泻及急性传染病者暂缓接种。

（4）无细胞百白破疫苗及白破疫苗：患有神经系统疾病或癫痫有抽搐史者；有明确过敏史者；急性传染病（包括恢复期）、发热者暂缓接种。

（5）麻疹疫苗及麻腮风疫苗：先天性免疫功能缺陷及免疫力低下者；有过敏史者，尤其是鸡蛋过敏者慎用；患有严重疾病、发热、传染病（包括恢复期）者暂缓接种。

（6）乙脑疫苗：发热及中耳炎、急性传染病、严重慢性疾病、脑及神经系统疾病、免疫系统功能缺陷或正在使用免疫抑制剂治疗以及过敏性疾病者。

（7）流脑疫苗：神经系统疾病及精神病者；有过敏史者；有严重疾病，如肾脏病、心脏病等；急性传染病及发热者。

（8）甲肝疫苗：发热、急性传染病（包括恢复期）、严重疾病、免疫缺陷或正在接受免疫抑制剂治疗及过敏体质者。

160. 预防接种可能出现哪些不良反应？发烧怎么办？

（1）一般反应：大多为一过性，在 24 小时内出现，主要表现为发热和局部红肿疼痛，可伴有食欲减退、全身不适、乏力等。通常发热多为中、低度发热，持续 1～2 天，无需特殊处理，适当休息，多饮水即可，若体温高于 38.5 ℃ 且超过 24 小时持续不退者，应到医院就诊。

（2）异常反应：极少数儿童可能出现晕厥、过敏性休克、过敏性皮疹、血管神经性水肿等。

（3）偶合症：是指接种者正处于某种疾病的潜伏期，或者存在尚未发现的基础病，接种后巧合发病，因此，偶合症的发生与疫苗接种无关，仅是时间上的巧合。

161. 如何判断宝宝生长发育是否正常？常用监测指标有哪些？

生长发育特点：

（1）具有连续性、阶段性。

（2）各系统器官发育不平衡性。

（3）具有顺序性。

（4）存在个体差异。

常用指标有体重、身高（身长）、坐高（顶臀长）、头围、胸围、上臂围、皮下脂肪厚度等。

162. 宝宝体重、身高正常范围是多少？

（1）儿童体重标准计算公式：

1～6 个月：体重（kg）＝出生体重＋月龄×0.7；

7～12 个月：体重（kg）＝6＋月龄×0.25；

2～10 岁：体重（kg）＝年龄（岁数）×2＋7（或 8）。

（2）儿童身高标准的增长规律：

足月儿身长平均为 50 cm，出生后第一年身长平增增长大约 25 cm，所以 1 岁时大约是 75 cm；出生后第 2 年大约平均增长 12 cm；2～12 岁小儿身长（高）计算公式为：身高（cm）＝年龄（岁数）×7＋77。

也可通过表 2.3 和表 2.4 查得。

表 2.3　0～18 岁儿童、青少年身高、体重百分位数值表（女）

年龄	3rd		10th		25th		50th		75th		90th		97th	
	身高(cm)	体重(kg)	身高(cm)	体重(kg)	身高(cm)	体重(kg)	身高(cm)	体重(kg)	身高(cm)	体重(kg)	身高(cm)	体重(kg)	身高(cm)	体重(kg)
出生	46.6	2.53	47.5	2.76	48.6	2.96	49.7	3.21	50.9	3.49	51.9	3.75	53.0	4.04
2 月	53.4	4.21	54.7	4.50	56.0	4.82	57.4	5.21	58.9	5.64	60.2	6.06	61.6	6.51
4 月	59.1	5.55	60.3	5.93	61.7	6.34	63.3	6.83	64.6	7.37	66.0	7.90	67.4	8.47
6 月	62.5	6.34	63.9	6.76	65.2	7.21	66.8	7.77	68.4	8.37	69.8	8.96	71.2	9.59
9 月	66.4	7.11	67.8	7.58	69.3	8.08	71.0	8.69	72.8	9.36	74.3	10.01	75.9	10.71
12 月	70.0	7.70	71.6	8.20	73.2	8.74	75.0	9.40	76.8	10.12	78.5	10.82	80.2	11.57
15 月	73.2	8.22	74.9	8.75	76.6	9.33	78.5	10.02	80.4	10.79	82.2	11.53	84.0	12.33
18 月	76.0	8.73	77.7	9.29	79.5	9.91	81.5	10.65	83.6	11.46	85.5	12.25	87.4	13.11
21 月	78.5	9.26	80.4	9.86	82.3	10.51	84.4	11.30	86.6	12.17	88.6	13.01	90.7	13.93
2 岁	80.9	9.76	82.9	10.39	84.9	11.08	87.2	11.92	89.6	12.84	91.7	13.74	93.9	14.71
2.5 岁	85.2	10.65	87.4	11.35	89.6	12.12	92.1	13.05	94.6	14.07	97.0	15.08	99.3	16.16
3 岁	88.6	11.50	90.8	12.27	93.1	13.11	95.6	14.13	98.2	15.25	100.5	16.36	102.9	17.55
3.5 岁	92.4	12.32	94.6	13.14	96.8	14.05	99.4	15.16	102.0	16.38	104.4	17.59	106.8	18.89
4 岁	95.8	13.10	98.1	13.99	100.4	14.97	103.1	16.17	105.7	17.50	108.2	18.81	110.6	20.24
4.5 岁	99.2	13.89	101.5	14.85	104.0	15.92	106.7	17.22	109.5	18.66	112.1	20.10	114.7	21.67
5 岁	102.3	14.64	104.8	15.68	107.3	16.84	110.2	18.26	113.1	19.83	115.7	21.41	118.4	23.14

续表

年龄	3rd		10th		25th		50th		75th		90th		97th	
	身高（cm）	体重（kg）	身高（cm）	体重（kg）	身高（cm）	体重（kg）	身高（cm）	体重（kg）	身高（cm）	体重（kg）	身高（cm）	体重（kg）	身高（cm）	体重（kg）
5.5岁	105.4	15.39	108.0	16.52	110.6	17.78	113.5	19.33	116.5	21.06	119.3	22.81	122.0	24.72
6岁	108.1	16.19	110.8	17.32	113.5	18.68	116.6	20.37	119.7	22.27	122.5	24.19	125.4	26.30
6.5岁	110.6	16.80	113.4	18.12	116.2	19.60	119.4	21.44	122.7	23.51	125.6	25.62	128.6	27.96
7岁	113.3	17.58	116.2	19.00	119.2	20.62	122.5	22.64	125.9	24.94	129.0	27.28	132.1	29.89
7.5岁	116.0	18.39	119.0	19.95	122.1	21.71	125.6	23.93	129.1	26.48	132.3	29.08	135.5	32.01
8岁	118.5	19.20	121.6	20.89	124.9	22.81	128.5	25.25	132.1	28.05	135.4	30.95	138.7	34.23
8.5岁	121.0	20.05	124.2	21.88	127.6	23.99	131.3	26.67	135.1	29.77	138.5	33.00	141.9	36.69
9岁	123.3	20.93	126.7	22.93	130.2	25.23	134.1	28.19	138.0	31.63	141.6	35.26	145.1	39.41
9.5岁	125.7	21.89	129.3	24.08	132.9	26.61	137.0	29.87	141.1	33.72	144.8	37.79	148.5	42.51
10岁	128.3	22.93	132.1	25.36	135.9	28.15	140.1	31.76	144.4	36.05	148.2	40.63	152.0	45.97
10.5岁	131.1	24.22	135.0	26.80	138.9	29.84	143.3	33.80	147.7	38.53	151.6	43.61	155.6	49.59
11岁	134.2	25.74	138.2	28.53	142.2	31.81	146.6	35.10	151.1	41.24	155.2	46.78	159.2	53.33
11.5岁	137.2	27.43	141.2	30.39	145.2	33.86	149.7	38.40	154.1	43.85	158.2	49.73	162.1	56.67
12岁	140.2	29.33	144.1	32.42	148.0	36.04	152.4	40.99	156.7	46.42	160.7	52.49	164.5	59.64
12.5岁	142.9	31.22	146.6	34.39	150.4	38.09	154.6	42.89	158.8	48.60	162.6	54.71	166.3	61.86
13岁	145.0	33.09	148.6	36.29	152.2	40.00	156.3	44.79	160.3	50.45	164.0	56.46	167.6	63.45
13.5岁	146.7	34.82	150.2	38.01	153.7	41.69	157.6	46.42	161.6	51.97	165.1	57.81	168.6	64.55
14岁	147.9	36.38	151.3	39.55	154.8	43.39	158.6	47.83	162.4	53.23	165.9	58.88	169.3	65.36
14.5岁	148.9	37.71	152.2	40.84	155.6	44.43	159.4	48.97	163.1	54.23	166.5	59.70	169.8	65.93
15岁	149.5	38.73	152.8	41.83	156.1	45.36	159.8	49.82	163.5	54.96	166.8	60.28	170.1	66.30
15.5岁	149.9	39.51	153.1	42.58	156.5	46.06	160.1	50.45	163.8	55.49	167.1	60.69	170.3	66.55
16岁	149.8	39.96	153.1	43.01	156.4	46.47	160.1	50.81	163.8	55.79	167.1	60.91	170.3	66.69
16.5岁	149.9	40.29	153.2	43.32	156.5	46.36	160.2	51.07	163.8	56.01	167.1	61.07	170.4	66.78
17岁	150.1	40.44	153.4	43.47	156.7	46.90	160.3	51.20	164.0	56.11	167.3	61.15	170.5	66.82
18岁	150.4	40.71	153.7	43.73	157.0	47.14	160.6	51.41	164.2	56.28	167.5	61.28	170.7	66.89

表 2.4　0~18 岁儿童青少年身高、体重百分位数值表(男)

年龄	3rd 身高(cm)	3rd 体重(kg)	10th 身高(cm)	10th 体重(kg)	25th 身高(cm)	25th 体重(kg)	50th 身高(cm)	50th 体重(kg)	75th 身高(cm)	75th 体重(kg)	90th 身高(cm)	90th 体重(kg)	97th 身高(cm)	97th 体重(kg)
出生	47.1	2.62	48.1	2.83	49.2	3.06	50.4	3.32	51.6	3.59	52.7	3.85	53.8	4.12
2 月	54.6	4.53	55.9	4.88	57.2	5.25	58.7	5.68	60.3	6.15	61.7	6.59	63.0	7.05
4 月	60.3	5.99	61.7	6.43	63.0	6.90	64.6	7.45	66.2	8.04	67.6	8.61	69.0	9.20
6 月	64.0	6.30	65.4	7.28	66.8	7.80	68.4	8.41	70.0	9.07	71.5	9.70	73.0	10.37
9 月	67.9	7.56	69.4	8.09	70.9	8.66	72.6	9.33	74.4	10.06	75.9	10.75	77.5	11.49
12 月	71.5	8.16	73.1	8.72	74.7	9.33	76.5	10.05	78.4	10.83	80.1	11.58	81.8	12.37
15 月	74.4	8.68	76.1	9.27	77.8	9.91	79.8	10.68	81.8	11.51	83.6	12.30	85.4	13.15
18 月	76.9	9.19	78.7	9.81	80.6	10.48	82.7	11.29	84.8	12.16	86.7	13.01	88.7	13.90
21 月	79.5	9.71	81.4	10.37	83.4	11.08	85.6	11.93	87.9	12.86	90.0	13.75	92.0	14.70
2 岁	82.1	10.22	84.1	10.90	86.2	11.65	88.5	12.54	90.9	13.51	93.1	14.46	95.3	15.46
2.5 岁	86.4	11.11	88.6	11.85	90.8	12.66	93.3	13.64	95.9	14.70	98.2	15.73	100.5	16.83
3 岁	89.7	11.94	91.9	12.74	94.2	13.61	96.8	14.65	99.4	15.80	101.8	16.92	104.1	18.12
3.5 岁	93.4	12.73	95.7	13.58	98.0	14.51	100.6	15.53	103.2	16.86	105.7	18.04	108.1	19.38
4 岁	96.7	13.52	99.1	14.43	101.4	15.43	104.1	16.64	106.9	17.98	109.3	19.29	111.8	20.71
4.5 岁	100.0	14.37	102.4	15.35	104.9	16.43	107.7	17.75	110.5	19.22	113.1	20.67	115.7	22.24
5 岁	103.3	15.26	105.8	16.33	108.4	17.52	111.3	18.98	114.2	20.61	116.9	22.23	119.6	24.00
5.5 岁	106.4	16.09	109.0	17.26	111.7	18.56	114.7	20.18	117.7	21.98	120.5	23.81	123.3	25.81
6 岁	109.1	16.80	111.8	18.06	114.6	19.49	117.7	21.26	120.9	23.26	123.7	25.29	126.6	27.55
6.5 岁	111.7	17.53	114.5	18.92	117.4	20.49	120.7	22.45	123.9	24.70	126.9	27.00	129.9	29.57
7 岁	114.6	18.48	117.6	20.04	120.6	21.81	124.0	24.06	127.4	26.66	130.5	29.35	133.7	32.41
7.5 岁	117.4	19.43	120.5	21.17	123.6	23.16	127.1	25.72	130.7	28.70	133.9	31.84	137.2	35.45
8 岁	119.9	20.32	123.1	22.24	126.3	24.46	130.0	27.33	133.7	30.71	137.1	34.31	140.4	38.49
8.5 岁	122.3	21.18	125.6	23.28	129.0	25.73	132.7	28.91	136.6	32.69	140.1	36.74	143.6	41.49
9 岁	124.6	22.04	128.0	24.31	131.4	26.98	135.4	30.46	139.3	34.61	142.9	39.08	146.5	44.35
9.5 岁	126.7	22.95	130.3	25.42	133.9	28.31	137.9	32.09	142.0	36.61	145.7	41.49	149.4	47.24
10 岁	128.7	23.89	132.3	26.55	136.0	29.66	140.2	33.74	144.4	38.61	148.2	43.85	152.0	50.01
10.5 岁	130.7	24.96	134.5	27.83	138.3	31.20	142.6	35.58	147.0	40.81	150.9	46.40	154.9	52.93

续表

年龄	3rd 身高 (cm)	3rd 体重 (kg)	10th 身高 (cm)	10th 体重 (kg)	25th 身高 (cm)	25th 体重 (kg)	50th 身高 (cm)	50th 体重 (kg)	75th 身高 (cm)	75th 体重 (kg)	90th 身高 (cm)	90th 体重 (kg)	97th 身高 (cm)	97th 体重 (kg)
11 岁	132.9	26.21	136.8	29.33	140.8	32.97	145.3	37.69	149.9	43.27	154.0	49.20	158.1	56.07
11.5 岁	135.3	27.59	139.5	30.97	143.7	34.91	148.4	39.98	153.1	45.94	157.4	52.21	161.7	59.40
12 岁	138.1	29.09	142.5	32.77	147.0	37.03	151.9	42.49	157.0	48.86	161.5	55.50	166.0	63.04
12.5 岁	141.1	30.74	145.7	34.71	150.4	39.29	155.6	45.13	160.8	51.89	165.5	58.90	170.2	66.81
13 岁	145.0	32.82	149.6	37.04	154.3	41.90	159.5	48.08	164.8	55.21	169.5	62.07	174.2	70.83
13.5 岁	148.8	35.03	153.3	39.42	157.9	44.45	163.0	50.85	168.1	58.21	172.7	65.80	177.2	74.33
14 岁	152.3	37.36	156.7	41.80	161.0	46.90	165.9	53.37	170.7	60.83	175.1	68.53	179.4	77.20
14.5 岁	155.3	39.53	159.4	43.94	163.6	49.00	168.2	55.43	172.8	62.86	176.9	70.55	181.0	79.24
15 岁	157.5	41.43	161.4	45.77	165.4	50.75	169.8	57.08	174.2	64.40	178.2	72.00	182.0	80.60
15.5 岁	159.1	43.05	162.9	47.31	166.7	52.19	171.0	58.39	175.2	65.57	179.1	73.03	182.8	81.49
16 岁	159.9	44.28	163.6	48.47	167.4	53.26	171.6	59.35	175.8	66.40	179.5	73.73	183.2	82.05
16.5 岁	160.5	45.30	164.2	49.42	167.9	54.13	172.1	60.12	176.2	67.05	179.9	74.25	183.5	82.44
17 岁	160.9	46.04	164.5	50.11	168.2	54.77	172.1	60.68	176.4	67.51	180.1	74.62	183.7	82.70
18 岁	161.3	47.01	164.9	51.02	168.6	55.60	172.7	61.40	176.7	68.11	180.4	75.08	183.9	83.00

注：表 2.3、表 2.4 为首都儿科研究所生长发育研究室制作。

163. 如何估算宝宝的头围、胸围是否正常？

头围：出生时一般为 33～34 cm，1 岁时为 46 cm，2 岁为 48 cm，2 岁以内有测量价值。

胸围：出生时约为 32 cm，1 岁时与头围大致相等，约为 46 cm，大于 1 岁时：胸围与头围的差值约为（年龄－1）cm。

温馨提示：了解头围与胸围监测指标可以帮助家长更好地陪伴宝宝健康成长。

164. 什么是骨龄？有何意义？

骨龄是小儿生长的一个重要标志，人的生长可用两个"年龄"表示，即生活年龄（日历年龄）和生物年龄（骨龄）。骨龄是骨骼年龄的简称，借助骨骼在 X 线摄像中的特定图像来确定，通常要拍摄人左手手腕部 X 片，医生通过观察 X

片上左手掌指骨、腕骨及桡尺骨下端的骨化中心的发育程度,计数骨化枚数,以此来确定骨龄。

由于骨化中心出现时间相对稳定,在腕骨片上计数显示的骨骼枚数即可估计骨发育程度。骨龄与生活年龄的差值在1岁以内为正常,骨龄与生活年龄的差值大于1岁为发育提前,骨龄与生活年龄的差值小于1岁为发育落后。

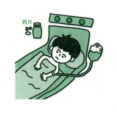

第三篇
儿内科常见问题

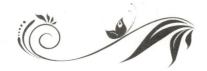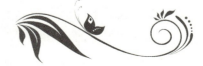

165. 新生儿能看见东西吗？

新生儿一出生即具有视觉能力，但新生儿看到东西的影像和成人看到的有所不同，成人看到东西是比较清晰、立体的，而新生儿只能看到非常模糊的影像。新生儿神经系统发育尚未完善，主要是视神经以及大脑成像的功能尚不完善，所以看人或者看其他东西，都是模糊不清的。正常新生儿在觉醒的状态下能注视物体，可追随物体移动眼睛和头，是中枢神经系统完整性的最好预测指标之一。

166. 什么是"袋鼠式护理"？

"袋鼠式护理"是指早产儿的母（父）亲，以类似袋鼠、无尾熊等有袋动物照顾幼崽的方式，将早产儿直立式地贴在母（父）亲胸口，为早产儿提供所需的温度及安全感。这一概念是由哥伦比亚的雷及马丁尼医生于 1983 年首次提出。世界卫生组织（WHO）报告显示，全球每年约有 1500 万早产儿降生，其中中国早产儿的出生率约为 10%。预计，随着"三孩时代"的到来，高龄产妇的增多，在未来的一段时间内，我国早产儿的出生率将会有所上升。对于早产儿采用"袋鼠式护理"是一种很好的护理方法。

167. 袋鼠式护理有哪些好处？

（1）对宝宝：通过袋鼠式护理可以增加体重、头围、身长，增强吸吮能力，降低发病率和死亡率，有助于健康和智力发展，稳定心肺功能，稳定体温，减少低体温症的发生（保温效果比保暖箱好）以及减少住院时间等。

（2）对母亲：能够减少或降低产后抑郁症的发生,增进母子感情,同时促进乳汁分泌,提早启动母乳喂养。

（3）对家庭：减少住院费用。

168. 新生儿脐带怎么护理？

正常情况下大部分新生儿脐带脱落的时间依个体而有所不同,一般在出生后1～2周会脱落。期间居家护理要注意：

（1）在护理脐带前要洗净双手。

（2）在脐带脱落前,尽量不要让脐带沾水,如果给宝宝游泳,一定要贴上防水贴。

（3）脐带及其周围皮肤要保持干燥清洁,避免尿液或粪便污染脐部创面。

（4）每天用碘伏棉签擦拭2遍,早晚各1次。操作者一手提起脐带结扎部位的小细绳,一手用碘伏棉签充分地擦拭脐带与皮肤连接的地方。棉签脏了,要及时换掉,不要用脏的棉签反复擦拭,因为这样做,易引起感染。

（5）忌用紫汞,其收敛效果比碘伏差,且杀菌效果不如碘伏。

（6）脐带脱落后,若脐窝局部出现红肿伴脓性分泌物,应及时到医院就诊。

169. 新生儿出现腹胀如何处理？

腹胀可由肠腔内积气、积液、腹内巨大肿物或腹肌无力引起,小儿腹胀因气胀最为多见。新生儿正常小肠内均应充气,特别是饱食后全腹膨胀,常高于剑突,饥饿时则腹部空瘪,如果持续腹胀或不瘪并伴有张力可认为是腹胀。如因饱食或哭闹引起的腹胀,可将婴儿竖抱,托稳颈部,由下而上,由外向内,避开脊柱,空心掌叩背,拍到打嗝排出空气。同时延长喂奶间隔时间,观察腹胀有无缓解,如果腹胀无缓解,需入院进行腹部叩诊、听诊,腹部立位X线检查,确诊腹胀原因,采取进一步治疗。

170. 新生儿核黄疸的早期表现有哪些？

新生儿胆红素脑病是指出生一周内的新生儿由于胆红素毒性作用所致的急性脑损伤。由于胆红素的毒性作用导致的慢性和永久性的脑损伤称之为核黄疸。足月儿核黄疸早期症状为嗜睡、进奶差伴呕吐,接着可发生角弓反张、眼球凝视、惊厥和死亡。在早产儿中,核黄疸可能并不表现可认识的临床体征。核黄疸可导致以后儿童期的智能发育迟缓,手足徐动型脑瘫、感觉神经性听力丧失和眼球向上凝视的麻痹,尚不明确减轻胆红素脑病的程度是否能减轻神经系统的损害（如感知—运动障碍和学习困难）。

171. 何谓蓝光疗法？新生儿光疗标准如何？

光照疗法又称光疗，是通过光线照射，促进间接胆红素氧化分解成水溶性光-氧化胆红素，易于从胆汁及尿排出，是治疗新生儿高胆红素血症的简便易行的辅助疗法。其中以波长 450 nm 的蓝光最为有效。出生体重＜2500 g 的早产儿光疗标准可放宽，在极低出生体重儿或皮肤存在瘀斑、血肿的新生儿，可以给予预防性光疗，但对于出生体重＜1000 g 的早产儿，应注意过度光疗的潜在危害。如果患儿结合胆红素增高，光疗可以引起"青铜症"，但无严重不良后果。具体光疗需要听取医生建议，表 3.1 可供参考。

表 3.1　新生儿光疗标准

体重	TSB(mg/dL)					
	＜24 h	＜48 h	＜72 h	＜96 h	＜120 h	≥120 h
＜1000 g	4	5	6	7	8	8
1000～1249 g	5	6	7	9	10	10
1250～1999 g	6	7	9	10	12	12
2000～2299 g	7	8	10	12	13	14
2300～2499 g	9	12	14	16	17	18
≥2500 g	10	14	16	18	19	20

注：1 mg/dL＝17.1 μmol/L。

172. 新生儿出生后为什么容易出现惊厥？

新生儿一般在出生后 3 天内易发生抽搐现象，是因为孕母在妊娠后期经胎盘传给胎儿的钙增加，胎儿血钙较高，出生后血钙来源突然中断造成低钙血症，主要表现烦躁不安、震颤惊跳等，症状严重者需及时就医，补充钙剂就能缓解。

173. 新生儿有哪些特殊生理现象？

(1) 生理性体重下降：新生儿出生后数日内，因水分丢失较多及胎粪排除，出现体重下降，但一般不超过体重的 10%，出生后 10 天左右恢复到出生时体重。

(2) 生理性黄疸：由于新生儿胆红素代谢特点，一般 50%～60% 的足月儿和 80% 以上的早产儿于生后 2～3 天内出现黄疸，4～5 天达高峰。一般情况良好，足月儿在 2 周内消退，早产儿可延迟至 3～4 周。

(3) 乳腺肿大：生后 3～5 天，男女新生儿均可发生乳腺肿大，一般表现为其乳房有圆锥样肿大，甚至还会分泌少量乳汁，这不是病态的，一般出生后 2～

3 周内消退。个别小儿也有延迟到 2～3 个月,但终归会消失的,千万不要挤乳头,如果强烈挤压,可致继发性感染。

(4)"马牙"和"螳螂嘴":新生儿上颚中线和齿龈切缘上常有黄白色小斑点,俗称"马牙",系上皮细胞堆积或黏液腺分泌物积留所致,于生后数周至数月自行消失。不过长"马牙"之后,有些宝宝可能会觉得不舒服,比如爱摇头、很容易烦躁、吃奶时用力咬乳头等。这时候家长一定控制住自己的手,不要用东西擦,或者直接挑破,否则很可能会伤到口腔黏膜,造成感染。那么该怎么处理呢?其实很简单,平时注意宝宝的口腔卫生,每次喂完奶后,都要将口唇周围擦干净,一般数周后就会自然消退。新生儿面颊部有脂肪垫,俗称"螳螂嘴",对吸乳有利,不应该挑割,以免发生感染。

(5)假月经:有些女婴出生后 5～7 天阴道可见血性分泌物,可持续 1 周,称"假月经"。多因妊娠后期母亲雌激素进入胎儿体内,出生后突然中断,形成类似月经的出血,一般不必处理。但是由于这种情况造成了自然出血后,可能会使得女婴阴道出血增多,就需要及时带上宝宝就医了。

(6)粟粒疹:新生儿出生后 3 周内,可在鼻尖、鼻翼、面颊部长出细小的、白色的或黑色的、突出在皮肤表面的皮疹,系新生儿皮脂腺功能未完全发育成熟所致,多自行消退,一般不必处理。

174. 新生儿出现鼻塞、打喷嚏症状是不是感冒了?

当新生儿出现鼻塞、打喷嚏时不一定是感冒的症状,可能与新生儿鼻腔的生理结构特点有关,新生儿鼻腔狭小、鼻道狭窄且短、鼻黏膜血管丰富,因此容易受到空气和灰尘刺激产生神经性反应,引起打喷嚏。当鼻腔有分泌物时,极易出现鼻塞情况,所以家长及时观察,为宝宝清理鼻道,以免形成鼻痂堵塞鼻道影响呼吸。当宝宝出现鼻塞、打喷嚏伴有咳嗽、发热症状,应及时到医院就诊。

175. 新生儿肺炎出院后如何护理?

(1)环境方面:婴儿房选择阳光充足、空气流通的朝南房间为佳,并保持环境清洁卫生。室温为 22～24 ℃,可借助空调或取暖器调节。室内相对湿度在 55％～65％,干燥房间可放一盆清水。保持室内空气新鲜,定时通风,冬天可定时通风 30 分钟,避免对流风。根据婴儿情况适当增加户外活动,让婴儿多晒太阳,预防佝偻病。

(2)用药方面:病愈出院一般不需要用药。如需用药则要根据医生的医嘱进行药物治疗,不可随意增减药量。正确喂药方法:① 注意药物与乳汁不能同时服用;② 片剂药物先碾碎后溶化在温开水中,用奶瓶或小汤勺喂服,糖浆类药物应先摇晃均匀后服用,且服后半小时内不喂水;③ 小儿哭泣或吵闹时,勿喂药,避免误吸入气管。

(3) 复查注意事项:一般不需要复查,如医嘱需要复查,遵照医生的嘱咐,定期到当地的医疗卫生机构为婴儿常规体检。如婴儿出现不哭、少动、吃奶量少或拒奶、面色发青等,要及时送医院就诊。

176. 新生儿红臀如何护理?

新生儿红臀也称尿布皮炎,是新生儿期的一种常见和多发的皮肤损害性疾病。表现为肛周、会阴部及腹股沟皮肤潮红、脱屑、糜烂,伴散在红色斑丘疹或脓点及分泌物。临床分度:

(1) 轻度婴儿尿布性皮炎:轻度的尿布疹也叫红臀,即在会阴部、肛门周围及臀部、大腿外侧,皮肤的血管充血、发红。

(2) 中度婴儿尿布性皮炎:继续发展则出现渗出液,并逐渐增多,继而表皮脱落,形成浅表的溃疡,并可伴随红斑、丘疹。

(3) 重度婴儿尿布性皮炎:如果不及时治疗则发展为较深的溃疡,甚至褥疮。皮疹可向外延及大腿内侧或腹壁等处。由于皮肤破损,细菌易繁殖造成局部感染,严重时细菌从感染的局部侵入血液,引起败血症。

原发性刺激性尿布皮炎的护理措施主要是:勤换尿布、减少刺激;涂护臀膏、保持干燥。

(1) 勤换尿布、减少刺激:宝宝患尿布皮炎后,要勤换尿布,以减少尿液、粪便对皮肤的刺激。家长可每1～2小时检查一次尿布,如果纸尿裤已经吸收大量尿液,应及时更换;如果有粪便,应立即更换。

(2) 涂护臀膏、保持干燥:每次宝宝大便后,用温水清洗屁股,洗后轻柔蘸干,涂抹含氧化锌或凡士林的护臀膏,平时多让屁股暴露在空气中。

(3) 选择柔软纸尿裤,如果患有腹泻病,应积极治疗腹泻。

177. 新生儿哭闹的原因有哪些?

包括病理性(有疾病)啼哭和生理性(无疾病)啼哭,生理性啼哭常见的原因有:

(1) 饥饿。

(2) 物理刺激导致不适,如过冷、过热、大小便刺激、蚊虫叮咬等。

(3) 习惯性啼哭,如需要大人抱时、排尿前、睡眠不足等。

178. 如何判断新生儿大便是否正常?

新生儿出生后12小时开始排出墨绿色胎便,3～4天排完,若出生后24小时未排胎便则应检查是否有消化道畸形。母乳喂养儿大便呈黄色或金黄色,多为均匀的膏状或带少许黄色粪便颗粒,或稀薄无臭味,平均每天 2～4 次,也会出现母乳性腹泻,一般停止母乳喂养后好转。配方奶喂养的宝宝大便呈淡黄色,一天 1～2 次,硬膏状,常伴有奶瓣及蛋白凝块,比母乳喂养的宝宝大便干稠,略有臭味,如果出生后 24 小时未排便,或出现大便干燥的情况,应及时就医。

179. 新生儿腋下正常体温是多少?

新生儿体温和成人体温大致相同,但是由于新生儿体温中枢尚未发育完善以及体表散热能力差,汗腺也没有完全发育,不能通过出汗散热,新生儿体温受环境温度影响很大,也就是说室温升高也可以导致新生儿体温升高。新生儿核心温度(肛温):36.5～37.5 ℃,新生儿腋温 36.0～37.0 ℃,没有伴随其他症状,都不考虑疾病导致。如果超过 38 ℃可以通过散开包被、减少衣着后观察体温变化。

180. 新生儿为什么会发生坏死性小肠结肠炎? 如何预防?

新生儿坏死性小肠结肠炎(necrotizing entero colitis,NEC)是新生儿期最常见的消化道急症,是由感染、喂养不当等多种原因引起的肠黏膜损害,使之缺氧、缺血,导致小肠结肠发生弥漫性局部坏死的一种疾病。为了避免新生儿坏死性小肠结肠炎的发生,首先提倡母乳喂养,在母乳不够的情况下,选用婴幼儿配方奶粉,奶粉和水的配置比例为按容量比是 1:4,按重量比是 1:8,喂养过程中严密观察患儿腹部情况,如果出现腹胀、呕吐,要立即停止喂养,及时就医。

181. 患有呼吸系统疾病的患儿饮食如何调整?

婴儿提倡母乳喂养,患病期间不宜添加太多的辅食;人工喂养,不宜更换奶粉品牌。饮食清淡、易消化、富含维生素,少量多次,适当摄取新鲜蔬菜和水果,避免辛辣、刺激强、含糖分高的食物。保证优质蛋白质摄入,如鱼、虾等。

182. 宝宝为什么有喘息的表现?

喘息是婴幼儿常见的一种呼吸道症状,当某种因素(例如气道痉挛、分泌物增加、水肿等)导致气管里的气流变化时,如急性支气管炎、毛细支气管炎、支气管肺炎、支气管哮喘等疾病均可引起喘息症状。宝宝出现喘息时往往表现为呼吸费力、加快、呼吸时发出"丝丝"的声音,有些还可伴有呕奶、精神差,甚至口唇发绀。当某种因素(如气道痉挛、分泌物增加、水肿等)导致气管里的气流变化时,也会引起宝宝的喘息。

183. 宝宝喘息一般有哪些处理措施？

宝宝出现喘息情况，家长最好带宝宝去正规医院儿科门诊就诊，首先要明确病因，查清楚到底是何种原因引起的喘息。如果是普通呼吸道感染所致喘息，一般治疗就是抗感染平喘，保持呼吸道通畅等综合治疗；如果考虑支气管哮喘，那就要长期哮喘门诊随诊，规范系统治疗。绝大多数的喘息经过规范的治疗都能够完全康复，不留后遗症。

184. 宝宝感冒时有哪些表现？

急性上呼吸道感染俗称"感冒"，是小儿常见疾病。它分为一般类型上感和流行性感冒（简称"流感"）。一般类型上感，婴幼儿多急性起病，高热、咳嗽、食欲差，可伴有呕吐、腹泻、烦躁，甚至热性惊厥；年长儿症状较轻，常于着凉后1～3天出现鼻塞、喷嚏、流涕、干咳、咽痒、发热等症状。而流行性感冒，多有流行病学史，全身症状明显，如发热、头痛、咽痛、肌肉酸痛等。

185. 宝宝有鼻塞、流鼻涕、打喷嚏的症状都是感冒吗？

不一定。新生儿的鼻腔狭小，在鼻黏膜水肿或有分泌物阻塞时特别容易发生鼻塞。如果房间的温度太低，宝宝鼻塞的症状会更明显。家长不必过分担心，对于大多数患儿来说，这些鼻塞的情况是由于生理结构引起的。对于婴幼儿来说，除了感冒，也可能是过敏性鼻炎，需要抗过敏治疗才能获得较好疗效。因此，需要具体情况具体分析，必要时及时就医。

186. 如何预防小儿反复呼吸道感染？

预防措施可以从增加小儿的身体抵抗力和防止病原体的入侵着手。

（1）增强体质，适当进行户外活动，多晒太阳，加强体格锻炼。

（2）室内经常通风，保持新鲜空气的流通。

（3）提倡母乳喂养，母乳中所含免疫球蛋白A能抵抗细菌、病毒的侵袭，对预防呼吸道感染有独特的功效。

（4）生活要有规律，保证患儿充足的睡眠和营养。

（5）天气变化时，给患儿穿衣要适宜。

（6）平日注意口腔卫生，幼儿每日早、晚各刷牙1次，每餐后用清水漱口，以保持口腔清洁。

（7）流感流行季节，尽量减少带小儿到公共场所去，避免接触已感染患者。

（8）定期接受体格检查，发现疾病及早治疗。体质很弱的儿童可适当遵医嘱用药物来增强机体免疫力。

187. 宝宝感冒后应如何处理？

注意休息，合理饮食，给予有利于消化的流质、半流质或软食；多饮水；注意增减衣物；定时开窗通风，保持室内空气清新；对症治疗，如高热时及时退热；若病情加重应及时去儿科门诊就诊。

188. 哪些疾病会引起咳嗽？

咳嗽（cough）是一种防御性反射运动，可以阻止异物吸入，防止支气管分泌物的积聚，清除分泌物，避免呼吸道继发感染。任何病因引起呼吸道急、慢性炎症均可引起咳嗽。常见疾病有上呼吸道或者下呼吸道感染，异物及其他刺激，鼻炎、鼻窦炎和支气管哮喘也可引起咳嗽。

189. 什么是发热？发热就是发烧吗？

发热是指体温异常升高，是儿童最常见的症状，人人都有过儿时发热的经历。发热是由致热原（各种病原微生物或炎性渗出物、抗原抗体复合物、肿瘤坏死因子、白细胞介素、干扰素等）的作用，使体温调定点上移而引起的调节性体温升高，通常定义腋下温度超过 37.5 ℃ 为发热，其中 37.5～38 ℃ 为低热；38.1～39 ℃ 为中热；39.1～41 ℃ 为高热；超过 41 ℃ 为超高热。发热和发烧是一个概念。

190. 常见热型的种类有哪些？

某些发热性疾病具有独特的热型，常见的热型有：

（1）稽留热：体温持续在 39～40 ℃ 左右，达数天或数周，24 小时波动范围不超过 1 ℃。常见于肺炎球菌肺炎等。

（2）弛张热：体温在 39 ℃ 以上，24 小时内温差达 1 ℃ 以上，体温最低时仍高于正常水平。常见于败血症、风湿热等。

（3）间歇热：体温骤升至 39 ℃ 以上，持续数小时降至正常，反复发作，即高热期和无热期交替出现。常见于疟疾等。

（4）不规则热：发热无一定规律，且持续时间不定。常见于流行性感冒等。

191. 宝宝发热吃药后，体温为何还会升高？

儿童体温调节能力比较差，体温中枢发育不完善，服用退热药就会出现暂时性体温下降，但只是退热，若引起发热的因素未被清除，大约 4 小时后，退热药药效过后，宝宝仍会发热。

192. 发热会烧坏脑子吗？

发热通常是机体自我保护的一种反应。高热时出现惊厥，是由于 3 岁以内的小儿神经系统发育不够健全，高热时容易引起小儿神经系统兴奋，导致抽搐，并不是发热烧坏了脑子。在病毒、细菌感染时，也可能会出现嗜睡，甚至出现昏迷等神经系统表现，一般是感染所致中毒性脑病或者是脑炎，也并非发热烧坏了脑子。

193. 小儿常用的安全退烧药有哪些？

儿童常用退热药物，主要是对乙酰氨基酚和布洛芬。布洛芬可用于 6 个月以上的婴幼儿，对乙酰氨基酚一般可用于 3 个月以上婴幼儿。若持续发热，可间隔 4～6 小时重复用药 1 次，24 小时不超过 4 次。

194. 常见的物理降温方法有哪些？

一般来说，儿童发热不超过 38 ℃，是可以不使用药物降温的，可以采用物理降温法来退热。可使用温水泡澡、泡脚或者擦拭身体（四肢、背部、腋窝、腹股沟等处），从而达到散热退烧的目的。擦浴时亦可用按摩手法刺激血管被动扩张，促进散热。注意擦浴时用力要均匀，轻轻按摩几下，促进血管扩张；擦至腋窝、腹股沟等血管丰富处停留时间稍长些，以助散热。洗澡或温水擦浴后应及时给宝宝擦干。婴幼儿对酒精耐受性差，而且易过敏，一般不宜酒精擦浴；也可以使用冷敷以及贴退热贴，也有降温散热的作用，毛巾冷敷额头部，适合体温不高的患儿。退热贴外用，可以在前额、颈部两侧、腹股沟等大动脉处贴敷退热贴，以助散热。此外，发热患儿应多喝温水，保持室内空气的流通，呼吸新鲜的空气。

195. 孩子发热家长如何护理？

儿童期的孩子出现发热，选用的退热方式，应该根据患儿发热的程度而定。如果患儿体温在 38.5 ℃以下，可以少量多次饮水，并给予物理降温。低热的时候是不用退热药物的，但应注意观察患儿的体温变化，勤测体温，注意患儿的精神和尿量的变化。如果患儿体温逐渐上升，超过 38.5 ℃，可以口服布洛芬混悬液或对乙酰氨基酚退热治疗，并配合物理降温辅助退热，其间应注意患儿的体温变化。同时，要多休息，保持室内安静、温度适中、通风良好，及时更换衣物；衣被不可过厚，以免影响机体散热，引起体温进一步升高，传统的"捂出汗"是错误的观念，严重时可导致死亡；若患儿虽有发热，但精神较好，玩耍如常，在严密观察下暂可不处置。家长应仔细观察宝宝病情，若出现了抽搐、异常哭闹、呼吸增快、发热持续不退、拒食、精神差、身上出皮疹等任何一种异常表现时，应立即带患儿去医院就诊。

196. 肺炎必须用抗生素吗？

从治疗上来说，并不是所有肺炎都要使用抗生素，如单纯的病毒性肺炎，是不需要使用抗生素，用抗病毒的药物治疗即可。

197. 小儿会患胃炎吗？会传染吗？

会的。虽然胃炎不是传染性疾病，但是如果存在幽门螺旋杆菌感染，则可以通过口—口、粪—口等途径传播,所以家长们一定要注意饮食卫生,做到分餐制。

198. 对于患有慢性胃炎和胃溃疡小儿,如何进行家庭护理?

(1) 生活有规律,注意劳逸结合,避免过度精神紧张。

(2) 饮食要定时,不能暴饮暴食,避免粗糙、过冷过热以及对胃刺激性较大的食物。

(3) 遵医嘱按时按量服药,定期到医院复查。

199. 小儿误服异物到胃内怎么办?

依据异物的性状以及有无腐蚀性等做相应的处理。尖锐或有腐蚀性的异物,如钉子、发夹、碎玻璃、电池等,应禁食水,立即去医院检查处理;圆润或无腐蚀性异物,如硬币、纽扣、棋子等,可先进食粗纤维食物,促进异物排出,如果3~4天未排出,应去医院检查处理。

200. 如何观察便血宝宝的大便?

观察宝宝大便的颜色、量、次数,根据出血量的多少可分为:

(1) 潜血:少许消化道出血,肉眼看不到或不能分辨,需通过化验才能判定。

(2) 少量便血:仅仅从肛门排少许血便,或内裤沾染少量血便。

(3) 大量便血:短期内大量便血,24 小时之内出血量超过全身总血容量的15%~20%。

根据出血颜色可分为:新鲜血便、陈旧血便、果酱样血便、黑便。

201. 宝宝腹泻原因有哪些?

(1) 易感因素:① 消化系统发育不成熟;② 生长发育快,对营养物质的需求相对较多,消化道负担重;③ 机体防御功能差;④ 肠道菌群失调;⑤ 人工喂养。

(2) 感染因素:① 肠道内感染:病毒感染,细菌感染,真菌感染,寄生虫感染;② 肠道外感染。

(3) 非感染因素:① 饮食因素:食饵性因素,过敏因素,其他因素;② 气候因素:天气过冷或过热导致消化功能紊乱引起腹泻。

202. 儿童拉肚子要吃止泻药吗?

儿童腹泻一般不主张使用止泻药,多采用调节饮食和补充体液等方法。如腹泻次数多,大便呈稀水样,则根据医生医嘱用药。

203. 宝宝拉肚子,屁股红了该怎么办?

(1) 家长首先使宝宝臀部充分暴露。

（2）做好宝宝臀部的清洁工作，在清洁过程中，应在宝宝便后立即对其臀部进行温水冲洗，待清洗完成后擦拭干净，在这一过程中，应尽量保持动作轻柔。

（3）纸尿片选择，在进行纸尿片选择过程中，宜采用吸水性强且大小适宜，质量优良的纸尿片。

（4）在纸尿片应用过程中，如果发现宝宝存在过敏现象，应及时停止使用；经常对宝宝纸尿片进行更换，在纸尿片更换时，小便后纸尿片应隔2～3小时进行更换，大便后应立即对纸尿片进行更换。

（5）遵医嘱用药。

204. 小儿迁延性腹泻有哪些原因？

腹泻超过2周而小于2月称为迁延性腹泻，其病因、发病机制复杂，随年龄不同而不同。常见有：

（1）感染后腹泻：最为常见，如大肠杆菌、痢疾杆菌、轮状病毒、隐孢子虫、念珠菌感染等。

（2）食物过敏性疾病：嗜酸性粒细胞性胃肠炎、过敏性肠炎。

（3）炎症性肠病：溃疡性结肠炎、克罗恩病。

（4）先天性吸收不良：先天性乳糖不耐受、先天性失氯性腹泻、先天性小肠淋巴管扩张症、短肠综合征。

（5）先天性无丙种球蛋白血症、单纯性 IgA 缺乏症、混合性免疫缺陷病或艾滋病。

205. 小儿迁延性腹泻就医一般做哪些检查？

（1）首先要做粪便常规检查、大便培养、粪便隐血检查、粪便真菌检查等，以便区别是感染性腹泻还是吸收不良综合征。

（2）胃镜、结肠镜检查，有助于发现胃肠道器质性疾病。

（3）腹部超声检查，有助于了解肝、胆、胰腺疾病等。

（4）必要时进行胰腺功能检查、小肠功能试验、血清肿瘤标志物检查、血浆激素如甲状腺功能检查等。

206. 为什么有的宝宝腹泻迁延不愈？

慢性迁延性腹泻是指急性腹泻治疗不及时而形成的迁延性腹泻。主要的影响因素有：

（1）家长使用药物方法不正确，如微生态制剂不能与抗生素同时使用，必须间隔2小时以上。

（2）有的妈妈看到宝宝腹泻，不敢给宝宝喂奶，减少了喂奶的次数，看到宝宝呕吐，甚至连水也不敢喂，这样会导致水、电解质紊乱，出现脱水，使腹泻越来越重。

（3）乳糖不耐受。对于这样的宝宝则可停喂母乳 1 天，或喂无乳糖奶粉。

（4）牛奶蛋白过敏。对于这样的宝宝则母亲应回避高蛋白饮食 2～4 周，必要时就医更换抗过敏奶粉喂养。

207. 腹泻宝宝如何护理？

（1）家长要学会严密观察患儿大便情况及有无脱水情况，如大便次数、颜色、性状、量，观察前囟、眼窝、皮肤弹性及有无眼泪等，并做好动态比较。

（2）合理喂养：母乳喂养者继续哺乳，可暂停辅食；人工喂养者，可用牛奶加等量米汤稀释，或用已经习惯的饮食，由稀到稠、由少到多逐步过渡到正常饮食；病毒性肠炎多有双糖酶缺乏，不宜用蔗糖，可暂停乳类喂养，改为豆制代用品或发酵奶，腹泻停止后，继续给予营养丰富的饮食；对牛奶、大豆过敏者可改用其他饮食。

（3）加强皮肤护理：应选用柔软棉布类尿布，并勤更换；每次便后用温水清洗臀部并吸干；局部皮肤发红处涂以 0.5％碘伏和鞣酸软膏，保持床单元整洁。

（4）培养小儿良好卫生习惯：教育小儿饭前便后洗手，勤剪指甲，注意食物新鲜、干净，奶瓶及其他食具每次用后都要洗净并煮沸消毒，避免肠道感染。

（5）预防病毒感染，冷热要均匀，根据天气变化增减衣物，预防感冒。

208. 小儿腹泻该怎么办？

小儿腹泻，是多病原、多因素引起的以腹泻为主的一组疾病。主要特点为大便次数增多和性状改变，可伴有发热、呕吐、腹痛等症状及不同程度水、电解质、酸碱平衡紊乱。

腹泻根据症状可分为：

（1）轻型腹泻：有胃肠道症状；全身症状不明显，体温正常或有低热；无水电解质及酸碱平衡紊乱。

（2）重型腹泻：除有严重的胃肠道症状外，还伴有重度的水电解质及酸碱平衡紊乱、明显的全身中毒症状。

根据腹泻的严重程度不同，处理方法也不同。一般腹泻治疗原则主要是：合理饮食，维持营养；迅速纠正水、电解质平衡紊乱；控制肠道内外感染；对症治疗，加强护理、防治并发症；避免滥用抗生素。重型腹泻，需及时就医，在医生指导下调整饮食、用药，必要时需禁食。不建议立即使用止泻药，避免加重肠道毒素吸收,甚至发生全身中毒现象。

209. 腹泻患儿如何喂养?

限制饮食过严或禁食过久常造成营养不良,并发酸中毒,造成病情迁延不愈而影响发育,故应继续进食。母乳喂养者可继续哺乳,减少哺乳次数,缩短每次哺乳时间,暂停换乳期食物添加;人工喂养者可喂米汤、酸奶、脱脂奶等,待腹泻次数减少后给予流质或半流质饮食,如粥、面条,少量多餐;呕吐严重者,可暂时禁食4～6小时(不禁水),好转后继续喂养,由少到多,由稀到稠。

210. 什么是支气管肺炎?

支气管肺炎是由不同病原体(细菌、病毒、真菌、支原体)或其他因素所致的肺部炎症,是儿科常见疾病之一,多见于婴幼儿。一般肺炎以发热、咳嗽、气促、呼吸困难、肺部固定的湿啰音为临床表现,全年均可发病,以冬、春寒冷季节较多。早产儿、营养不良者、先天性心脏病者、低出生体重儿及免疫缺陷者等更易发生,而且易迁延不愈。重症患儿表现为嗜睡或烦躁不安、面色青灰,呼吸困难,心率增快,惊厥及心力衰竭。

211. 肺炎有什么表现?

普通肺炎的症状为发热、咳嗽、呼吸急促和肺部啰音。

重症肺炎可出现:

(1)中毒性心肌炎和心力衰竭,面色苍白,口唇紫绀,心率大于180次/分钟,肝脏进行性增大。

(2)中毒性脑病、嗜睡、昏迷、惊厥。

(3)中毒性肠麻痹和消化道出血、腹胀、吐咖啡色物和便血等,上述表现提示病情危重。

212. 患肺炎的宝宝,家长如何护理?

(1)保持居室通风良好,空气新鲜,尽量将室温维持在22 ℃左右,湿度维持在50%～60%为宜,并尽量使患儿安静,以减少氧气的需要量。

(2)如果患儿出现发热、气促等症状应卧床休息。咳喘患儿取半卧位,病情稳定后适当活动。

(3)患儿咳嗽时可协助翻身拍背,以使痰液松动,利于痰液的咳出。如果痰液特别黏稠,雾化吸入可促进分泌物排出,及时清除口鼻腔内的分泌物,以保持呼吸道的通畅,必要时氧气吸入。1岁以下婴儿咳嗽反射能力弱,一般需要护士给予吸引器吸痰,保持呼吸道通畅。

213. 对于患肺炎的宝宝,饮食上应该注意哪些?

肺炎患儿消化功能多低下,应给予患儿易消化、营养丰富的流质、半流质饮食,少食多餐,避免过饱而影响呼吸。

214. 为什么要进行雾化吸入治疗?

雾化吸入是将药物或水经吸入装置分散成悬浮于气体中的雾粒或微粒,通过吸入的方式沉积于呼吸道和(或)肺部,从而达到呼吸道局部治疗的作用。通过雾化吸入给药,可以达到缓解支气管痉挛,湿化痰液,防治呼吸道感染的作用。对于许多呼吸系统疾病,如支气管哮喘、急性喉炎、毛细支气管炎等,均可以使用雾化吸入治疗。由于雾化吸入具有药物起效快、用药量少、局部药物浓度高而全身不良反应少等优点,在呼吸系统疾病治疗中,雾化吸入已成为重要的辅助治疗措施。

215. 家庭雾化吸入治疗有哪些优势?

在家中开展雾化吸入治疗,可以大大提高给药的及时性、方便性和舒适度。特别是对于因病情需要而长期雾化吸入治疗的儿童,提供了一种有效、易行的方法。其优势有:避免交叉感染;患儿在熟悉的环境中进行治疗,能更好地配合吸入,避免因恐惧造成的哭闹;节省家长反复去医院的时间,降低就医成本;孩子出现喘息时,能第一时间在家中给予雾化吸入,避免病情的进一步加重。

216. 一般雾化药液量是多少?

一般雾化吸入液体量为 4～6 mL。药液液体量过少,到达下呼吸道的药量太少,作用有限;药液液体量过多,吸入时间太长,患儿依从性差,容易哭闹不配合。

217. 只要能喷出雾的机器都能用来进行雾化治疗吗?

使用雾化机器治疗儿童气管和肺部疾病是有很严格的要求的,一是压力要很稳定,二是喷出的颗粒直径大小均匀,颗粒直径小于 5 μm,这样药物才能沉积在病变的支气管或肺泡内发挥作用。雾化用的机器不合格也是很多患儿用同样的药物雾化,但效果不好的原因之一。

218. 如何选择雾化装置?

对于哮喘发作患儿一般建议使用氧驱动雾化吸入,因为这样可以减少哮喘患儿发生缺氧的可能。

219. 雾化吸入药物里有激素、抗生素吗?

常用雾化药物布地奈德混悬液、丙酸倍氯米松是糖皮质激素,雾化吸入药物一般不用抗生素,因为非雾化制剂的药物无法达到雾化颗粒要求,不仅起不到治疗作用,反而增加不良反应。

220. 雾化吸入治疗使用激素副作用很大吗?

"吸入的布地奈德是激素,副作用大",这种观点是只知其一不知其二,实际上布地奈德混悬液通过雾化治疗只是局部用药,对于气道及肺部能起到快速抗炎作用,并不全身吸收,所以基本上是没有副作用的。

221. 患儿进行雾化吸入治疗时应如何配合?

患儿在雾化吸入的时候,最好采取坐位或半坐位的姿势,只需平静的呼吸,无需做特殊的配合。雾化吸入过程中密切观察患儿情况,若患儿频繁咳嗽,则应待呼吸平稳后再开始吸入;若患儿一直哭闹,不可强制进行雾化,应当安抚或熟睡后再做;若患儿出现口鼻发绀,应暂停雾化。

222. 患儿雾化吸入不配合,家长怎么办?

雾化吸入选择无哭闹、安静状态下吸入。对于不配合的患儿,可以转移注意力,如讲故事、玩玩具和看动画片等。安抚后患儿仍不配合,可以暂停雾化吸入,等患儿入睡后再进行雾化。

223. 患儿哭闹时可以做雾化吸入吗?

患儿哭闹时,口鼻腔分泌物增多,增加气道阻力,阻碍药物颗粒到达气道;其次患儿在哭闹时,吸气短促,呼气延长,药物不能及时吸入就被呼出,影响疗效,因此建议此时暂停雾化吸入,予以安抚患儿情绪。

224. 雾化吸入前宝宝可以吃饭吗?

如果无特殊情况,建议治疗前30分钟尽量避免进食,避免因雾化过程中吸入气雾刺激出现恶心、呕吐等症状导致窒息。

225. 雾化吸入前可以涂面霜吗?

雾化吸入前尽量不涂面霜,以防面部吸附部分药物,易引起过敏。

226. 雾化吸入后为什么要洗脸?

防止残留雾滴刺激口鼻、面部皮肤,避免引起皮肤过敏或受损。幼儿面部皮肤菲薄且血管丰富,残留药液可被吸收,增加药物不良反应。

227. 雾化吸入后为什么要漱口? 小婴儿不会漱口怎么办?

雾化吸入一般都会用激素,在抗炎抗过敏的同时,激素还有抗免疫的作用,防止药物在口腔及咽部聚积,诱发口腔霉菌感染,注意观察口腔情况。指导漱口或适量饮水,减少咽部不适及药物在口腔中的残留,降低真菌感染。因此洗脸、漱口也是雾化吸入操作流程的重要一步。由于婴儿不会漱口,可让家长喂点白开水,以起到清洁口腔的作用。

228. 为什么雾化吸入后要拍背?

注意观察患儿雾化后的临床表现,雾化后痰液稀释刺激患儿咳嗽,需及时翻身拍背,协助排痰,保持呼吸道通畅。

229. 雾化吸入时间越长效果越好吗?

简易喷雾器里有死腔容积,且随着雾化时间延长,药液会慢慢蒸发、浓缩,气雾中药量逐渐减少,气雾微粒将增大,雾化效果也会变差。实际上,雾化吸入时间取决于药液的容量,每次雾化吸入10～15分钟为宜。

230. 宝宝咳不出痰液,什么时候吸痰比较好?

(1) 呼吸道分泌物不能自行排出,以致呼吸不通畅时。

(2) 持续性咳嗽,喉部或肺部听诊有痰鸣音时。

(3) 口鼻有奶块或呕吐物积聚,痰液外溢时。

(4) 肺炎患儿喂奶、喂药前按需要吸痰时。

(5) 胸部物理治疗或雾化后。

231. 宝宝发生气管异物时有哪些表现?

宝宝异物吸入气管的典型表现:反复咳嗽、喉鸣、气促,甚至呼吸困难等。吸入异物后突然发生剧烈呛咳、憋气、呼吸困难、气喘、声嘶。咳嗽剧烈可引起流泪、呕吐。经过阵发性咳嗽后,异物如贴于气管壁或卡在支气管分支中不动,则症状暂时缓解。但经活动后,体位发生变动,异物又活动,则会重新引起剧烈咳嗽和呼吸困难。

232. 小儿患有鹅口疮应如何进行口腔护理?

(1) 无菌生理盐水清洁口腔。

(2) 使用2.5‰碳酸氢钠清洁口腔。

(3) 将制霉素片(50万单位/片)配置成2万单位/mL洗液,用一次性棉签沾湿并涂抹于口腔患处,涂抹后30分钟内禁食、禁水。

233. 小儿佝偻病如何处理?

(1) 常晒太阳,增加户外活动。

(2) 补充维生素D或鱼肝油,补充钙剂。

(3) 注意防止骨骼畸形和骨折,避免患儿早坐、早立及早走。

（4）加强生活护理，预防感染。

（5）加强体格锻炼，对已有骨骼畸形的患儿采取主动和被动的方法矫正。

（6）健康教育，对患儿父母讲述有关疾病的预防、护理知识，鼓励孕妇多进行户外活动等。

234. 哪些运动类型更适合哮喘患儿？

很多人认为哮喘作为气道的慢性炎症疾病，会影响患儿参与体育运动。实际上，哮喘控制良好的患儿能够参加包括体育运动在内的任何活动，可以选择散步、徒步或游泳等类型的运动项目。但少数患儿因接触游泳池消毒剂（氯化副产物）会出现哮喘症状加重。此外，接触冷空气容易触发哮喘发作，因此参加滑雪、滑冰等冷空气下的运动项目时，应戴围巾面罩，以帮助维持空气温暖和湿润。

235. 口服给药的注意事项有哪些？

（1）对牙齿有腐蚀作用和使牙齿染色的药物，如酸类、铁剂，服用时应避免与牙接触，可用吸管或服药后漱口。

（2）止咳糖浆对呼吸道起安抚作用，服后不宜饮水，以免冲淡药物，降低疗效。

（3）某些磺胺类药物经肾脏排除，尿少时易析出结晶堵塞肾小管。因此，磺胺类药，服后应多饮水。

（4）健胃药宜饭前服用，因其刺激感受器官，使胃液大量分泌，可增进食欲。助消化药以及对胃有刺激性的药物，应在饭后服用，有利于食物消化或减少药物对胃壁的刺激。

（5）服用强心苷类药物，应先测量脉搏的频率及节律，如学龄儿童脉率低于 70 次/分，学龄前儿童脉率低于 80 次/分，幼儿脉率低于 100 次/分或节律异常时，应停服并报告医生。

236. 高热惊厥与哪些因素有关？

高热惊厥的发生与遗传和环境因素有关，有资料显示，24％有高热惊厥家族史，4％有癫痫家族史，好发年龄为 6 个月～6 岁。主要与年幼儿神经系统发育不够健全，高热时容易引起患儿神经系统兴奋有关。

237. 小儿高热如何护理？

（1）宽衣解包，除去体表散热的障碍。

（2）给予冷湿敷。冷湿巾放置前额、腋窝或腹股沟等处。必要时用冰枕、冰帽、冰袋冰敷或用冷盐水保留灌肠,促使降温。

(3) 用温水擦浴。

(4) 应用小剂量解热镇痛药(布洛芬、对乙酰氨基酚口服),同时配合物理降温。

(5) 必要时给予吸氧、输液、抗感染等综合治疗。

238. 宝宝发热抽搐了该怎么办?

由于小儿的神经系统及体温调节中枢发育未成熟,兴奋容易扩散,因此有 4%~5% 的小儿发热初期,通常在 24 小时内容易惊厥。小儿发生惊厥时,应立即保持呼吸道通畅,预防窒息。

处理方法:

(1) 预防窒息:就地抢救,立即让患儿平卧,头偏向一侧,清除口鼻腔分泌物,开放气道,备好急救用品。

(2) 预防外伤:防止舌咬伤、坠床,勿强力按压或牵拉患儿肢体,以免骨折或脱臼。

(3) 密切观察病情变化:保持患儿安静,避免刺激,密切观察体温、脉搏、呼吸、血压、意识及瞳孔变化,高热时采取药物降温。

(4) 健康教育:向家长解释热性惊厥的病因和诱因。

239. 宝宝发热咳嗽,喉咙有痰排不出怎么办?

宝宝若有发热应及时就诊,明确原因后配合医生进行治疗,并定时测量体温,掌握宝宝的发热缓解情况。

喉咙有痰时可以给宝宝勤拍背,利于痰液排出。采用空手掌拍宝宝后背的上半部(下半部有肾脏等器官以及脊柱区域不可拍),让宝宝侧卧,手掌五指稍屈呈空心掌,轻拍宝宝的背部。拍左侧背部时,患儿取右侧卧位,反之亦然,两侧交替进行,从下而上,自外向内,每日拍 2~3 次,一次拍 3~5 分钟。拍背可使肺和支气管内的痰液松动,有利于咳出,同时要给宝宝多喝水,这样能够稀释黏稠的痰液,从而使痰液快速地排出呼吸道。如果宝宝的咳嗽无力,排不出痰液时需到医院遵医嘱雾化治疗,必要时进行吸痰。

240. 什么是肺性脑病? 如何处理?

肺性脑病是指由呼吸衰竭导致机体严重缺氧及二氧化碳潴留出现的精神、神经症状综合征。早期可出现失眠、烦躁。主要表现为夜间失眠、白天嗜睡、表情淡漠、肌肉震颤,可出现扑翼样震颤及间歇抽搐,严重者昏睡甚至昏迷。

治疗肺性脑病主要是加强通气措施,改善缺氧及二氧化碳潴留,可适当应用脱水剂减轻脑水肿。忌用镇静药、催眠药和抑制呼吸的药物。

241. 哮喘患儿家长在日常生活中要注意什么？

（1）避免过度运动及情绪激动：运动诱发哮喘和咳嗽很常见，同时哮喘患儿的大笑、大哭大闹导致的换气过度也可诱发喘息症状。

（2）注意饮食：哮喘儿童的饮食应遵循"六不宜"原则，进食不宜过咸、不宜过甜、不宜过腻、不宜过激（如冷、热、辛、辣等）、不宜进食过敏食物（如鱼、虾、蟹、海鲜、牛奶、芒果和桃子等），不宜过饱，日常哮喘的护理中饮食习惯是应该值得注意的。

（3）注意避免过敏原：如尘螨、霉菌和花粉等、烟雾或化学气味（聚酯玩具、修正液、蚊香或杀虫剂、橡皮泥、香水、花露水、化妆品、清新剂、装修材料气味等）。

（4）注意积极治疗过敏性鼻炎：这一点对合并过敏性鼻炎的哮喘儿童尤为重要。

（5）注意耐寒锻炼和耐力锻炼：耐寒锻炼应该循序渐进，以免诱发哮喘，应该从夏秋季开始。患哮喘的患儿一般活动耐力较差，应该选择不太剧烈的活动，像游泳、慢跑或羽毛球等就很好。而短跑、足球、篮球等冲刺或对抗性大的运动不适合哮喘患儿。

（6）注意室内环境：注意不要养狗、猫等宠物，不要用地毯，不要使用容易积尘的呢绒制品，经常通风注意室内空气流通。尽量避免空调环境，难以避免时空调要定时清洗，保持一个良好的环境对儿童哮喘的护理很重要。

（7）注意天气变化：寒冷时要及时给小儿添加衣物，避免受风寒。要特别注意颈部的保暖，最好给患儿穿纯棉制品。空气温度、空气湿度以及气压的高低变化，均可诱发儿童哮喘的发作。

（8）避免呼吸道感染：呼吸道病毒感染所诱发的气道炎症是引起哮喘患儿气道高反应性的重要原因之一，是导致婴幼儿哮喘和儿童哮喘的强烈致病因素，所以注意调节免疫力，预防呼吸道感染非常重要。

242. 哪些因素会影响体温的测量？

无论身体产热增加或散热不良，都会使体温上升，例如，喝大量热水、运动、进食、洗桑拿、长时间晒太阳、穿太多衣服等。首先排除是否生病发热，避免上述因素，并静坐休息 15～30 分钟后再量体温。

243. 摸宝宝皮肤判断是否发热的方法准确吗？

很不准确。当宝宝生病时，要用体温计才能正确判断。

244. 暑热症需要治疗吗？

暑热症又称夏季热，好发于每年的 6～8 月，可能和下丘脑体温调节中枢功能失调有关，多见于 6 个月～8 岁宝宝，天凉以后大多数患儿体温恢复正常。

245. 宝宝发热时为什么手脚冰凉？

宝宝高热初发的时候，由于肌体产生较多热量，致使肌肉收缩，血液循环不畅，分布到肢体末端的血液减少，使四肢末端循环不足，感觉手脚发凉。这在 3 岁以下的婴幼儿中尤为多见。此外，婴幼儿的神经系统发育尚未完善，负责管理血管的舒张、收缩的植物神经容易发生紊乱，导致高热初发时四肢末端的小血管处于痉挛性收缩状态而发凉。

246. 发热对人体有没有好处？

很多研究表明发热可以提升免疫系统的功能，也有研究表明退烧药会抑制免疫反应，在动物实验中大量退烧药会增加败血症的死亡率。人类生病的时候，发烧算是一种保护性的本能反应，可增强我们对疾病的抵抗力。

247. 发热的患儿能不能吃鸡蛋？

发热的患儿饮食宜清淡和易消化，不要吃辛辣刺激和吃过冷、过热的食物。鸡蛋是可以吃的，但对鸡蛋过敏者除外。

248. 宝宝咳嗽了，怎么才能止咳？

家长不要盲目给宝宝止咳。咳嗽表明存留在呼吸道的分泌物较黏稠。如果强力止咳，可能会导致分泌物滞留在宝宝呼吸道内，加重病情。所以，治疗咳嗽，关键是找病因、勤喂水、拍背，使分泌物变稀变薄，便于痰液排出体外。

249. 为什么咳嗽常常一到晚上就加重？

许多儿童家长常常反映，患儿咳嗽总是晚上比白天重，是不是病情加重了？其实不然。人在站立时，吞咽活动会减少喉部黏液，这时咳嗽就没有那么严重了。体位变化后，鼻腔内的分泌物会倒流到嗓子里，引起嗓子不适而加重咳嗽。

250. 宝宝咳嗽是肺部感染吗？

咳嗽不代表肺部感染，咳嗽剧烈也不一定代表肺部疾病严重。另外对于新生宝宝而言，肺炎也不一定伴有咳嗽，可能只有呼吸急促、口吐泡沫、吐奶、精神差等症状。

251. 什么情况表明咳嗽很严重，需要立即就医呢？

咳嗽时出现以下 6 种情况应立即就医：① 呼吸不平稳；② 口唇发绀；③ 呼

吸不规律,如吸两下,只呼一下;④ 出现三凹征,即吸气时胸骨上窝、锁骨上窝和肋间隙软组织明显凹陷;⑤ 呼吸时鼻翼扇动;⑥ 年龄 3 个月以下婴儿。

252. 什么是先天性心脏病? 病因有哪些?

先天性心脏病(简称"先心病"),是胎儿发育时期心脏和大血管的形成或发育异常导致的心血管畸形,是小儿最常见的心脏病。心血管畸形主要有遗传因素和环境因素及其相互作用所致。病因主要有:

(1) 遗传因素,主要是单基因和染色体异常,如 21-三体综合征等。

(2) 环境因素,最主要是胎儿宫内感染,如孕妇患风疹、流行性感冒等。其他如孕妇接触过量放射线、患有糖尿病等代谢紊乱性疾病、药物引起的子宫缺氧等慢性疾病均可能与发病有关。

253. 怎样识别先天性心脏病?

先天性心脏病根据青紫情况可分为青紫型和潜伏青紫型两种。青紫型在婴儿被分娩出来后即出现青紫,容易引起医务人员及家长的注意。潜伏青紫型,当患儿哭闹、屏气等时发生青紫,这种青紫由于症状不明显,易被忽视。先天性心脏病早期表现主要有:

(1) 出生后哭声低弱。

(2) 吸吮无力,喂养困难,表现为吃奶易疲乏,吃吃停停,间歇吸吮,常常出现溢乳或呛咳现象。

(3) 呼吸频率较同龄儿快,特别是睡眠时。

(4) 部分小儿剧烈哭闹时在唇周可见青紫,小儿易疲乏、体力差、消瘦、多汗等。

(5) 易发生呼吸道感染、肺炎等。部分小儿听诊可闻及心脏杂音。

若出现以上症状和体征,需及时到医院就诊。

254. 宝宝体检发现心脏杂音怎么办?

如果听到柔和的心脏杂音,很可能是生理性杂音,可能是由于出生后动脉导管未闭或卵圆孔未闭,也可能在运动或者发热导致血流加快时听到,对健康无碍。但当出现长久、较响、粗糙的噪音时,多提示有心脏疾病,此时应及时就诊,通过心脏彩超来排查。

255. 胸闷、长叹气是心脏病的表现吗?

首先要区分原因,所出现的症状是因为患儿心理压力大或者负面情绪,还是因为身体不适。如果是由于身体不适,则需排除心肌炎、心肌损害的可能,可以通过调整休息、放松心情、提高营养等来减轻或缓解,如果无效,就需及时就诊,通过各种检查,如心肌酶、心电图等来诊断。

256. 先天性心脏病的宝宝如何预防感染?

(1)环境温度、湿度适宜,定时开窗通风,保持空气清新。

(2)避免去人多拥挤的公共场所。

(3)根据天气变化及时增减衣物。

(4)合理安排生活起居,保证充足的睡眠。

(5)给予高蛋白、高维生素饮食,少食多餐,每餐不要过饱。

(6)若家中有人生病,需对宝宝采取保护性隔离。

(7)注意卫生,奶具等定期煮沸消毒,衣物、被服要经常进行暴晒。

257. 如何选择最佳的先天性心脏病的手术时机?

一般年龄小于 3 岁,病情较轻,对生长发育影响不大,短时间内无明显病情进展的宝宝,可不必急于手术,如缺损直径小于 0.5 cm 的房间隔缺损或室间隔缺损,有自愈的可能性,若年龄大于 3 岁,仍未自愈者可以考虑手术。但对于非常严重的发绀性心脏病,如大动脉转位、肺动脉闭锁等,则在确诊时就应立即手术,以挽救患儿的生命。一些病情较重、反复出现重症肺炎和心功能不全、伴有严重肺动脉高压者,则需在感染控制的情况下,尽早手术,以免错过最佳治疗时机,增加手术风险,甚至危及生命。

258. 小儿心导管介入手术治疗后,家庭护理要点有哪些?

(1)术后 3 天内观察血管穿刺处,防止穿刺部位愈合不良形成血肿;3 个月内,避免跳高等剧烈活动;6 个月,可适当参加体育锻炼,但运动强度不宜过大;术后 3 年内,慎做核磁共振检查,需进行核磁共振检查前,询问医生,能否进行该项检查。其他检查不受限制。

(2)注意预防感冒或其他感染,如有感冒、高热等异常情况,需及时到医院就诊。

(3)保证营养供给,给予高蛋白、高热量、高维生素、易消化的饮食,如鱼、虾、蛋、奶、新鲜果蔬等食物,以增强体质。

(4)根据医生的指导按时服药。

(5)定期门诊随访。一般于术后 1、3、6、12 个月复查心电图以及进行超声心动图等检查。

259. 心律失常患儿的家庭护理需要注意哪些方面?

(1)生活要规律,养成按时作息的习惯,保证睡眠。

（2）洗澡水温不宜太热，洗澡时间不宜太长。

（3）养成按时排便的习惯，保持大便通畅。

（4）饮食要定时定量，少食多餐，多食新鲜蔬菜、水果。

（5）运动要适量，不做剧烈或竞赛类对心脏有刺激的活动。

（6）避免着凉，预防感染。

（7）用药方面：照顾者需要学会使用听诊器听患儿的心率、心律；注意服药时间、剂量要精确；使用喂药器或注射器给婴幼儿喂药时，要从两侧颊部缓慢、少量多次推入，以免引起呛咳；到医院复查后，根据医生的医嘱调整药量，不可自行减药或停药。

（8）若发现患儿心率有异常，出现面色苍白、精神差，大汗淋漓、心悸、胸闷等不适表现，需立即到医院就诊，同时带齐既往病历、现服药物等。

260. 先天性心脏病手术（简称"先心术"）后可以上体育课吗？

如果一切复查结果正常，术后 3 个月可以逐渐增加活动量，但是要避免剧烈活动，活动过程中一旦出现心慌、胸闷不适，应立即停止活动予以休息。

261. 先天性心脏病患儿手术后仍有心脏杂音是怎么回事？

先天性心脏病术后仍有杂音多数情况是异常的，如术后残余梗阻、术后分流、瓣膜关闭不全等，也有部分是正常的，如法洛四联征、肺动脉狭窄等术后，由于原来的心脏病导致的心脏内壁或瓣膜不像正常情况那样平滑，有很小的涡流，也会导致不同程度的杂音，因此，应该通过复查心脏彩超来明确原因。

262. 先天性心脏病术后能不能接种疫苗吗？

正常情况下，先天性心脏病术后不是接种疫苗的绝对禁忌证，但是有些疫苗接种后会有发热等反应，易与术后感染混淆，所以最好是术后半年以后再进行接种疫苗。

263. 地高辛（异羟基洋地黄毒苷）常见的不良反应有哪些？

（1）心脏反应：快速性心律失常，房室传导阻滞，窦性心动过缓等。

（2）胃肠道反应：厌食，恶心呕吐，腹泻等。

（3）中枢神经系统反应：眩晕，头痛，失眠，疲倦和谵妄，黄视、绿视等。

264. 什么是射频消融术？

射频消融术是一种能够达到根治快速或异位心律失常的方法，该方法是将电极导管经血管送入心腔特定部位，找到异常电传导通道或异位起搏点，经过导管将射频电流导入局部心肌，使局部组织产生凝固性坏死，达到阻断异常传导通道或消灭异常起搏点的目的,从而根治心律失常。心导管射频消融术创伤小,成功率高,是治疗心律失常的有效方法。

265. 什么是临时性心脏起搏器植入术?

临时性心脏起搏器植入术是应用双极心内膜或心外膜电极连接体外起搏器起搏心脏,以达到诊断和治疗的目的,适用于由缺血、炎症、药物中毒、电解质紊乱、爆发性心肌炎以及心脏手术所引起的心动过缓或传导阻滞的治疗。导管放置时间一般为 1～2 周,最长不超过 1 个月,如仍需起搏治疗则须植入永久性心脏起搏器。

266. 什么是川崎病?

川崎病又称皮肤黏膜淋巴结综合征,是一种以全身血管炎为主要病变的急性发热出疹性小儿疾病,主要临床表现有发热、皮肤黏膜病损(包括向心性皮疹,手足早期硬肿、恢复期膜状脱皮,口唇潮红、皲裂,杨梅舌)、淋巴结肿大和心血管系统症状。

267. 川崎病有什么特殊的症状?

(1) 主要表现:高热(39 ℃以上)为最初表现,持续 1～2 天,抗生素治疗效果不佳;起病 3～4 天出现眼球结膜充血,热退后消散;口唇充血皲裂,口腔黏膜弥漫充血,呈草莓舌;急性期手足硬性水肿和掌跖红斑,恢复期指(趾)甲下和皮肤交界处出现膜状脱皮,重者指(趾)甲亦可脱落。

(2) 皮肤表现:多形红斑样和猩红热样皮疹,常在第 1 周出现;肛周皮肤发红、脱皮;颈部无化脓淋巴结肿大。

(3) 心脏表现:于病程第 1～6 周可出现心包炎、心肌炎、心内膜炎,冠状动脉瘤常在疾病 2～4 周发生。

(4) 其他:可有间质性肺炎、无菌性脑膜炎、消化系统症状(腹痛、呕吐、腹泻、麻痹性肠梗阻、肝脾肿大、黄疸等)、关节痛和关节炎。

268. 小儿确诊川崎病后治疗原则有哪些?

小儿确诊川崎病后,医生一般采用如下治疗法则:

(1) 阿司匹林:每日 30～50 mg/kg,分 2～3 次服用,热退后 3 天逐渐减量,2 周左右减至每日 3～5 mg/kg,维持 6～8 周。如有冠状动脉病变时,应延长用药时间,直至冠状动脉恢复正常。

(2) 静脉注射丙种球蛋白(IVIG)剂量为 1～2 g/kg,于 8～12 小时静脉缓慢输入,宜于发病早期(10 天以内)应用,可迅速退热,预防冠状动脉病变的发生。应同时合并应用阿司匹林,剂量和疗程同上。

(3) 糖皮质激素:不宜单独使用。出院后还应遵医嘱按时复查心电图、超声心动图等。

269. 川崎病患儿如何照护?

(1) 卧床休息:发热患儿应卧床休息,注意观察体温变化及伴随症状,补充水分并及时处理。

(2) 饮食:给予清淡的高热量、高蛋白、高维生素的流食或半流食。

(3) 皮肤黏膜的护理:密切观察皮肤黏膜病变情况,保持皮肤黏膜清洁。

(4) 心血管系统的护理:按时复查,观察患儿有无心血管损害症状,一旦发现异常情况,及时去医院就诊。

(5) 定期复查血常规、心电图、超声心动图等。

270. 川崎病患儿出院后需要注意哪些方面?

(1) 按时按量正确服药,阿司匹林应在饭后服用。

(2) 避免去人多的公共场所,注意个人卫生,防止感染。

(3) 建议出院后至少 9 个月内不宜接种含麻疹成分的疫苗。

(4) 合理饮食,注意休息,避免剧烈活动。

(5) 出院 2 周后复查血象、心电图、超声心动图,出院后 1、3、6 个月及 1 年复查超声心动图。有冠状动脉病变的患儿应密切随访。

271. 哪些情况会引起小儿假性血尿?

在肾内科门诊,小儿血尿很常见。正常新鲜尿液为透明、无色或淡黄色的液体,含有少量的红细胞。血尿是指尿中有超过正常量的红细胞,临床上按血尿的程度可分为肉眼血尿和镜下血尿两种。

首先要注意鉴别真假血尿,以下几种情况并非真正的血尿:

(1) 红色尿:服食某些食物、药物、染料色素后尿可呈红色。

(2) 血红蛋白尿:在大量溶血或身体某一部位严重挤压受伤时可出现。

(3) 机体代谢产物引起的尿色改变:如卟啉尿,经日光暴晒可呈红色。此外,新生儿于生后数日内可有尿酸盐尿。

(4) 泌尿道外的出血混入尿中:邻近器官如阴道、肛周出血、消化道出血等外来的血液混入尿中,也会形成假性血尿。

272. 宝宝出现血尿怎么办?

引起宝宝血尿的原因有很多,约 98% 的患儿是由泌尿系统疾病引起。血尿按来源分为肾小球性血尿和非肾小球性血尿。

（1）肾小球性血尿。血尿来源于肾小球，常见于各种原发性肾小球疾病、继发性肾小球疾病、遗传性肾小球疾病、剧烈运动后引起的一过性血尿。如果仅是血尿，没有特殊症状，也没有其他疾病的病史，重点排除的是急性肾炎、IgA肾病（以免疫球蛋白IgA为主的一些免疫复合物，在肾脏系膜区的沉积引起的肾脏损伤）、家族性良性再发性血尿。除了观察血尿外，还要注意是否存在蛋白尿。患儿检查出血尿，家长也需要进行尿液检查，如果父母一方出现异常的话，则需要对异常方的兄弟姐妹进行尿检，判断是否为家族性的血尿。家族性良性再发性血尿一般预后较好，不必过于担心。

（2）非肾小球性血尿。血尿来源于肾小球以下的泌尿系统，见于泌尿道急性或慢性感染、结石、结核、特发性高钙尿症、肾静脉受压、先天性尿路畸形、先天性肾血管畸形、药物所致肾及膀胱损伤、肿瘤、外伤及异物、肾静脉血栓。儿童应重点检查是否由于感染、结石、高钙尿症等引起。血尿的数量并不能提示病变的部位，血尿的严重程度也不完全与原发的严重性相一致。约5%的血尿患儿，经各种检查后仍不能查出病因。

273. 什么是蛋白尿？

正常人尿中可有少量蛋白。儿童期24小时尿蛋白的正常排泄与年龄有关。蛋白尿是指尿中有超过正常量的蛋白。无论婴儿或儿童24小时尿蛋白排出超过150 mg或尿蛋白浓度大于100 mg/L，可初步诊断蛋白尿。蛋白尿按发病机制，分为肾小球性蛋白尿、肾小管性蛋白尿、溢出性蛋白尿、分泌性及组织性蛋白尿。多种肾小球疾病有不同量的尿蛋白，且部分蛋白尿本身并无临床症状，易被忽视，而持续蛋白尿本身就有可能造成进行性肾损害，所以蛋白尿应引起临床重视。临床怀疑蛋白尿时进行尿常规检查，通常以清晨第一次尿标本最理想，可重复2～3次检查。当确定为蛋白尿后应进行24小时尿蛋白定量检查，此被视为蛋白尿诊断的金标准。

274. 小儿患尿路感染时有哪些表现？

小儿急性泌尿道感染临床表现与成人不同，往往以全身症状为主，而泌尿道症状常不明显。典型的泌尿道感染所引起的刺激症状为尿频、尿急、尿痛以及尿色改变等。不同年龄组宝宝的临床表现差异很大。

新生儿期尿路感染，可表现为发热、吃奶差、呕吐、腹泻、腹胀、嗜睡、黄疸，以及生长发育迟缓、体重不增、食欲减退，约1/3存在中枢神经系统症状，如烦躁、抽搐、昏迷等。很少有尿路刺激症状。

婴幼儿期尿路感染,可表现为发热、反复腹泻等。尿频、尿急、尿痛等尿路刺激症状随年龄增长逐渐明显,排尿时哭闹、尿频或有顽固性尿布疹等。

儿童期尿路感染,与成人基本相同,多有明显尿频、尿急、尿痛等症状,部分患儿会有血尿,伴有发冷、发热症状。

275. 如何预防小儿患尿路感染?

引起小儿尿路感染的原因有很多,其中以会阴部感染最常见,尤其是小女孩。因此,家长应注意小儿局部护理和清洁卫生。

(1) 应做到每天用专用盆、专用毛巾并以温开水清洗外阴和臀部。

(2) 注意肥皂使用次数应适当,以每周1～2次为宜,因为过多使用偏碱性肥皂可使外阴局部正常的酸碱环境受到破坏,反而更有利于细菌生长繁殖。

(3) 小儿内衣、内裤切勿与成人的衣物同时放置于洗衣机或在一个盆内清洗,尤其是不能与成人内裤或袜子放在同一个盆内清洗,避免真菌感染。

(4) 清洗干净的内衣最好在日光下晾晒,利用阳光的紫外线进行杀菌消毒。

276. 什么是透析治疗?

一般医生所说的透析是指血液透析和腹膜透析。当肾衰竭或血液内有过多毒素不能被肾脏排出时,它们能替代肾脏,将血液内的毒素尽快排出体外,挽救生命。可以用于急诊患者,但更多用于需要长期透析的尿毒症患者,目的是在肾移植前替代肾脏维持生命。血液透析是将患者的血液引入机器,经透析去除毒素后再流回体内;腹膜透析是将透析液灌入腹腔,血液内的毒素通过腹膜进入透析液,之后将含有毒素的透析液放出。血液透析要在约定的时间去有条件的医院由专业的医护人员操作,而腹膜透析可以经医务人员培训后随时在家徒手或用机器自己操作。两者都有风险和并发症,置管之前医生会与家长谈话告知,并在签订有关知情同意书后,方可进行。儿童急诊透析,推荐使用有血液透析模式的连续肾脏替代疗法(CRRT),材料是一次性的,不会引起交叉感染,治疗更安全,但费用较高;也可以使用血液透析机、腹膜透析机或血液灌流机。儿童长期透析,首选腹膜透析。

277. 儿童下肢水肿怎么办?

儿童下肢水肿的原因有很多,比如饮食不当、病毒感染影响肾脏功能、心功能不全等,另外也和静脉的回流障碍有关。这种现象在临床上比较多见,首先应注意休息,抬高下肢,适当按摩等,如果没有消退应尽快去医院就诊。

278. 什么是肾病综合征?

是由多种病因引起的,以肾小球滤过膜通透性增高引起的一组临床综合征,以学龄前儿童多发,具有大量蛋白尿、低蛋白血症、高脂血症、水肿四大特点。肾病综合征患儿应以卧床休息为主,在水肿消退后可适度进行床上及床边活动,以防肢体血管血栓形成。糖皮质激素是治疗肾病综合征的主要药物,使用过程中需严格按照医生指导用药,不可自行减量或停药,同时需加强对不良反应的监测,及时处理。

279. 小儿肾病综合征有哪些表现?

小儿肾病综合征是小儿比较常见的一种肾脏疾病,即通常说的肾病,最主要的症状表现是水肿。一般水肿首先出现于眼睑,逐渐遍及全身,水肿呈凹陷性,即按下去有一个凹陷的窝,特别是在脚上,严重时可以出现腹腔积液和胸腔积液。一般起病比较隐匿,常常没有明显的诱因。同时,水肿以后会出现尿量减少,尿液颜色变深,体重明显增加。合并感染时还可以出现相应的感染症状,如发烧、咳嗽;合并有泌尿系感染时会伴有泌尿系感染的刺激症状。

280. 肾病综合征饮食需要注意什么?

尿蛋白(＋＋＋)以上时蛋白质摄入量不宜过多,可食用乳制品、鱼、蛋、家禽等优质蛋白,脂肪以植物脂肪为宜,同时给予足量谷类、水果、蔬菜等食物,遵医嘱给予适量的维生素 D 及钙剂。当尿量、尿常规基本正常、无水肿时,不必限盐、限水。使用激素期间,患儿的食欲会增加,可适当控制摄入量,少量多餐。

281. 小儿遗尿是怎么回事?

俗称"尿床"。它有很多种,通常所说的遗尿症是指 5 岁以上的患儿还有尿床的现象,并排除了器质性疾病。正常情况下,睡眠时由于抗利尿激素分泌增加,尿液产生减少,如果膀胱容量、神经肌肉反射正常,尿路没有畸形,不会遗尿。遗尿主要与遗传有关,负面心理因素会加重病情。也有人将遗尿的年龄定在"3 岁以上",这样便于早期干预,不影响上幼儿园,减少负面心理对人格的影响,及时咨询儿童专科医生排除继发性或器质性遗尿症。治疗上,避免心理伤害,指导合理饮水、定时叫醒,同时服用去氨加压素等药物,争取在 3 个月内养成正常的排尿习惯。

282. 小儿高血压有哪些早期症状?

小儿原发性高血压少见,常无明显症状,仅于体检时发现。小儿高血压多为继发性,常继发于肾脏和肾上腺疾病,血压短时间内增高,可有眩晕、头痛、恶心、呕吐等症状。血压升高的判断：新生儿高于 90/60 mmHg①，婴幼儿高于 100/60 mmHg，学龄前儿童高于 110/70 mmHg，学龄儿童高于 110/80 mmHg 或儿童任何年龄 SBP（收缩压）＞120 mmHg，定义为高血压，而上述任何年龄组儿童血压高于 150/100 mmHg，定义为重症高血压；持续严重高血压，或短期内血压快速升高，可出现高血压危象，表现为剧烈头痛、烦躁不安、视物模糊或失明，甚至惊厥、昏迷，如不积极治疗常危及生命，或留下严重后遗症。

283. 如何预防小儿高血压？

首先，对于血压值比正常值偏高的儿童、有阳性家族史儿童及肥胖儿童应作为重点预防对象，定期测量血压。若有高血压家族史、肾炎病史以及肥胖的 4 岁以上儿童，经常头昏、头晕、心慌，家长应提高警惕，尽早带患儿到医院测量血压，以争取早期发现早期治疗。

其次，要养成良好的饮食习惯，膳食搭配应保证儿童正常生长、发育的需要。合理喂养，平衡膳食，避免超重，并应从婴幼儿时期开始，避免喂哺过量牛奶或总热量过多，日常饮食避免过多高脂肪、高胆固醇饮食，少食精米细面，多食蔬菜、水果，鼓励低盐饮食，少吃肥肉、猪油等胆固醇含量高的食物。

再者，养成良好的生活习惯，起居要有规律，早睡早起。坚持体育锻炼，避免引起精神过度紧张，如学习负担过重、看过分恐怖的电视及电影等，避免环境中的噪音，保证足够睡眠时间，勿沉溺于网络，因为睡眠时血管放松，血压可以下降。

284. 白血病是什么原因引起的？

白血病是一类造血干细胞恶性克隆性疾病。临床上，绝大多数疾病的病因，并不是十分明确的，白血病也是一样，但是经过多年的研究证实，以下几种因素会诱发白血病：首先是病毒因素，比如 EB 病毒感染，EB 病毒感染是可以直接导致白血病的；其次是有一些化学物质或毒物，比如工业中常用的苯及其衍生物，父母长期接触苯，会让他们的小儿更容易患上白血病；第三是一些化疗药物，如烷化剂和细胞毒药物，长期接触化学药品的父母，他们的小儿患白血病的机会就会比其他的小儿大；第四是放射因素，各种电离辐射都是可以导致白细胞异常，但是是否会导致白血病，主要取决于人体吸收的部位、被辐射的剂量；第五是遗传因素，比如在有染色体畸变的人群当中，发病率是显著高于正常

---

① 压力的法定计量单位为 Pa，mmHg 为非法定计量单位，但由于临床习惯，实践中还常有使用，1 mmHg＝133.332 Pa。

人的。

285. 儿童白血病能治愈吗？

白血病并非不治之症，就小儿急性淋巴细胞白血病而言，目前国内外正规治疗单位和专家认为，治愈率达 80％以上。少部分儿童急性淋巴细胞白血病临床疗效比较差。急性髓系白血病患者的疗效不如急性淋巴细胞白血病疗效好，治愈率相对偏低，必要时免疫治疗、骨髓移植，提高生存率。总之，儿童白血病疗效明显比成人白血病要好。

286. 儿童白血病治好后会复发吗？

尽管儿童白血病治愈率已经有了很大的提高，但是仍然有少数患有白血病的儿童出现复发。早期出现的复发可能与白血病细胞原发耐药有关；预后差、晚期复发（6 个月以后），可能与某些白血病细胞处于细胞周期而未被清除，或者停药过早有关，经治疗后仍可长期存活，预后比早期复发好。因此，白血病巩固治疗后的 2～3 年内，一定按医生嘱咐，定期复查、随访。

287. 儿童白血病会遗传吗？ 如果再生一个小孩还会得白血病吗？

白血病的病因中确有"遗传因素"这一条，但这"遗传"不是指的父母患病可以遗传给子女，而是指遗传学的广阔范畴而言，是说家族病史里如果有白血病史，那么子孙后代就会有出现白血病的一定可能性。但并不绝对，即白血病不属于遗传性疾病。可是也不可否认某些白血病的发生与遗传因素有关。因此，白血病家庭再生一个小孩，这个小孩得白血病的概率比正常人群会略高。不过，其实际发病率仍然是很低的。

288. 儿童白血病早期症状有哪些？

当家长发现患儿有以下症状时一定要给予高度重视，这些很可能是白血病的早期信号：

（1）贫血：主要表现为脸色很差且不同于平时、身体虚弱没力气、吃东西没有胃口、经常出汗等。

（2）发热：反反复复多次发热，没有规律，找不到明确的原因。

（3）肝脾淋巴结肿大：肝脏、脾脏部位的淋巴结用手可以触摸到，但找不到明确肿大的原因。

（4）出血：可能发生在全身各个部位，最常见的是皮肤瘀青泛紫斑、牙龈出血等。此外，还有腹泻、腹胀、骨关节疼痛等。

289. 白血病被确诊以后，什么时候可以开始治疗？

儿童白血病大多发病较急，病情恶化非常迅速，如果不及时采取有效的治疗,贫血、出血、感染及白血病细胞在器官的浸润症状会越来越严重,患儿极有可能在较短时间内失去生命。因此一旦完成血常规和骨髓检查,诊断及分型明确后,应该立即让患儿按照医生的治疗方案进行治疗。

290. 白血病治疗为什么要做那么多项检查?

首先,白血病的确诊需要对骨髓白血病细胞进行形态学、免疫分型、细胞遗传学、分子生物学等检测,这些检查手段的配合,可提高诊断的准确性和一致率,能够最大限度上避免误诊。其次,规范的治疗是建立在准确的 MICM 分型(国际上通用惯例)基础之上的。同时,患有白血病的患儿需要定期复查,这样做的目的是为了在化疗前预测及化疗后评估患儿的身体对化疗副作用的承受能力,并根据相应的情况必要时调整化疗的方案及强度,从而获得最大的化疗效果,同时保证最小的化疗副作用。

291. 白血病患儿为什么要做骨穿和腰穿? 做完以后要注意什么?

对患有白血病的患儿来说,骨穿和腰穿有不同的作用。骨穿一般用于检测骨髓造血功能,对白血病进展监控有很大作用,骨穿后应将穿刺点用无菌敷贴覆盖,一般需压迫穿刺点 5～10 分钟至不出血,注意敷贴不要受潮,以防感染;腰穿是通过腰椎间隙穿刺测定颅内压,并取出脑脊液进行检查的方法,脑脊液检测直接反映病程在神经系统之间的进展,同时可以鞘内注射化疗药物,预防或治疗中枢神经系统白血病,腰穿术后,一般需压迫穿刺点 10 分钟,防止穿刺处出血、渗液,去枕平卧 4～6 小时,防止过早起床引起低压性头痛。

292. 患儿现在身体虚弱,能经受得住化疗吗?

白血病患儿之所以身体虚弱,其根本原因是白血病细胞在骨髓等各个组织器官浸润、消耗,只有接受化疗,将白血病细胞尽快消灭掉,才能挽救生命,患儿的身体器官和组织才可能恢复正常的功能,因此患儿必须尽早接受化疗。

293. "打鞘"影响智力吗?

当然不会。"打鞘"就是鞘注、腰穿。腰穿的全称叫腰椎穿刺,穿刺针是在脊髓腔内,而不是在骨髓腔内。人的脊柱是由略呈圆形的脊椎骨堆起来的,在两个脊椎骨间留有空隙,针就是通过其空隙进去的。

294. 为什么每个得了白血病的患儿化疗药种类、剂量和疗程不完全一样呢?

儿童白血病需要根据不同患病儿童的具体状况进行区别治疗。首先根据临床和生物学检查划分不同的危险程度并给予分层治疗,也就是说,在同一个总体方案下,采用相同药物的不同衍化物或相同药物的不同剂量、不同给药时间和给药方式。其次,根据患儿对化疗不同的早期治疗反应及在化疗不同时段的微小残留病水平,重新对患儿的病情进行评判并划分危险程度,调整化疗的强度。

295. 白血病需要治疗多久?

白血病的治疗周期与患儿的性别以及白血病的分型有关。一般高危型及中危型急性淋巴细胞白血病的总疗程,女孩为两年半,男孩为三年。低危型急性淋巴细胞白血病的总疗程,女孩为两年,男孩为两年半。急性髓细胞性白血病总疗程一般为 12～15 个月。治疗总疗程也会因化疗方案更新而变动。

296. 白血病需要手术治疗吗?

通常我们说的手术是指开刀。一般只有患有睾丸白血病的患儿可能会采取手术作为治疗手段,绝大多数白血病的患儿并不需要进行手术,主要还是依靠化疗和造血干细胞移植等手段来医治。

297. 为什么白血病化疗时要大量输液?

在化疗初期,患儿身体内大量的白血病细胞被破坏,细胞内的离子及代谢产物进入血液,其中有一种物质叫做尿酸,尿酸一般会以尿液和汗液的形式通过肾脏排出体外。当肾脏不能清除过多尿酸,尿酸就会以尿酸结晶的形式存在体内。尿酸结晶形成尿酸盐结石,会引起严重尿路堵塞而导致急性肾功能不全。输液,又叫静脉补液,通过增加患儿身体内水的含量,可以促进肾脏更快地排出尿酸,防止尿酸结晶沉积。碳酸氢钠是碱性液体,能够与患儿身体内的尿酸盐发生反应,增加尿酸盐的溶解度,加速尿酸盐的排出,也可以减少尿酸沉积。所以在化疗初期,需要充分水化碱化,也就是给患儿输大量的糖盐水及碳酸氢钠,防止尿酸盐沉积体内,影响肾功能。

298. 白血病患儿为什么要吃别嘌醇?

别嘌醇的作用是预防尿酸盐沉积。别嘌醇及其代谢产物氧嘌呤醇都能够抑制黄嘌呤氧化酶,阻止次黄嘌呤和黄嘌呤代谢为尿酸,从而减少尿酸的生成,使血和尿中的尿酸含量降低到人体正常的指标水平,防止尿酸形成结晶沉积在患儿体内。尤其是那些初诊时白细胞数高的患儿更要服用,以防发生肿瘤溶解综合征。

299. 白血病患儿治疗期间需要注意什么?

(1) 保证患儿得到足够的休息:患了白血病的小儿需要长时间卧床休息,但这不是说患儿必须每天都躺在床上完全不能下地。患儿可以进行日常的生活(比如刷牙、洗脸、自己吃饭等),并可以有一些活动;到了病情缓解期甚至可以让患儿去上学,但这段时间里患儿不宜参加任何体育活动,因为体育活动身体冲撞性比较强,活动比较剧烈,不参加体育活动就是为了减少受伤出血、感染的机会。

(2) 保证患儿能够补充充足的营养:在白血病治疗期间,患儿会出现很多不良反应,最常见的如恶心、呕吐等消化道不适症状。这种时候,家长应根据患儿的喜好,饮食上多点花样,尽量监督患儿多吃点,补充营养,但对于消化道反应重的患儿也不要强求。在三餐之外也可进食体积小、容易消化、热量高、营养充足的食品。

(3) 药物治疗同时鼓励患儿多进食一些富含铁的食物。

(4) 日常生活中多吃营养丰富的食物,多吃富含维生素 C 的蔬菜、水果。

(5) 预防感染:患儿患上白血病之后身体免疫功能低下,化疗会造成骨髓抑制,使免疫能力进一步降低,特别容易发生感染。中性粒细胞缺乏是化疗的常见并发症,粒细胞减少持续时间越久,患儿发生感染的可能性越大。因此,预防感染至关重要,这就要求家长们在治疗之外也要注重患儿的日常生活环境和饮食的卫生,减少人员探视、避免去公共场所等,尽量避免患儿发生感染。

300. 血液病的患儿如果家里人感冒了怎么办?

如果家人感冒了,应尽可能避免直接与患儿接触,切断可能的传染途径。如果不得已要接触患儿的话,那么一定要做好基本防护,如戴口罩、洗手等,这样可以在很大限度上减少这方面的风险。

301. 为什么白血病患儿的病房里不能有太多的探视者?

白血病最常见的并发症是感染,同时这也是白血病患者死亡的最主要原因。对于白血病患儿来说,病房属于一个保护患儿不受影响的环境。但是,前来探视的家长却是携带大量病菌的载体,这可能带给患儿不可忽视的影响。另一方面,医护人员可能会随时给患儿做相关检查,探视的人员过多,会导致医护人员分心而影响操作。控制探视家长的人数,也是更好地给患儿创造恢复的条件,这一点希望家长能够理解,并积极配合医院工作。

302. 化疗期间如何应对患儿的脱发?

(1) 对于因为害怕掉头发而不配合治疗的年龄稍微大一些的患儿,告诉他们掉头发只是药物的不良反应,治疗结束不再用药后还是会长出来的。家长要及时帮助患儿把掉了的头发清理掉。

(2) 女孩子比男孩子更爱美,对自己的外貌更加在意。因此,对女患儿的化疗后脱发,家长可以购买或者制作假发套,或者给患儿买样式漂亮可爱的帽子,以利于患儿心理发育。

303. 孩子患白血病后怎么帮助其调整心理情绪?

孩子得了白血病或知道自己得了白血病之后常会产生苦闷、孤独的情绪,作为家长,要和患儿多沟通、多交流,让患儿觉得生病没什么可怕,很正常,帮助患儿树立战胜疾病的信心。

(1)家长和患儿都要认识到疾病并不可怕,要一起建立起战胜疾病的信心。

(2)家长要尽可能多地主动去了解白血病的有关知识:了解白血病是可以治愈的疾病,要知道儿童白血病的预后较之以前已有了很大改善。

(3)患儿的家长需要充分了解治疗白血病的药物可能会有一些副作用,出现副作用时千万不要惊慌,按照医生给出的建议对症处理。

(4)家长需要了解定期化验、复查骨髓的必要性。

(5)家长要说服患儿积极配合医生的治疗,让治疗方案充分有效地落实。

304. 白血病患儿为什么容易出现肛周感染?

白血病患儿是院内感染的高发人群,常见感染部位有呼吸道、口腔、肛周、肠道、皮肤等。其中,肛周感染率为40%左右。肛周感染的原因主要有:

(1)肛窦开口向上,容易积存粪便和分泌物,其中含有大量细菌。

(2)肛周黏膜长期受大小便刺激,周围温暖潮湿,在这样的环境下细菌利于生长繁殖。

(3)白血病患者的黏膜营养差,防御功能减退、抵抗力下降,加上化疗药对黏膜的损伤,细菌会通过受损黏膜入血。

(4)化疗会使得患儿食欲减退,吃东西减少,喝水也少,卧床时间长、活动减少、胃肠蠕动减慢以及排便习惯和姿势会因为化疗等而改变,这些会使得患儿有可能发生便秘或排便困难,从而引起肛裂,是肛周感染的常见原因之一。

(5)化疗会引起中性粒细胞减少或在治疗过程中大量使用激素等免疫抑制剂,导致患儿身体抵抗力下降,也容易发生肛周感染。

305. 如何预防肛周感染?

(1)家长要监督患儿合理饮食,防止发生腹泻和便秘。

(2)预防肛裂:如果患儿大便干燥或两天未排大便,家长要及时与医生沟通,医生会预防性地给患儿开乳果糖口服溶液以软化大便,或用开塞露通便。

(3)坐浴:每次患儿便后及睡觉前,使用1:5000高锰酸钾溶液温水坐浴。

（4）可用碘伏涂擦肛周，预防肛周感染。

306. 白血病患儿在化疗期间的饮食管理应注意哪些方面？

（1）在使用化疗药物门冬酰胺酶期间，患儿的食物中应该保证低脂肪、低糖，同时给患儿补充优质蛋白饮食，减少患儿在治疗过程中发生急性胰腺炎以及高血糖。

（2）白血病患儿在治疗期间若白细胞小于 $1.0 \times 10^9/L$，此时要千万记住，不能让患儿生食蔬菜与水果；血小板小于 $20 \times 10^9/L$，家长要给患儿选择柔软温和的食物，千万不要吃有肉骨、鱼刺等或有坚硬成分的食物，防止患儿被扎伤而感染和出血。

（3）白血病患儿在治疗期间会出现很多不适反应，如恶心、呕吐、腹胀、腹泻等症状，此时可采取少食多餐的方法，或在三餐之外，加一些体积小、热量高、营养丰富的食品。

（4）家长要严格保证患儿的饮食卫生，防止肠道感染及出血。给患儿准备饭菜的时候应现买现做，确信已经全部煮熟后才能给患儿吃，绝不能吃生的、过期变质食品。禁止食用的食物包括：油炸食品、腌制食品、凉拌菜、半成品、蘑菇、韭菜、芹菜、茴香、尖椒、干辣椒、花椒等不易清洗干净及刺激的食物。

307. 带有经外周置入中心静脉导管(PICC)的患儿回家后应注意哪些问题？

（1）带有 PICC 管，不影响患儿穿刺手臂的日常正常活动。

（2）患儿的手臂可以做一些简单的活动，如弯曲、伸展，家长要注意提醒患儿活动时不要太过用力，也不要让患儿提重物。

（3）患儿不输液时，家长要保证带患儿至少每周到医院常规维护一次，同时，更换输液接头。

（4）家长要注意监督患儿保持穿刺部位的清洁干燥，如果出现脏、污染、潮湿、掉落、卷边等情况时要及时到医院处理。

（5）洗澡时，家长注意用保鲜膜包裹置管部位(包括导管)两圈，保鲜膜两端用胶布粘好，让患儿在洗澡过程中尽量抬高穿刺那一侧手臂，淋浴后及时拆除保鲜膜和胶布，如果敷料有潮湿、松动，要及时更换。

（6）给患儿换衣服的时候家长要注意不要把导管勾到、挂到，穿衣时先穿置管侧手臂，再穿非置管侧手臂；脱衣服的时候顺序和穿衣服时正好相反，要注意给患儿穿的衣服的衣袖不要过紧。口诀：导管肢体"先穿后脱"。

（7）家长要监督提醒患儿适当进行穿刺侧手臂的活动，比如简单的握拳、弯曲、伸展等动作，这有利于患儿身体增加血液循环，预防并发症。

（8）患儿带 PICC 期间一定不要让患儿泡澡、游泳、大叫及做剧烈活动。

308. PICC 穿刺部位出现哪些情况需要到医院检查？

（1）穿刺点往外渗血，按压没有效果，渗血无法停止。

（2）穿刺点往外渗液体。

（3）导管外移或者掉出。

（4）穿刺部位出现红肿，感觉发热、胀痛，有分泌物。

（5）置管侧手臂肿胀，手臂明显变粗等异常发生。

309. 携带植入式静脉输液港（PORT）的患儿回家后应注意哪些问题？

（1）携带输液港的患儿在化疗间歇期常规一个月需要到医院进行一次维护。

（2）家长要注意，患儿输液港植入部位千万不能有任何碰撞、挤压。

（3）如果发现置港部位出现红肿、疼痛或者其他不舒服的感觉的时候，家长要及时带患儿来院检查。

310. 白血病患儿需要输血吗？

有些情况下是需要输血的。白血病患儿存在一系或多系血细胞减少，在化疗过程中骨髓会进一步受到抑制，所以输注各种血制品是重要的支持治疗手段之一。白血病患儿输血要遵守的最基本原则是要输注成分血（血液中特定的某一部分，如血小板、悬浮红细胞等），不宜输全血，这样可减轻患儿的循环负担，减少患儿因血浆蛋白或细胞抗原过敏的概率。一般采用红细胞输注、血小板输注和新鲜冰冻血浆输注三种方式。

311. 白血病患儿出院回家后要注意哪些方面？

白血病之所以危险是因为白血病治疗起来比较困难，而且很容易复发，患儿通过与病魔的斗争好不容易赶走了白血病，一定要预防白血病的复发。因此，对于家中有白血病患儿的家庭来说，如何照顾、护理患儿就成了重中之重。

（1）注意患儿要坚持服药：定期定时服药，不能想停就停。

（2）预防感染：维持家中良好的卫生习惯；让患儿尽量不要出入公共场所，有事外出时要让患儿戴口罩；让患儿尽量不要与感冒、有传染病的人接触，否则很容易引起并发症，使白血病复发、病情加重，并且死亡率极高。

（3）患儿自己应该有良好的生活习惯：比如使用软毛刷刷牙、勤漱口、每天擦浴或洗澡、养成定时排便习惯、注意居家安全、定期修剪指甲、保持适宜的温度和湿度、穿舒适的衣物和鞋子等。

（4）注意有无出血的征兆：皮肤黏膜出现小出血点或瘀青；大便红色或黑色（柏油色）；小便红色；呕吐物红色或棕色、褐色；血小板低时，患儿会有头痛、呕吐、没精打采、想睡觉等现象，如果患儿出现神志不清时，可能是脑出血，需要赶紧把患儿送去医院就诊。

312. 白血病患儿康复后能打疫苗吗？

患有白血病的患儿进行免疫接种的原则：一般情况下，疫苗接种在化疗期内属于禁忌，绝对不能接种；至于多久方可接种，最好咨询患儿的主治医师，根据每个患儿不同的身体恢复状况来决定患儿什么时候需要接种疫苗。

313. 小儿贫血有哪些表现？

（1）一般表现：皮肤黏膜苍白，以口唇、结膜、甲床最明显，年长儿可诉全身无力、头晕、耳鸣等，病程长者可出现易疲乏、不爱活动、毛发干枯、发育迟缓等。

（2）造血器官反应：婴幼儿可出现骨髓外造血，导致肝、脾、淋巴结增大，周围血中可出现幼稚细胞。

314. 癫痫患儿饮食方面需要注意哪些？

癫痫患儿平时不需要特殊的饮食，保证合理的营养即可。癫痫患儿一般不需要忌口，正常儿童能吃的食物，癫痫儿童也可以吃。但需要强调的是癫痫儿童尽量少吃巧克力、浓茶、奶茶、咖啡等含咖啡因食品。

315. 癫痫药物都有副作用，为什么医生还建议服用？

在绝大多数情况下，癫痫患儿因服药所带来的风险要明显低于不控制发作（不服药）所致的风险，当医生建议患儿服药时，通常是认为服药的好处明显多于害处。

316. 癫痫患儿可以进行疫苗接种吗？

癫痫发作与疫苗接种的关系目前学术界尚有争议。一般来说，在癫痫得到满意控制的情况下（时间大于 6 个月），可按时接种疫苗。目前，的确有一些疫苗（如麻疹、百白破）可能诱发癫痫发作。如果患儿既往反复感染，诊断有免疫缺陷病，则禁止接种减毒疫苗。若以前接种某些疫苗致脑病（抽搐、意识障碍、发热），则不宜进行第二次接种。

317. 癫痫患儿复诊时应注意哪些问题？

首先，记住要携带以往的病例记录（如住院记录或门诊病历本），这是医生了解既往诊断和治疗的主要依据。其次，将患儿上次就诊后的主要情况向医生说明清楚，必要时进行文字记录，包括发作控制情况、药物服用（依从性）情况、药物副作用、主要化验结果等。最后，要确保家长真正了解患儿在复诊时医生的交代和建议。

318. 癫痫治疗的误区是什么？

以目前的治疗原则，服药后即使完全无发作，也需要持续 2～3 年，甚至更长时间的规律服药期，有些癫痫类型甚至需要终生服药。现阶段，我国癫痫治疗的最大误区是诊治不正规。一方面，许多患者和家属不到正规医院就诊和系统治疗，从一开始就走错了路；另一方面，有些患者和家属对疾病的慢性、长期性特点缺乏客观认识，一旦发作在短期内未能得到控制，就对治疗失去信心，不遵医嘱，频繁地换医换药。急于"根治"的心情又使患者及其家属各地奔波，"有病乱投医"，往往轻信一些不真实或缺乏科学根据的广告宣传和道听途说，听信"包治癫痫""根治癫痫"的秘方广告，不仅上当受骗、经济损失，而且会将疾病拖得越来越难治，甚至有时出现严重的药物副作用。在实际生活中，许多患者和家属抱着一下子就彻底"根治"的想法去尝试各种不正规治疗，结果走了不少弯路，延误了病情。

319. 癫痫患儿应该如何决定是否接受药物治疗？

诊断癫痫后需要开始正规的药物治疗，因为反复癫痫发作，会对大脑等身体器官造成损伤；同时如果决定药物治疗，就意味着必须接受 2～3 年，甚至更长时间的规律服药的正规治疗，服药后有出现不良反应（如副作用）的可能性。建议家长多和医生交流，针对患儿的具体情况来综合考虑。一般来讲，能够用到临床患者的药物都是经过科学验证的，大多数情况下是安全的，出现严重副反应的概率不大。

320. 目前癫痫的治疗方法有哪些？

有药物治疗、手术切除治疗、迷走神经刺激术、深部脑刺激术、经颅磁刺激术、生酮饮食等。目前癫痫的治疗主要还是以药物治疗为主。

321. 为什么癫痫开始药物治疗时，医生建议只使用一种药物？

抗癫痫药物开始治疗时遵循单药治疗原则。同时使用两种或两种以上药物（多药治疗）时，药物之间也可能相互影响，增加副作用。通常是在单药治疗失败后再考虑多药治疗。

322. 抗癫痫药物，常见的副作用有哪些？

在服用抗癫痫药物的最初数周内，常见的副作用可能有疲乏、困倦、胃部不适感、头晕、头痛或视力模糊等，这些反应通常很轻微。如果开始服用低剂量药物,然后再缓慢增加剂量,通常就不会出现上述反应,或者即使出现,患儿通常也可以逐渐耐受,不同药物有不同的副作用,详细内容可参考每种药物的使用说明书。

323. 抽搐患儿送医时,家长应该提供哪些信息?

判断某一个症状是否为癫痫发作需要很强的专业知识,应由专科医生来完成。作为患儿家长,首要的任务是尽可能地提供准确全面的发作病史、诊疗情况等方面的信息。家长提供给医生的相关信息越准确,对诊断和治疗的帮助越大,患者受益也越多。家长提供的病史信息(尤其是发作情况)是诊断癫痫的最重要依据,很多患儿发作时意识不清楚,无法回忆发作时情况,发作的目击者应陪同就诊,或家长在就诊前向目击者仔细了解发作时的表现。若有发作时的相关视频,可以在就诊时提供给医生,这对诊断很有帮助。脑电图和脑影像检查结果都不能取代临床病史信息。患儿在就诊时家长应提供患儿的出生史、生长发育史、家族史等信息。报告继往是否使用过抗癫痫药物,如果有则说明药名、剂量、效果、是否每天规律用药、用药持续了多长时间等。报告相关检查,包括脑电图结果、影像学片子及报告、血化验结果等,在就诊时应带给医生综合参考。

324. 怀疑癫痫,为什么要做脑电图检查?

脑电图就是将大脑生物电活动通过特殊放大技术记录下来的一种检查手段。即使反复多次进行普通脑电图检查,对人体也无任何危害。脑电图检查的目的主要有:

(1) 如果发现"癫痫样放电",则可以辅助医生下癫痫诊断。

(2) 根据异常放电的部位、形式、频率等特征,来帮助诊断癫痫发作类型,进而指导医生选择合适的抗癫痫药物。

(3) 通过脑电图表现,来帮助医生从电生理角度判断大脑功能的整体状况。经过治疗的癫痫,复查脑电图,帮助医生决定是否继续服药。但重要的是,医生做出癫痫的诊断不是仅仅依靠脑电图结果的。明确异常的脑电图结果可以支持诊断,但正常脑电图结果却不能排除癫痫诊断。患者所经历和旁观者所目击的犯病情况是更重要的证据。

325. 癫痫患儿为什么要规律服药?

一旦接受药物治疗后,应该严格按照医生的建议每天规律服药。正规的药物治疗必须保证治疗期间的每一天、每一顿都不能漏服,坚持规律服药是治疗成功的关键。若因遗忘而漏服,需及时补上。

326. 癫痫患儿的睡眠应该注意些什么？

癫痫患儿生活应该有规律，特别强调保证足够的睡眠，不熬夜，养成按时睡眠的好习惯。睡眠不足是诱发癫痫的因素之一，另外，儿童睡眠中手偶尔抖一下是正常的睡眠肌阵挛，不是癫痫发作。

327. 如何帮助癫痫患儿进行良好的心理构建？

癫痫患儿的心理行为表现为情绪障碍、认知及学习困难、社会交往能力受限等。在日常生活中被同学、小朋友讥笑，使癫痫患儿感到低人一等。家长对癫痫了解不多，对癫痫产生许多误解，产生羞愧感。有些家长对患儿过分关注、娇惯；有些家长丧失信心，放弃治疗。所有这些都不利于儿童的正常心理发育。医生在药物治疗的同时应更多地鼓励家长及患儿；家庭成员应该正确认识癫痫，树立战胜疾病的信心；学校、社会应摒弃对癫痫儿童的偏见及歧视，为癫痫儿童创造一个乐观向上的环境。

328. 癫痫会传染吗？

癫痫不是传染性疾病。平时人们接触癫痫患儿不会得癫痫。

329. 癫痫患儿的预后怎么样？

大多数患者（约70％）服药后发作可得到较好控制。有 1/3 的患者药物治疗效果欠佳，这些患者可以尝试其他的治疗方法。在目前的科技水平下，仍有 1/4～1/3 的患者不能完全控制。

330. 在癫痫治疗过程中，作为家长应该重点注意哪些问题？

严格遵照医嘱，按规范服药，不能擅自停止服药或者改变药物服用的剂量。如果出现严重副作用则应该立即到医院就诊，及时向医生反映。在癫痫既获得满意控制又找到最佳的药物剂量之前要有足够的耐心，找到一个既能控制发作又能无明显副作用的药物剂量需要一个较长的过程。

331. 癫痫儿童在患其他疾病时服用抗癫痫药需要注意什么？

癫痫儿童在服用抗癫痫药物期间，如果患其他疾病，一般也可服用其他药物。若所服药物说明书上明确注明有癫痫患者不宜服用该药，需要与医生商量，不能自己随便服用。

332. 癫痫会影响患儿的学习吗？

大部分癫痫儿童可以正常入幼儿园、上学，参加正常的学习、生活，这样有助于保证患儿正常的心理发育，并且可以减少自卑及孤僻的性格形成。正常的思考用脑不会诱发癫痫。发作基本控制的儿童可以参加适度的体育活动,但运动不宜过量。对于频繁发作、用药不能控制的患儿,不宜上学,不宜参加体育活动。

333. 癫痫患儿为什么要反复进行血液检查?

在服药治疗期间的癫痫患儿,随着身体发育成长,体重会有不同程度的增加,之前的服药剂量已经不能在体内形成有效的血药浓度,所以需要定期复查血药浓度以调整口服药剂量。另外,部分药物对肝肾功能有一定的损伤,定期复查肝肾功能是十分必要的。

334. 癫痫患儿服药多长时间后就可以考虑停药了?

如果患儿一直没有发作,医生会在服药 2～3 年后考虑逐渐减停药物。具体的减停药物时间还要根据具体癫痫或癫痫综合征的情况来考虑。例如,儿童良性癫痫伴中央颞区棘波,常在青春期时自发缓解,因此医生多在患儿进入青春期时就可考虑减停药物了。有些癫痫综合征,如青少年肌阵挛癫痫,停药后很容易复发,即使连续 10 年无发作再停药也很有可能复发,所以相当一部分癫痫患者可能需要长期甚至终生服药。

335. 小儿频繁点头是怎么回事?

小儿频繁点头的现象,除了一些正常生理表现外,还有一种病理表现,医学上称为婴儿痉挛症是一种癫痫综合征,引起本病的原因包括各种先天性大脑发育畸形、宫内感染、先天代谢障碍。另外,出生时难产、窒息、黄疸等也可能造成本病,很多患儿发病后智力、运动发育停滞,甚至倒退。例如,原来会笑的患儿,病后不再会笑;原来会坐的患儿,病后不能独自坐等。该病脑电图检查有特征性的改变,预后不好,约 90％的患儿有不同程度智力低下或转变成其他形式癫痫。

336. 小儿反复挤眉弄眼、清喉、扭嘴是怎么回事?

该组症状多见于抽动秽语综合征,是以不自主的、突然的、多发性抽动以及在抽动的同时伴有暴发性发声和秽语为主要表现的抽动障碍。通常该类患儿智力一般正常,部分可伴有注意力不集中、学习困难、情绪障碍等心理问题。日常生活中如果小儿经常反复地挤眉弄眼、清喉、扭嘴,家长需要仔细观察,必要时去医院就诊。家长、老师对此病应该正确认识,应当鼓励、不歧视、不过分关注。

337. 婴儿痉挛症在 ACTH(促肾上腺皮质激素)治疗期间有哪些注意事项?

治疗期间机体免疫力低下,尽量进行保护性隔离,密切观察患儿抽搐发作形式、次数、持续时间、血压、心率变化以及电解质情况,严格遵医嘱规范化服用抗癫痫药物,定期复查血药浓度及脑电图情况。

338. 哪些情况下需对患儿使用腰椎穿刺?

腰椎穿刺术是临床获得脑脊液的必要途径,在脑组织与脑膜等神经系统有病变时,脑脊液可随病变性质而发生变化,通过脑脊液检查,可以及时了解中枢神经系统病变情况,为治疗疾病提供重要依据。当有下列情况时需行腰椎穿刺术:

(1)各种中枢神经系统炎症性疾病的诊断与鉴别诊断:包括化脓性脑膜炎、结核性脑膜炎、病毒性脑膜炎、乙型脑炎等。

(2)有不明原因的惊厥时。

(3)需要鞘内注射用药时。

339. 如何预防儿童化脓性脑膜炎?

化脓性脑膜炎尤其是肺炎链球菌脑膜炎与上呼吸道感染密切相关,因此,对婴儿呼吸道感染必须重视,平时应建立良好的生活习惯,注意个人、环境卫生,注意保暖,多晒太阳,呼吸新鲜空气,进行必要的户外活动,以增强身体抵抗力;同时避免与呼吸道感染患者接触,尽量不带小儿到拥挤的公共场所,以免增加感染机会。婴儿一旦出现发热、精神差、呕吐等不适症状,应及时就医,同时应按时接种流脑疫苗。

340. 什么是糖尿病?

糖尿病(diabetes mellitus,DM)是由于不同原因引起胰岛素分泌缺陷或胰岛素抵抗导致糖、蛋白质、脂肪代谢异常,以慢性高血糖为特征的一种代谢紊乱性疾病。临床表现为多饮、多尿、多食、消瘦,可并发眼、肾、神经、心脏、血管等组织的慢性损伤,病情严重时可发生急性代谢紊乱,如酮症酸中毒、高渗性昏迷等。

341. 儿童得了糖尿病有哪些表现?

儿童糖尿病以1型糖尿病多见,起病急,多数宝宝常在感染、饮食不当时起病,典型表现为"三多一少",即多饮、多尿、多食和体重减少。婴幼儿可有遗尿和夜尿增多现象,常不易发现而迅速发展为酮症酸中毒为首发症状;部分患儿起病较缓慢,表现为消瘦、乏力等。

342. 儿童糖尿病治疗的原则有哪些?(糖尿病"五架马车")

(1)糖尿病饮食治疗。

（2）糖尿病运动治疗。

（3）血糖监测。

（4）糖尿病药物治疗。

（5）糖尿病健康教育。

343. 糖尿病患儿应该怎么吃？

执行"三正餐、三加餐"原则。烹饪前，对所有食物进行重量测量，保证热量摄入准确，做到控制总量、均衡饮食、少量多餐、稳定多样、因人而异。

三正餐：比例为早餐 1/5、午餐 2/5、晚餐 2/5。

三加餐：从三正餐中各匀出一小部分作为加餐，加餐食用时间由胰岛素方案决定。

344. 儿童胰岛素的注射部位如何选择？

（1）腹部：脐周 2 cm 以外，左右前正中线之间及下腹至腹平线以上位置。

（2）上臂外侧：三角肌下缘至肘关节 3 指以上，外 1/3 位置。

（3）大腿外侧：大腿正中与裤线之间，大腿根部与膝关节三指以上前外 1/3 位置。

（4）臀部：臀部外上 1/4 处。（胰岛素吸收速度：腹部＞上臂＞大腿和臀部）

345. 糖尿病宝宝如何测血糖？

操作前洗手→检查试纸条有效期、有无受潮→将采血针置于采血笔内→评估手指皮肤情况→选择部位→75％酒精棉签消毒手指皮肤、待干→将试纸条插入血糖仪，屏幕血滴显示→采血针采血 →试纸条吸血→棉签按压采血点 3 分钟→读取血糖值→针头丢弃在加盖硬壳容器（锐器盒）中→操作后洗手。

346. 胰岛素笔如何注射？

注射前洗手→检查药物（效期、剂型、有无破裂）→装针头→排气，直到针头处出现胰岛素挂液→按医嘱调节剂量→评估注射部位皮肤情况→选择部位→核对胰岛素剂量、种类→75％酒精消毒注射部位→捏起皮肤垂直进针→推注药液→针头留置至少 10 秒钟后再拔出→立即取下针头丢弃在加盖硬壳容器（锐器盒）中→注射后洗手。

347. 胰岛素如何保存？

胰岛素避免高温、日光直晒、辐射等。未开封的胰岛素应储存在 2～8 ℃的环境中，不能冷冻；胰岛素开封时，应在包装上注明时间。已开封的不建议再放回冰箱,最好在室温环境(25 ℃以内)存放,保存有效期不超过 4 周。注意胰岛素存放位置不要靠近冰箱内壁,内壁温度较低,易使胰岛素失效。

348. 儿童血糖控制在什么范围比较好?

儿童和青少年由于特殊的生理情况,不应以成人血糖控制目标作为标准,儿童血糖控制目标可参考表 3.2。

表 3.2 儿童和青少年糖尿病血糖控制目标

年龄	血糖目标值范围		糖化血红蛋白	理由
	餐前	睡前/夜间		
0~6 岁	5.6~10.0 mmol/L (100~180 mg/dL)	6.1~11.1 mmol/L (110~200 mg/dL)	小于 8.5% 大于 7.5%	易发生低血糖
学龄期 (6~12 岁)	5.0~10.0 mmol/L (90~180 mg/dL)	5.6~10.0 mmol/L (100~180 mg/dL)	小于 8%	青春期前低血糖风险相对高,而并发症风险相对低
青春和 青少年期 (13~18 岁)	5.0~7.2 mmol/L (90~130 mg/dL)	5.0~8.3 mmol/L (90~150 mg/dL)	小于 7.70%	1. 有严重低血糖风险 2. 需要考虑发育和精神健康 3. 如无过多低血糖发生,能达到 7%以下更好

349. 影响血糖控制的外界非药物性因素有哪些?

有时家长发现:严格监测血糖后无论如何努力,也很难将血糖控制在理想水平。于是怀疑是否是药物剂量不够,其实不然,还有许多非药物性因素也可导致血糖波动。

(1)饮食与运动:进食碳水化合物量大和血糖指数高的食物,如进食面包、土豆、粉皮、粉条、稀粥时,血糖上升快。运动量小而剧烈的竞技性运动可使血糖短时间升高和波动。

(2)天气:天气冷热变化都会对治疗造成影响,如果遇阴天、雨雪、沙尘暴、寒冷、暴热等天气,可影响血糖。

(3)情绪:如果情绪抑郁、烦躁、紧张、愤怒、惊恐、惆怅等,可影响血糖。

(4)睡眠:失眠、早醒会使血糖增高。

（5）其他疾病：发热、感染和心脑血管等疾病，以及外伤、手术等很多其他因素，均会使血糖难以控制。

350. 什么是低血糖？

低血糖是由多种原因引起的血糖浓度低于正常值的状态，非糖尿病患者低血糖症的诊断标准为血糖小于 2.8 mmol/L。而接受药物治疗的糖尿病患者低血糖诊断标准为小于等于 3.9 mmol/L。可表现为：肌肉颤抖、心悸、出汗、饥饿感、软弱无力、紧张、焦虑、流涎、面色苍白、心率加快、四肢冰冷等。初期为精神不集中、思维和语言迟钝、头晕、嗜睡、视物不清、步态不稳；后期可有幻觉、躁动、易怒、性格改变、认知障碍，严重时发生抽搐、昏迷。

351. 儿童在家中发生低血糖如何处理？

发现低血糖症状，如果条件允许，请立即检测血糖值，随后"吃 15，等 15"，即摄入 15 克的葡萄糖或其他无脂碳水化合物，等 15 分钟后再次检测血糖值。如果血糖值没有上升到正常，把另外 15 克碳水化合物吃掉，然后再等 15 分钟检测血糖。碳水化合物来源：以下每一种物品均含有约 15 克的碳水化合物：

（1）2～5 颗葡萄糖片，视不同商品标识而定。

（2）半杯橘子汁。

（3）一大汤勺的蜂蜜或玉米汁。

（4）一杯脱脂牛奶。

如果低血糖症状无法缓解、反复低血糖甚至出现晕厥应立即就医。

352. 什么是糖尿病酮症酸中毒？

酮症酸中毒是糖尿病患者常见的急性并发症，主要发生在 1 型糖尿病患者，在感染等应激情况下 2 型糖尿病患者也可发生。多数病人在发生意识障碍前感到疲乏、四肢无力、"三多一少"症状加重；随后出现食欲减退、恶心、呕吐，常伴头痛、嗜睡、烦躁、呼吸深快且有烂苹果味。随着病情进一步发展，出现严重失水、尿量减少、皮肤弹性差、眼球下陷、脉细速、血压下降、四肢冷；晚期各种反应迟钝甚至消失，出现昏迷。出现以上症状应立即就医。

353. 什么原因导致糖尿病酮症酸中毒？

（1）胰岛素剂量不足或中断。

（2）感染：尤其是 2 型糖尿病伴急性严重感染，如败血症、肺炎、化脓性皮肤感染、胃肠道感染、急性胰腺炎、胆囊胆管炎、腹膜炎等。

（3）饮食失控：食用过多的高糖、高脂肪的食物。

（4）肠道疾病：尤其是伴有严重呕吐、腹泻、厌食。

（5）高热等导致严重失水或进食不足时，如果胰岛素应用不当更易发生。

（6）精神因素：精神创伤，过度激动或劳累。

（7）应激：外伤、手术、麻醉、急性心肌梗死、心力衰竭、甲亢、肾上腺皮质激素治疗等。

354. 如何预防儿童发生糖尿病酮症酸中毒？

（1）要掌握糖尿病的基本知识，提高对糖尿病酮症酸中毒的认识。一旦怀疑本病应尽早到医院就诊检查。

（2）坚持合理应用胰岛素和口服降糖药，不可随意增减，甚至停药。

（3）定期监测血糖。糖尿病患者需经常监测血糖，有条件者应自我监测血糖，在合并应激情况时每日监测血糖。

（4）控制诱发糖尿病酮症的因素，防止饥饿，预防脱水。

（5）保持良好的情绪。

355. 什么是过敏性紫癜？病因有哪些？

过敏性紫癜又称享一舒综合征，是一种较常见的微血管变态反应性出血性疾病。病因有感染、食物过敏、药物过敏及花粉过敏、昆虫咬伤等所致的过敏等，但过敏原因往往难以确定。儿童及青少年较多见，男性较女性多见，30%～50%患儿起病前1～3周往往有上呼吸道感染史。

356. 小儿过敏性紫癜有哪些症状？

过敏性紫癜是以小血管炎为主要病变的系统性血管炎。主要表现为皮肤紫癜，常伴关节肿痛、腹痛、便血、血尿和蛋白尿。多发生于2～8岁的儿童，男孩多于女孩；一年四季均有发病，以春秋两季居多。

（1）皮肤：多以皮肤紫癜为首发症状，多见于双下肢远端紫红色斑丘疹，高出皮面，压之不褪色，一般1～2周内消退，不留疤痕。

（2）消化道症状：一般在皮疹发生1周内，以腹痛为主，多为阵发性剧烈绞疼，部分宝宝可有黑便或血便，偶见并发肠套叠、肠梗阻或肠穿孔者。

（3）关节症状：以膝、踝、肘、腕等大关节肿痛居多，活动受限。

（4）肾脏症状：可发生于病程任何时期，多数宝宝可以临床治愈，以单一血尿或蛋白尿为主，可伴有血压升高及水肿等症状。

357. 过敏性紫癜的预后如何？

该病通常呈自限性，大多于1～2个月内自行缓解，但少数患儿可转为慢性。半数以上缓解的患儿于 2 年内出现 1 次或多次复发。95％以上的患儿预后良好。

肾脏受累与否及程度是决定远期预后的关键,因此一般半年内都需进行尿常规检查,做到早期发现、早期诊断及治疗。

358. 如何预防过敏性紫癜复发?

感染是过敏性紫癜最为常见的病因,也是引起复发的最为常见的原因,感染源包括细菌、病毒及寄生虫感染、支原体感染等,因此控制感染极为重要。过敏性紫癜患儿一般为特异体质,因此避免一些不合适的食物及药物也是防止复发的关键,同时应锻炼身体,增强体质。

359. 过敏性紫癜患儿的饮食注意要点有哪些?

过敏性紫癜主要是过敏引起的,此类患儿在饮食上应尽量少吃易致敏的食物。对以前明确有过敏的食物应绝对禁食。急性期患儿不宜吃鱼、虾、蛋羹、牛奶、海鲜、河蟹等易致敏食物。蚕豆、芒果、荔枝、榴莲和含花粉食物等也尽量不吃。可多吃富含维生素的新鲜蔬菜和水果,如绿叶蔬菜、青椒、柑橘、猕猴桃等。饮食应该以易消化、不坚硬的食物为主,有消化道出血的宝宝必要时短期禁食。半个月不出现新紫癜时可循序渐进地增加食物。

360. 儿童确诊过敏性紫癜后如何治疗?

目前无特效治疗,主要采取支持和对症治疗。

(1)急性期卧床休息,积极寻找和去除致病因素。有荨麻疹或神经性水肿时,应用大剂量维生素 C,可改善血管通透性。消化道出血时遵医嘱禁食,西咪替丁可抑制胃酸、保护胃黏膜。

(2)糖皮质激素和免疫抑制剂:急性期对腹痛和关节痛可予缓解,如泼尼松口服或用地塞米松、甲泼尼龙静脉滴注,症状缓解后即可停用。严重过敏性紫癜肾炎可加用免疫抑制剂,如雷公藤多苷环磷酰胺、硫唑嘌呤等。

361. 过敏性紫癜患儿如何照护?

(1)皮肤护理:保持皮肤清洁,剪短指甲,防抓伤、擦伤,用温水清洗皮疹部位皮肤,忌用碱性肥皂,衣服宽松、棉质布料。

(2)饮食护理:食物以清淡易消化为主,多吃含维生素 C 食物,如新鲜蔬菜、水果等;急性期勿食用鱼、虾、蟹、蛋、奶、动物蛋白食物和辛辣刺激食物。

(3)关节肿痛的护理:观察疼痛及肿胀情况,保持患肢功能位,协助患儿取舒适体位,避免在患肢进行静脉输液,学会放松和分散注意力。

（4）腹痛护理：腹痛时应卧床休息，观察有无腹绞痛、呕吐及血便，禁止热敷，以防肠出血，应给予无动物蛋白、无渣的流质饮食，严重者禁食，必要时静脉补充营养。

362. 什么是矮小症？

患儿身高处于同年龄、同性别正常健康儿童生长曲线第 3 百分位数以下或低于平均数减两个标准差，身高年增长速度小于 5 cm，符合矮身材标准。

363. 如何诊断矮小症？

（1）生长激素刺激实验。

（2）胰岛素样生长因子和 IGFBP－3 的测定。

（3）X 线检查左手腕、掌、指骨关节。

（4）磁共振检查下丘脑垂体有无器质性病变。

364. 什么是小儿尿崩症？

尿崩症是由于患儿完全或部分丧失尿液浓缩功能，以多饮、多尿、尿比重低为特点的临床综合征。造成尿崩症的原因很多，其中较多见的是由于抗利尿激素（又名精氨酸加压素）分泌或释放不足引起，称中枢性尿崩症。

365. 小儿患尿崩症有哪些症状？

尿崩症以烦渴、多饮、排出大量低比重尿为主要症状。饮水多，每日尿量可多至 4～10L，甚至更多，夜尿增多，可出现遗尿。婴幼儿烦渴时哭闹不安，不肯吃奶，饮水后安静。由于喂水不足可发生便秘、低热、脱水，甚至休克。患儿由于烦渴、多饮、多尿，不仅会影响学习和睡眠，还会出现少汗、皮肤干燥苍白、精神不振、食欲低下、体重不增、生长缓慢等症状。如果充分饮水，一般情况正常，无明显体征。

366. 通过哪些检查可以确诊为小儿尿崩症？

（1）尿液检查。

（2）血生化检查血钠、钾、氯、钙、镁、磷等。

（3）禁水试验。

（4）加压素试验。

367. 什么是麻疹？

麻疹是由麻疹病毒引起的一种急性出疹性呼吸道传染病。麻疹以发热、上呼吸道炎、结膜炎、口腔麻疹黏膜斑（又称柯氏斑）、全身斑丘疹及疹退后遗留色素沉着伴脱屑为特征。

368. 麻疹是如何传播的？

麻疹通过呼吸道和直接接触传播，人类是麻疹病毒的自然宿主，患者是唯一传染源。未患过麻疹及未接种麻疹疫苗者均易感染，尤以 6 个月～5 岁儿童发病率最高，冬春季为发病高峰期。

369. 麻疹如何预防？

首先做好预防接种；控制传染源，对麻疹患者应做到早诊断、早报告、早隔离。患儿应隔离至出疹后 5～6 日，合并肺炎者延长至出疹后 10 日，轻型麻疹也应隔离至症状消失后 1～2 日；切断传播途径，流行期间避免易感儿到公共场所或走访亲友，无并发症的患者在家中隔离，以减少传播保护易感人群。未患过麻疹的儿童和成人均可接种麻疹减毒活疫苗。

370. 麻疹出疹有什么特点？

麻疹典型的皮疹首先在发际、颈侧部和身后出现，大约 24 小时内首先向面部、颈部、上肢及上胸部蔓延，然后向下向躯干和下肢蔓延，最后出现在手心、足底。发热 3～4 天后出疹，出疹期体温可突然高达 40～40.5 ℃，热退疹渐退（按出疹的先后顺序消退）。

371. 如何做好水痘患儿的皮肤护理？

（1）一经确诊，如无需住院，立即在家隔离直至疱疹全部结痂。

（2）避免用手去抓，为了防止抓破，要把指甲剪短，保持手的清洁。如果痒得厉害，可在医生指导下用一些止痒洗剂。

（3）疱疹未破时，不必涂药。如有破溃或继发感染，在医生指导下用药。若病变损伤较深，有可能留下瘢痕。

（4）由于水痘的水疱溃破后，皮肤容易继发细菌感染，因此需勤换内衣，保持局部皮肤清洁。

（5）被褥要勤晒，衣服要清洁宽大，防止因穿过紧的衣服和盖过厚的被子，造成过热而引起疱疹发痒。

372. 儿童患水痘有何表现？如何护理？

水痘是由水痘-带状疱疹病毒初次感染引起的儿童常见的急性呼吸道传染病，表现为皮肤、黏膜分批迅速出现斑丘疹、水疱和结痂，全身症状轻微，儿童任何年龄可发病，以学龄前儿童多见，传染性强，注意呼吸道隔离。同一部位可见斑疹、丘疹、水疱、结痂同时存在。皮疹向心性分布，头面部密集，四肢疏散，自出疹前 1～2 日至皮疹结痂期间均有传染性，一般水痘患者应在家中隔离至水疱全部结痂。水痘后可产生持久的,一般是终身的免疫力。

373. 水痘是怎么传播的?

水痘是由水痘-带状疱疹病毒引起的一种传染性极强的出疹性疾病,水痘患者是唯一的传染源,病毒存在于患者上呼吸道鼻咽分泌物及疱疹液中,主要通过空气飞沫经呼吸道传染,也可以通过接触患者疱疹浆液而感染。

374. 水痘的皮疹有什么特点?

(1) 首发于头、面部和躯干,继而扩展到四肢。

(2) 皮疹躯干多,四肢少,呈向心性分布。

(3) 最初的皮疹为红色斑疹,迅速发展为椭圆清亮的水泡,周围伴有红晕。

(4) 皮疹陆续出现,同时伴有明显痒感。

(5) 在疾病高峰期可见到斑疹、丘疹、疱疹和结痂同时存在。

(6) 皮疹还可以出现在口腔、睑结膜、生殖器等处。

375. 水痘病愈后其皮疹留疤吗?

轻型水痘为自限性疾病,10 天左右痊愈,皮疹结痂后一般不留疤痕。

376. 水痘患儿需要隔离多久?

隔离患儿直至皮疹全部结痂为止,易感儿接触后应隔离观察 3 周。

377. 如何防治小儿肺结核?

(1) 家中有结核病患儿,做好消毒隔离工作。

(2) 养成良好的卫生习惯,不随地吐痰,不要口对口给小儿喂食,不让小儿在地上爬行,保持玩具清洁。

(3) 常做户外活动,锻炼身体,增加营养以增强抵抗力。

(4) 托儿所保育员、幼儿园老师、清洁人员及炊事员定期体检,一旦发现活动性肺结核,应离开工作岗位,彻底治疗。

(5) 目前结核病的预防,接种卡介苗是重要的预防措施,但接种卡介苗之后要经过 4~8 周时间身体才逐渐产生免疫力,因此,在某些紧急和特殊情况下可以服异烟肼来预防结核病。

(6) 肺结核的治疗做到早期、足量、全程给药,切忌擅自停药。常用抗结核药物有异烟肼、利福平、吡嗪酰胺、链霉素、乙胺丁醇等。

378. 小儿结核病有哪些特点和表现?

(1) 儿童结核病是由结核杆菌引起的,是严重危害儿童健康和生命的呼吸道传染病,发病急、进展快、全身中毒症状重、易发生合并症,不经治疗可于短期内恶化,若能早发现、早治疗,病情恢复也较快。

(2) 儿童肺结核以原发性肺结核多见,且好发于胸膜下通气较好的部位,易发生全身性播散,故小儿粟粒性结核病及结核性脑膜炎多见;易侵犯淋巴系统,故小儿淋巴结结核较多见,以肺门淋巴结最易受侵犯,常压迫及阻塞支气管;组织器官对结核菌具有高度敏感性,故肺外病变较多见。

(3) 早期合理治疗多能痊愈,愈合方式以钙化为主。儿童感染肺结核早期症状较轻,无特异性。除少数病例外,一般呼吸道症状并不明显,主要出现低热和结核中毒症状,表现为发热、盗汗、疲乏无力、食欲减退、消瘦等,而多痰、咳嗽或呼吸困难等,多出现在病情严重时。

(4) X线检查能发现明显改变。全身淋巴结可有轻度或中度肿大,有淋巴结核的可形成破溃和瘢痕。

379. 肺结核患儿的家庭护理要点有哪些?

(1) 多卧床休息,急性期过后方可适当进行体格锻炼。

(2) 因患儿常有盗汗,应及时更换衣服及被褥。当宝宝咳嗽较重时,在医生指导下用药,防止痰液阻塞气道引起窒息。

(3) 结核病是一种慢性消耗性疾病,对体力消耗较大,应给予高热量、高蛋白质食物及新鲜的水果和蔬菜。例如,牛奶中含酪蛋白及钙较丰富,是理想食品。碳水化合物不必限制,但脂肪类食物不宜多吃,以免引起消化不良;忌辛辣、咖啡、油煎食品;烹调方式注意多样化,以增加食欲。

(4) 为防止结核杆菌播散,应早发现、早隔离、早治疗。有条件的家庭,最好单独睡一间房,注意茶具、餐具、洗漱用具、玩具单独使用。

(5) 不可随地吐痰,有痰最好吐在痰盂内消毒后再倒掉,或装在塑料袋中,每日烧毁,以防交又感染。

(6) 室内注意通风,保持空气新鲜,定时用食醋熏蒸或紫外线消毒。

(7) 肺结核治疗过程较长,需要 6 个月～1 年,必须按时、按量、足疗程用药。

380. 病毒性脑炎小儿出院后的家庭护理要点有哪些?

(1) 病毒性脑炎是由各种病毒感染引起的中枢神经系统感染性疾病。小儿较常见,因病变部位不同,病情轻重不一,轻者预后良好,重者可留有不同程度的后遗症,甚至导致死亡。

(2) 轻型脑炎的患儿出院后给予营养丰富、易消化的食物,注意随气候变化增减衣物,防止受凉、感冒引起复发。

（3）重型脑炎的患儿经过住院治疗后，一般都进入脑炎恢复期，在家庭护理上要注意以下几个方面：

第一，注意体温的变化。当体温上升、四肢冰冷、寒战时给予保暖；高热时及时给予物理或药物降温；热退后，及时更换汗湿衣物。

第二，保持呼吸道通畅。睡眠时头偏向一侧，定时翻身、拍背，防止因长期卧床引起坠积性肺炎。

第三，皮肤护理。长期卧床者，保持床单干燥、整洁，每天用温水擦拭全身，以促进血液循环；一般每 2 小时更换体位 1 次，避免拖拽患儿，受压部位（如骨隆突处）给予按摩，以预防压力性损伤的发生；佩带纸尿裤者，大小合适，避免过紧，同时防止侧漏，及时给予更换，防止尿布皮炎发生。

第四，经常腹部按摩，防止便秘。

第五，功能训练。协助进行肢体主动或被动的运动，对瘫痪肢体进行按摩及做伸缩运动。

第六，做好心理护理。帮助患儿增强自我照顾的能力和信心。

第七，对于语言功能障碍者，有意识地引导、加强语言功能训练。

381. 什么是猩红热？它是如何传播的？

猩红热是一种由 A 族溶血性链球菌所致的急性呼吸道传染病，其临床以发热、咽峡炎、全身弥漫性红色皮疹及疹退后皮肤脱屑为特征。多见于 3～7 岁儿童。

猩红热主要通过飞沫传播，带菌者和不典型病例为主要传染源，急性患儿应及时隔离，直接传播机会较少。人群普遍易感，冬、春季为发病高峰。

382. 什么是手足口病？

手足口病是由肠道病毒引起的以手、足及口腔、肛门周围出现疱疹或溃疡为特征的传染病，主要发生于 1 岁以下儿童。该病主要经粪-口途径传播，在幼托机构内可造成局部小流行，家庭中传播也可感染成人，致全家发病。早期为红色斑疹，典型皮损为灰白色沿皮纹分布的椭圆形小水疱，周围有红晕。皮疹一般 3～5 日消退，无色素沉着，不留瘢痕。潜伏期 2～5 日，轻症无发热及自觉症状。大多数初期有低热、轻咳、流涕，伴有口痛、咽痛、拒食，有的出现恶心甚至呕吐等。口腔黏膜散在疱疹或溃疡，主要发生于舌部、软腭、牙龈和口唇；重症手足口病主要由肠道病毒 EV71 型感染所致，可并发脑膜炎、脑炎。流行季节为夏、秋季，多见于 3～7 月份，全年可发病，潜伏期为 2～10 天，平均 3～5 天。

383. 如何预防手足口病？

除了接种手足口病疫苗外，做到"十五字"方针也能有效地降低手足口病的发生，即勤洗手、喝开水、吃熟食、勤开窗、晒衣被。

384. 手足口病的传播途径有哪些？

感染了手足口病的患儿会经粪便、唾液或口鼻分泌物排出病毒，所以传播途径主要为：粪-口传播、密切接触传播。

385. 手足口病的皮疹有哪些特点？

"四不像"：不像蚊虫叮咬、不像药物疹、不像口唇疱疹、不像水痘疹。

"四不"：不痛、不痒、不结痂、不留疤。

386. 什么是传染病？其基本环节是什么？如何有效预防？

传染病是指能够在人与人、动物与动物、动物与人之间传播并造成流行的一组感染病。

基本环节：传染源、传播途径、易感人群。

有效预防：控制传染源（做好"五早"，即早发现、早诊断、早报告、早隔离、早治疗）、切断传播途径（做好消毒、隔离与防护）、保护易感人群（增强宝宝免疫力、加强预防接种意识）。

温馨提示：疾病流行期间，减少带宝宝外出次数。

387. 什么是流感？

流行性感冒（简称"流感"）是由流感病毒引起的急性呼吸道传染病。主要表现为急性高热、全身酸痛、显著无力和轻度呼吸道症状，流感大多呈自限性。

388. 如何预防流感？

（1）环境：家里整洁舒适，温、湿度适宜，定时开窗通风。

（2）饮食：合理喂养，多吃新鲜蔬菜、水果，均衡营养。

（3）活动：适当户外活动，规律运动及充分睡眠。

（4）流感流行季节避免前往人多拥挤或空气流通不佳的场所。

（5）预防接种：接种疫苗是最有效预防流感及其并发症的手段，在接种流感疫苗后 2～3 周机体通常可以获得免疫力，这种作用一般可以维持 6～8 个月。

389. 新型冠状病毒肺炎病毒有哪些特性？

新型冠状病毒（COVID-19，以下简称"新冠病毒"）属于 β 属的冠状病毒，有包膜,颗粒呈圆形或椭圆形,常为多形性,直径 60~140 nm,基因特征与 SARSr-CoV 和 MERSr-CoV 有明显区别。新冠病毒对紫外线和热敏感,56 ℃ 30 分钟及乙醚、75％乙醇、含氯消毒剂、过氧乙酸和氯仿等脂溶剂均可有效灭活病毒。

390. 新型冠状病毒肺炎是如何传播的?

主要的传播途径为呼吸道飞沫和密切接触传播,接触病毒污染的物品也可造成感染,在相对封闭的环境中暴露于高浓度气溶胶情况下存在经气溶胶传播可能;由于在粪便、尿液中可分离到新冠病毒,应当注意其对环境污染可能造成接触传播或气溶胶传播。

391. 什么是空气传播?

带有病原微生物的微粒子(≤5 μm)通过空气流动导致的疾病传播。

392. 什么是飞沫传播?

带有病原微生物的微粒子(≥5 μm)在空气中短距离(1 m 内)移动到易感人群的口、鼻黏膜或眼结膜导致的传播。

393. 什么是接触传播?

病原体通过手、媒介物直接或间接接触导致的传播。

394. 新型冠状病毒肺炎的传染源及易感人群是哪些?

传染源:新型冠状病毒感染的患者、无症状感染者。

易感人群:人群普遍易感。

395. 什么是无症状感染者?

所谓"无症状感染者",是指新冠病毒病原学检测呈阳性,无相关临床表现,如发热、干咳、乏力、咽痛、嗅(味)觉减退、腹泻等可自我感知或可临床识别的症状与体征,且 CT 影像学无新冠肺炎影像学特征者。无症状感染者有两种情形:一是经 14 天的隔离医学观察,均无任何可自我感知或可临床识别的症状与体征;二是处于潜伏期的"无症状感染"状态。无症状感染者具有传染性,存在传播风险。

396. 如何管理无症状感染者?

对发现的无症状感染者应在 2 小时内通过中国疾病预防控制信息系统进行网络直报,并在 2 小时内转运至定点医疗机构进行集中隔离医学观察。如后续出现相关症状或体征需在 24 小时内订正为确诊病例。

应当在定点医疗机构进行集中隔离医学观察 14 天,原则上连续 2 次标本核酸检测呈阴性者(采样时间至少间隔 24 小时)可解除集中隔离医学观察,核酸检测仍为阳性且无相关临床表现者需继续集中隔离医学观察,在观察期间连续 2 次核酸检测阴性可解除集中隔离医学观察。集中隔离医学观察期间,应当开展血常规、CT 影像学检查和抗体检测;符合诊断标准后,及时订正为确诊病例。解除集中隔离医学观察的无症状感染者,应当继续进行 14 天的居家医学观察并于第 2 周和第 4 周到定点医疗机构随访复诊。

397. 什么是密切接触者?

密切接触者是指从疑似病例和确诊病例症状出现前 2 天开始,或无症状感染者标本采样前 2 天开始,与其有近距离接触但未采取有效防护的人员。

流行病学调查专业人员根据流行病学调查结果,结合相关部门提供的大数据信息,依据以下原则判定密切接触者:

(1) 同一房间共同生活的家庭成员。

(2) 直接照顾者或提供诊疗、护理服务者。

(3) 在同一空间内实施可能会产生气溶胶诊疗活动的医护人员。

(4) 在办公室、车间、班组、电梯、食堂、教室等同一场所有近距离接触的人员。

(5) 密闭环境下共餐、共同娱乐以及提供餐饮和娱乐服务的人员。

(6) 探视病例的医护人员、家属或其他有近距离接触的人员。

(7) 乘坐同一交通工具并有近距离接触(1 m 内)人员,包括交通工具上照料护理人员、同行人员(家人、同事、朋友等)。

(8) 暴露于被病例或无症状感染者污染的环境和物品的人员。

(9) 现场调查人员评估认为其他符合密切接触者判定标准的人员。

398. 新型冠状病毒肺炎有哪些临床表现?

以发热、干咳、乏力为主要表现。少数病例伴有鼻塞、流涕、咽痛和腹泻等症状。

重症患者多在发病后 1 周出现呼吸困难和低氧血症,严重者可快速进展为急性呼吸窘迫综合征、脓毒症休克、难以纠正的代谢性酸中毒和出凝血功能障碍。

399. 什么是聚集性疫情?

聚集性疫情是指 14 天内在学校、居民小区、工厂、自然村、医疗机构等小范围内发现 5 例及以上病例和无症状感染者。

400. 新型冠状病毒如何预防?

（1）控制传染源：早发现，早报告，早诊断，早隔离，早治疗。流行期间，中小学停止开课，小区实行封闭式管理，杜绝吃野生动物，杜绝一切聚会。

（2）切断传播途径：戴口罩，勤洗手，加强生活用具消毒，减少外出，尽量不使用公共交通工具，人与人之间保持 1 m 以上距离。

（3）保护易感人群：减少外出，合理膳食，加强锻炼，保持心情愉悦，不传谣、不信谣。

401. 新型冠状病毒肺炎护理要点有哪些?

（1）首先应及时入住定点医院。

（2）消毒隔离：做好飞沫隔离、接触隔离。

（3）发热护理：物理降温或遵医嘱予以药物降温。

（4）呼吸道护理：多喝水，保持室内温、湿度适宜，必要时遵医嘱予以雾化吸入对症治疗，指导拍背，促进排痰，保护呼吸道通畅。

（5）休息与体位：营造安静舒适环境，卧床休息。

（6）饮食护理：予以高蛋白、易消化、富含维生素饮食。

（7）心理护理：隔离期间，患儿及家长情绪易波动，医护人员应主动提供帮助，耐心解答家长疑问，加强疾病健康教育，缓解其紧张情绪。

（8）生活护理：协助患儿家长做好日常生活护理，如冲开水、取餐、处理生活垃圾等。

（9）病房管理：每日开窗通风 2～3 次，每次 30 分钟，使用空气消毒机或紫外线消毒每日 2 次，每次 1 小时，作 1000 mg/L 含氯消毒剂消毒门把手、床头柜、床单元。

（10）陪护管理：严格执行陪护管理制度，陪护 1 人，禁止互串病房，禁止更换陪护，陪护需无基础疾病，按要求佩戴口罩。

402. 公众预防新型冠状病毒肺炎的措施有哪些?

勤洗手、科学戴口罩、注意咳嗽礼仪、少聚集、文明用餐、遵守 1 m 线（距离）、常通风、做好清洁消毒、保持厕所卫生、养成健康生活方式、疫苗接种。

403. 疫情防控重点是哪"四类"人员?

确诊病例、疑似病例、有发热症状者、密切接触者。

404. 什么是流行性腮腺炎?

流行性腮腺炎是由腮腺炎病毒引起的急性呼吸道传染病，俗称"痄腮"。以腮腺肿大为临床特征,可并发脑膜脑炎和胰腺炎等,多在幼儿园和学校中流行,以 5～15 岁患儿较为多见,一次感染后可获得终身免疫。

405. 流行性腮腺炎的传染源及传播途径有哪些?

传染源:早期患者和隐性感染者均为传染源。腮腺肿大前 6 日至消肿后 9 日,能从唾液中分离出病毒,其传染期则约自腮腺肿大前 1 日至消肿后 3 日。

传播途径:主要通过飞沫传播、直接接触传播,也可以通过唾液污染的食具和玩具等传播。

406. 流行性腮腺炎有哪些临床表现?

潜伏期为 2～3 周,平均 18 天,常以腮腺肿大和疼痛为首发特征,伴有发热、头痛、咽痛、食欲不振、恶心、呕吐等。常见并发症有无菌性脑膜炎、脑炎、脑膜脑炎、睾丸炎、胰腺炎或卵巢炎。

407. 患流行性腮腺炎患儿的饮食需要注意什么?

以清淡、易消化、高热量的流质或软食为宜,禁食酸、辣、甜味过浓等刺激性、硬性食物,以免增加唾液分泌而加重疼痛,腹痛剧烈者需暂时禁食。

408. 流行性腮腺炎患儿腮腺肿大有何特点?

腮腺肿大以耳垂为中心,向前、下、后发展,状如梨形,边缘不清,伴有疼痛和热感。

409. 如何预防流行性腮腺炎?

(1) 控制传染源:早期隔离患者。

(2) 切断传播途径:流行期间幼儿园、学校等儿童集中的机构应勤通风、加强消毒,流行期间不串门,做好手部卫生,避免出入公共场所。

(3) 保护易感人群:接种腮腺炎减毒活疫苗。

410. 什么是一级防护?

穿戴一次性工作帽、一次性外科口罩和工作服、一次性隔离衣,严格执行手卫生,戴一次性乳胶手套。必要时戴面屏或护目镜,穿鞋套。适用于在医疗机构中从事常规诊疗工作的所有医、护、技人员。

411. 什么是二级防护?

穿戴工作服、一次性工作帽、防护眼镜或防护面屏、医用防护口罩、一次性防渗透隔离衣、防护服和一次性乳胶手套,必要时穿一次性鞋套。适用于医务人员在从事与患者有密切接触的诊疗活动,如留观室和隔离病房等。

412. 什么是三级防护?

在二级防护的基础上加戴全面型防护面罩或全面型呼吸防护器或正压式头套。适用于为患者实施吸痰、呼吸道采样、气管插管和气管切开等有可能发生患者呼吸道分泌物、体内物质的喷射或飞溅的工作时。

413. 标准预防的三个关键点是什么?

(1)一视同仁:所有病人的血液、体液、分泌物、排泄物都视为有传染性。

(2)双向防护:防止疾病从病人传至医护人员,防止疾病从医护人员传至病人。

(3)三种隔离:根据传播途径建立接触隔离、飞沫隔离、空气隔离管理措施。

414. 何为额外预防?

额外预防是在标准预防基础上,针对感染性疾病病原学特点和传播途径,以阻断接触传播、飞沫传播或空气传播途径为目的,而采取的针对性综合防控措施。

具体方法:

(1)基本防护:医务人员必须遵守的基本措施。

适用对象:诊疗工作中所有医务人员(无论是否有传染病流行)。

(2)加强防护:在基本防护的基础上,根据感染暴露的风险加强防护措施。

(3)严密防护:由于感染风险特别严重,在加强防护的基础上额外增加更为严密的措施。

防护对象:为甲类传染病、新发再发传染病或原因不明的传染病患者进行如气管切开、气管插管、吸痰等有创操作的医务人员;为传染病患者进行尸检的医务人员。

防护要求:在加强防护的基础上,增加使用全面型防护器等有效的防护用品。

总之,额外预防对于医务人员而言,在标准预防理念下,基于临床诊疗操作中不同的暴露风险,根据安全防护的需要而采取的一种适当安全的防护方法。

415. 什么是先天愚型(又称唐宝宝、唐氏综合征或 21-三体综合征)?

人体细胞内有 46 条染色体,由于某种原因(卵细胞老化、病毒、放射线等)染色体分裂未能恰到好处,致使患儿有 47 条染色体。一般是 21 号染色体由 2 条变为 3 条。细胞若发生这种变化,身体的整个情况也要发生变化,最主要表现是智力低下,这就叫先天愚型,又称 21-三体综合征或唐氏综合征,是小儿染色体病中最常见的一种,母亲年龄愈大的小儿,本病的发病率愈高。60%患儿在胎儿早期即夭折流产。

416. 先天愚型儿有何特征?

先天愚型患儿的主要特征为智能低下、体格发育迟缓和特殊面容。患儿眼距宽,鼻梁低平,眼裂小,眼外侧上斜,有内赘皮,外耳小,硬腭窄小,舌常伸出口外,流涎多;通贯手,身材矮小,头围小于正常,骨龄常落后于年龄,出牙延迟且常错位,头发细软且较少;四肢短,由于韧带松弛,关节可过度弯曲,手指粗短,小指向内弯曲。患儿在出生时即已有明显的特殊面容,且常呈现嗜睡和喂养困难。随着年龄增长,其智能低下表现逐渐明显,动作发育和性发育都延迟。

417. 家有先天愚型儿应注意哪些问题?

该类患儿智力低下,且易出现合并症。约 50%患儿伴有先天性心脏病。因免疫功能低下,易患各种感染,白血病的发生率也较正常小孩增高 10~30倍,伴随有脏器畸形变异的概率也较高,如消化器官畸形、眼异常、甲状腺疾病等。通常生下先天愚型儿对母亲打击很大,所以针对患儿母亲的精神护理尤为重要。

418. 如何避免生下先天愚型儿?

曾经生育过先天愚型儿的家庭都非常想了解下一胎宝宝的健康状况,可以肯定的是母亲年龄愈大,风险愈高。存在下述情况的也应进行遗传咨询:妊娠前后孕妇有病毒感染史,如流感、风疹;受孕时,夫妻一方染色体异常;妊娠前后,孕妇服用致畸药物,如四环素等;夫妻一方长期接触放射线和被污染的环境;有习惯性流产史、早产或死胎史的孕妇;夫妻一方长期饲养宠物。一般在妊娠 14~16 周时,对羊水进行染色体检查可以诊断患病与否。

419. 怎样对待先天愚型儿?

有的宝宝在出生时就有了明显的特殊面容,如眼距宽、眼裂向外上方倾斜、鼻短且鼻梁低平,以及"通贯手"、张口伸舌、流涎等表现。伴随着年龄的增长,智能低下表现逐渐明显。每个人的生命都是有尊严的,作为父母,不能因为追求完美或怕被别人耻笑而放弃对宝宝的照顾和关爱。有些家长选择丢弃来逃避对宝宝的监护责任,是完全错误的行为,家长要勇于承担,用加倍的爱来呵护这个不幸的生命。通过爱,从认知、语言、运动、精细动作及社会适应能力方面进行早期干预,多数患儿也可以和正常人一样学习、生活和工作。当然,对于这样的宝宝,学校和社会也应付出更多的爱与支持。

420. 何为黏多糖贮积症?

本病为遗传性疾病,属溶酶体病。这是由于溶酶体中一些酶缺乏或功能缺陷,使酸性黏多糖在体内不能完全降解,而致不同的黏多糖在各种组织内沉积,引起临床表现不完全相同的一组疾病。以骨骼改变构成其临床特征,除了影响骨骼还会影响 CNS、心血管、肝、脾、关节、肌腱皮肤、面容的改变等。

421. 黏多糖贮积症有哪些临床表现?

(1)粗糙面容:面容丑陋,表现为舟状大头畸形、额隆突、眼距宽、鼻梁塌陷、鼻尖宽、大鼻孔、嘴唇肥厚且常呈张口状态,舌增大外伸,耳垂较厚,其面容近似古代建筑物上的狮身面像。

(2)角膜混浊:随着疾病的进展,角膜混浊逐渐明显严重。角膜浑浊常出现于 3 岁左右,进展至失明。

(3)关节僵硬:累及大关节,如肘关节、肩关节及膝关节,使这些关节的活动度受限;手关节受累,显示出"爪形手"的特征。

(4)身材矮小:患者脖子短,脊柱后凸。

(5)肝脾增大:腹部膨隆,腹腔压力大导致脐疝和腹股沟疝,手术修复后仍易复发。

(6)智力落后:患儿在 1 岁左右可能就表现有智力落后,最好的智力水平也只有 2～4 岁正常儿童的水平,智力障碍明显并且存在进行性加重。

(7)心肺:大部分患儿的心脏累及在疾病的后期,表现为瓣膜病,可导致淤血性心衰。一般在 10 岁之前死于肺炎和心力衰竭。

(8)其他:耳鼻喉部特点常有慢性复发性鼻炎,呼吸粗,睡眠打呼噜,慢性阻塞性呼吸暂停,讲话声音粗,重型患儿常有慢性听力缺失。

422. 什么是苯丙酮尿症?

苯丙酮尿症(PKU)是一种常见的氨基酸代谢病。苯丙氨酸代谢途径中的酶缺陷,使得苯丙氨酸不能转变成为酪氨酸,导致苯丙氨酸及其酮酸蓄积并从尿中大量排出。患儿出生时大多表现正常,新生儿期无明显特殊的临床症状,部分患儿可能出现喂养困难、呕吐、易激惹等。未经治疗的患儿 3～4 个月后逐渐表现出智力、运动发育落后,头发由黑变黄,皮肤白,全身和尿液有特殊鼠尿味,常有湿疹。2/3 的患儿有轻微的神经系统体征,如肌张力增高、腱反射亢进、小头畸形等,严重者可有脑性瘫痪。约 1/4 的患儿有惊厥,常在 18 个月之前出现,可表现为婴儿痉挛性发作、点头样发作或其他形式。

423. 苯丙酮尿症宝宝饮食上应注意什么？

对于苯丙酮尿症患儿须采用低苯丙氨酸饮食。患儿出生后及时发现，立即给予特殊饮食治疗，这对宝宝的生长发育，尤其是智力发育非常重要。在新生儿及婴儿期可喂特制的低苯丙氨酸奶粉，到幼儿期添加辅食时，则以淀粉类、蔬菜（豆角、豇豆、大豆、绿豆、芸豆等豆类不能吃）、水果等低蛋白质食物为主。对糖、脂肪、维生素、矿物质的需求与普通儿童一样。淀粉类食物主要有粉条、凉粉、藕粉、土豆、马蹄、山药、白薯、木薯、芋头、南瓜等；糖类包括白糖、葡萄糖、果糖、乳糖、麦芽糖等；脂肪类主要指各种植物油。

424. 儿童口吃是怎么回事？

口吃的确切原因目前还不十分清楚，部分儿童是在言语发育过程中不慎学习了口吃，或与遗传以及心理障碍等因素有关。口吃可表现为重复说初始的单词或语音、停顿、拖音等。部分儿童可随着成长自愈，没有自愈的口吃常常伴随至成年或终生，通过训练大多数可以得到改善。

425. 新生儿缺氧缺血性脑病会造成患儿脑瘫吗？

新生儿缺氧缺血性脑病在临床上分为轻、中、重度三种类型，其中轻度的是没有后遗症的；中度缺氧缺血性脑病的患儿是否有后遗症与脑损伤的程度有关；而重度缺氧缺血性脑病的部分患儿在新生儿期死亡，存活的患儿中发生后遗症的比例非常高。脑瘫是本病后遗症的一种，其他后遗症还包括癫痫、智力低下、行为异常、运动发育迟缓、学习困难等。缺氧是发生新生儿缺氧缺血性脑病的核心，缺氧的程度及持续时间长短是病情是否严重的关键。一般来说，患儿的症状持续时间越短，恢复得越快，有后遗症的可能性就越小。

426. 新生儿缺氧缺血性脑病的家庭护理应注意什么？

缺氧缺血性脑病患儿出院后必须在医生的指导下进行按时随访和干预。随访早期一般为每个月 1 次，后期根据宝宝的干预情况可适当延长，家长的家庭康复干预措施，主要从运动、认知、语言和生活交往能力训练 4 个方面进行。家长需要坚持定期随访，并能在医生的指导下进行各种康复运动的学习，积极配合医生给予干预。

427. 什么是自闭症？

自闭症归于孤独症谱系障碍（ASD），是根据典型孤独症的核心症状进行扩展定义的广泛意义上的孤独症，包括典型孤独症、不典型孤独症、阿斯伯格综合征等。儿童孤独症也称儿童自闭症，是一类起病于 3 岁前，以社会交往障碍、沟通障碍和局限性、刻板性与重复性行为三个方面为主要特征的心理发育障碍，是广泛性发育障碍中最具代表性的疾病。不典型孤独症是因为很多患儿未必在上述三个方面都有明显的缺陷（比如未必有刻板的行为），够不上典型孤独症的诊断标准，但是在社会行为和交流能力方面是有比较明显的缺陷，所以引入到孤独症谱系障碍中。

428. 自闭症有哪些表现？

婴儿期：患儿回避目光接触，对他人的呼唤及逗弄缺少兴趣和反应，没有期待被抱起的姿势或不愿意被抱起时身体挣扎僵硬的姿势、不愿与人贴近，缺少社交性微笑，不观察和模仿他人的简单动作。

幼儿期：患儿仍然回避目光接触，呼之常常不理，对主要抚养者常无依恋，缺少恐惧感，缺乏与同龄儿童交往和玩耍的兴趣，不会通过目光和声音引起他人的注意，不会与他人分享快乐，不会寻求安慰。

学龄期：随着年龄增长和病情的改善，患儿对父母、同胞可能变得有感情，但缺乏与他人主动交往的兴趣和行为。虽然部分患儿愿意与人交往，但交往方式和技巧依然存在问题，常常自娱自乐，独来独往，我行我素。

429. 如何指导自闭症患儿语言功能训练？

（1）呼吸训练：在练习呼吸中加强口吐气动作训练，反复示范及时予以正性强化，为顺利发音打好基础。

（2）口型和发音训练：反复演示训练患儿抿嘴、撅嘴、吹气、吸气，并用手拍打嘴唇发"啊"音。

（3）单词训练：从模仿说出实物的名称开始，首先选择患儿感兴趣的食品或玩具，待能说出实物名称时，可过渡到卡片，对一些动词可加动作去帮助学习。

（4）句子训练：可根据患儿的一些要求进行，开始简短句，以后逐步延长，最后加入一些表示礼貌客套的词汇等。

（5）复述和对答能力的训练：可利用画书或日常情景训练对答能力。

（6）朗读文章及表达能力训练。

（7）语言理解能力训练，让患儿从若干卡片中找出要求的卡片以增加理解能力。

430. 如何指导自闭症患儿进行行为训练？

（1）目光沟通：训练患儿学会用眼睛去注视物品，学会与他人对视，当患儿能用目光注视物品时应立即予以奖励，逐步培养患儿的注意理解能力。

(2) 模仿动作：姿势性语言的学习和表情动作的理解训练，教患儿循序渐进地示范拍手、伸手、举手、踏步、点头、摇头、笑、哭、兴奋等，同时让患儿模仿，反复训练，直至能正确辨别和理解。

(3) 社会交往能力：利用游戏及参加集体活动，使患儿逐渐学会如何与他人进行交往，完成日常活动，为今后自立打好基础。

431. 什么是智力低下？

精神发育迟滞又称智力低下，即智力水平明显低于同龄正常儿童水平（智商 IQ 低于人群均值 2.0 标准差）同时伴有适应行为障碍的患儿。正常人平均智商（IQ）为 100 分。

432. 智力低下有哪些临床表现？

智力低下的临床表现根据智商及社会适应行为分四个等级：

(1) 轻度（四级）：IQ 值 55～70 分，生活能自理，能承担一般的家务劳动，学习方面存在不同程度的困难，但大多数患儿能完成小学阶段的基本学习，对周围环境有较好的辨别能力，能适当地与人交流。

(2) 中度（三级）：IQ 值 40～55 分，生活部分自理，能做简单的家务劳动，可以在特殊教育学校或班级接受以日常生活为主的功能性教育，但阅读、计算及对周围环境辨别能力差，能以简单方式与人交往。

(3) 重度（二级）：IQ 值 25～40 分，适应行为差，生活不能自理，需要他人照顾，运动、言语发育及与人交往能力差。

(4) 极重度（一级）：IQ 值＜25 分，适应行为极差，面容呆滞，终生需要他人照料全部的生活。

433. 什么是注意力缺陷多动障碍？

注意力缺陷多动障碍（ADHD）是儿童期常见的一类心理障碍，表现为与年龄和发育水平不相称的活动过度、注意力缺陷、任性、易冲动的一组综合征。

434. 注意力缺陷多动障碍有哪些临床表现？

患儿注意力不集中、易受环境影响，学习或做事往往心不在焉、有始无终，常伴有语言表达能力差、学习困难，但智力正常。活动过度，患儿表现兴奋多动、爬高爬低、不得安宁，听课时小动作不停等，时常干扰别人活动，引人厌烦。任性冲动、情绪不稳定，缺乏克制能力。

435. 如何纠正注意力缺陷多动症患儿行为？

对于注意力缺陷多动障碍患儿可进行注意力的训练，具体可以参考以下几种方法：

（1）对偶练习法：一起让患儿识记两种彼此相关的资料，然后让患儿依据一种资料回想相关的另一种资料。

（2）按次练习法：让患儿按次识记一些资料，然后遮住资料并逐个把资料内容显露出来，每显露出一个资料，让患儿回想出下面紧接着的内容。

详细练习举例：① 成人找出一些图片，先把图形用纸片遮住，然后按从上到下的序次一个个显露出来让患儿识记；② 给患儿看 3 遍后，把图遮上，然后每暴露一个，让患儿说出下面一个是什么；③ 让患儿看方框中的数字 1 分钟，然后遮上数字，并按从左到右的序次把数字显露出来，每显露 1 个数字，让患儿说出它右边的数字（若是患儿第一遍完成欠好，可重做）。

（3）刺进练习法：先让患儿识记一些资料，识记完后不立刻让患儿回想，而是接着让患儿做一些其他的事，然后再让患儿回想前面识记过的内容。

（4）数字练习法：这种练习法的意图是，经过让患儿回忆很多的数字，到达开展回忆才能的目的。数字是最难回忆的资料，因此也是一种最棒的练习回忆才能的资料。

（5）频度练习法：重复向患儿出示一些资料，其中有一部分资料屡次呈现，让患儿记住这些资料呈现的次数。

详细练习举例：家长预备 7 种动物的图片，如兔子、狗、马、羊、老虎、大象、长颈鹿。然后按此序依次呈现给患儿看，每个图片 1 秒钟。再让患儿说出兔子和大象的图片呈现过几次（如患儿完成欠好，可重复做）。

436. 何为脑瘫？

脑瘫是指自受孕开始至婴幼儿期非进行性脑损伤和发育缺陷所导致的综合征，主要表现为运动障碍及姿势异常。常伴有感觉、认知、交流、行为等障碍和继发性骨骼、肌肉异常，并可有癫痫发作。

437. 怎么给脑瘫宝宝进行日常生活姿势的护理？

一般以侧卧位为主，不宜长时间采用仰卧位，部分宝宝也可以采用俯卧位。侧卧位时，要定时左右侧更换，可以缓解肌肉痉挛，宝宝双手易伸向中位线，有利于其上肢运动的发育。俯卧位时，应在宝宝的胸前部放一圆柱枕，此种姿势能提高宝宝头部的控制能力及保持身体各部的对称。正确的抱姿：怀抱宝宝时要使其头和躯干处于身体的中位线，避免歪向一侧，同时要抑制其异常姿势，家长每次抱的时间不宜过长。

438. 如何早期发现宝宝是脑瘫?

脑瘫因为是早期脑损伤和发育缺陷所导致的综合征,因此在其发育过程中与正常宝宝有所不同,家长可以从以下几个方面仔细观察:脑瘫患儿在新生儿期不会吸吮,吸吮无力,拒乳,或表现为吸吮后疲劳无力,进食少而发生体重不增加或增加缓慢;有的患儿出生后安静少动,哭声微弱或持续哭吵;肌能力异常,有的患儿全身发硬,像小木偶,头背屈或头偏向一侧,长到1~3个月时,还可看到紧握拳、拇指收,面部表情淡漠、竖头不稳,俯卧位不能抬头;4~5月时,眼睛不灵活,不会追视物体,不注意看人,表情呆板,不会翻身,俯卧位抬头小于90°,不主动伸手抓物或只用一只手抓物;6个月后异常姿势明显,如手仍握拳、足尖着地、双下肢交叉等,同时伴有明显的运动发育落后。

439. 有哪些游戏可以训练宝宝发声器官?

(1)吹纸人游戏:用图画纸做一个小人,让宝宝把它吹倒,学会用力吹,慢慢增加难度,吹越来越难的东西。宝宝之间比赛看谁吹的时间长,吹得最高。

(2)嚼口香糖游戏:准备好口香糖,让宝宝闭着嘴嚼。宝宝之间比赛看谁嚼的时间长。

(3)舔盘子游戏:在盘子里放上牛奶、果汁、奶酪等,让两个宝宝分别用舌头舔干净,看谁舔得最干净。(注:这3个游戏最好在1对1的宝宝间进行。)

440. 有哪些方法可以训练宝宝的精细动作?

(1)夹物训练:父母或教师在一个盒子里放上一些小的物品,如石子、花生米等,让婴幼儿用镊子或筷子夹出放到地上,夹完后再重新把地上的夹回到盒子中去,如此反复。在此过程中被夹出的物体也应由大变小、由少变多,同时可以让宝宝感受其中的乐趣。

(2)拧旋训练:拿一些螺丝让婴幼儿拧紧或放松,或者拿些用过的瓶子让他们拧紧或旋开瓶盖。

(3)拨算盘训练:拿一个算盘,让婴幼儿用手把算珠拨上拨下,既可一个个地拨,又可同时拨动几个或一排、几排。既可用一只手去拨,又可用两手同时在算盘上拨动。

441. 日常有哪些益智玩具可以开发儿童的智力?

(1)串珠类:6个月大的宝宝已经能够感受颜色的变化,并能动手触摸,这时妈妈们可以对宝宝进行颜色和数量的初步培养,同时可以让宝宝感受形状的变化,无数的变化让宝宝充满兴趣。

（2）积木：8 个月大的婴儿已认识玩具、家具等多种物品，了解到有些物体是软绵绵的，有些是硬邦邦的，有些有棱有角的，有些是圆滚滚的。面对积木，婴儿会开始运用两只小手，让积木相碰会发出响声，让一个叠在另一个上增高等。

（3）音乐桌：所有的幼儿都爱音乐，18 个月以后的幼儿已懂得选择自己喜爱的音乐类型，这时候可以让宝宝自己创造音乐了。给宝宝准备一个音乐桌，让宝宝发挥创造力和音乐感悟，弹出悦耳的音乐来。

442. 学龄前儿童说话不清楚是怎么回事？

6 岁儿童说话不清楚应该属于语言发育迟缓。部分儿童属于构音障碍，如发音器官畸形导致口腔腭裂、唇裂及舌体畸形，对于此类儿童，手术治疗后进行语言训练。儿童语言发育迟缓是指儿童在生长发育过程中，其言语发育落后于实际年龄的状态。最常见的病因有大脑功能发育不全、自闭症、脑瘫等。这类儿童通过言语训练虽然不能达到正常儿童的言语发育水平，但是早期训练、干预能提高语言发音水平，而且还能促进患儿的社会适应能力。

443. 脑炎恢复期居家怎么护理？

（1）生活护理：帮助意识不清及肢体活动障碍的患儿定时翻身，要严密观察其全身皮肤，按病情需要加强口腔护理、洗头、沐浴、更换衣物，定时修剪指甲、保持患儿清洁无异味。对能经口进食少量食物但吞咽动作不协调患儿，进行面部及口腔肌群按摩，促进其吞咽功能恢复。

（2）功能训练：对肢体活动障碍的患儿，卧位时予以肢体功能位，定时按摩、活动关节，鼓励主动运动；多给予表扬，增强患儿的自信心，培养患儿认知与生活能力。根据患儿智力障碍程度选择不同大小、颜色、形状、功能的卡片、玩具等实物，以启发患儿的智力发育，加强动作训练，提高生活自理能力。

（3）言语交流能力培养：教会患儿一些简单的词语，安排适当的集体活动，让患儿体会和人简单交流的快乐，有利于提高智力，促进交往及社会适应能力。

444. 脑炎恢复期如何进行健康指导？

合理饮食，加强营养，增强体质。保持充足的睡眠和良好的心态。注意卫生，防止继发感染。对意识障碍的患儿，家长要有耐心，经常给患儿讲一些过去的事情，唤起其记忆力，对意识清醒的患儿，要关心、体贴，增强患儿自我照顾的能力和信心。日常生活中对患儿进行肢体训练时，动作要轻柔，防止造成损伤。家长要积极配合各种康复治疗，减少或减轻患儿后遗症的发生。

445. 小儿咳痰带血丝是怎么回事？

小儿咳痰带血丝可能是因为鼻黏膜或者咽喉部有充血，而咳嗽时会导致毛细血管破裂，破裂后就会有少量血附在痰上面。如果次数不多，可以先观察，但是如果痰中带血是和痰混在一起的血或者血量较大、次数较多，建议要到医院做进一步的检查，以判断是否为肺部实质性病变。

446. 葡萄球菌性烫伤样皮肤综合征的患儿皮肤如何护理？

（1）保持床褥柔软、平整、干燥，保持皮肤清洁，衣服质地柔软宽松，避免摩擦。

（2）全身破溃处先用碘伏消毒，再用百多邦外涂预防感染。

（3）帮助患儿勤剪指甲，以防抓破皮肤而产生继发感染。

（4）房间不要太热，以免出汗后汗水会刺激皮肤。

（5）定期观察皮肤变化，如有无破溃、渗出等，发现异常情况应立即告知医生。

447. 小儿静脉输注人免疫球蛋白后多久才能打疫苗？

静脉输注人免疫球蛋白是一种免疫球蛋白，可能影响到疫苗正常的应答力的产生，一般主张使用人免疫球蛋白后至少要间隔 6 个月再接种疫苗。

448. 小儿患了疱疹性咽峡炎不吃东西怎么办？

疱疹性咽峡炎是一种柯萨奇病毒感染的疾病，因为疼痛会影响小儿进食，治疗上主要以抗病毒治疗为主，同时喷利巴韦林气雾剂或七味清咽气雾剂局部应用，注意多饮水、多休息、多喝瓜果蔬菜鲜榨汁，补充维生素，养成良好的起居作息习惯，禁忌辛辣煎炒食物，宜温凉流质或半流质清淡饮食。若疼痛厉害，不能进食者，需到医院就诊，根据医嘱可以局部应用利多卡因以缓解疼痛。

449. 小儿发热后身上起疹子是怎么回事？

这种情况很可能是幼儿急疹，幼儿急疹又称为玫瑰疹，多见于 6～18 个月龄的小儿，属于病毒感染。主要表现为突发性的高热，体温突然升高，可达 39 ℃，甚至可高到 41 ℃，高热持续 3～4 日后，体温骤降，热退后全身出现皮疹，开始出现在颈部和躯干，逐渐蔓延至全身，皮疹大约在 24 小时以内出齐，出齐后 1～3 天内完全消退，消退后无脱屑，无色素沉着。在发病期间，宝宝的精神状态良好，可以有轻微的流涕、咽部疼痛等呼吸道症状，也会伴有恶心、呕吐等。

450. 小儿在医院看病时，如何预防交叉感染？

（1）家长最好选择门诊患者较少的时间段就诊，避开高峰期。

（2）带宝宝先到综合服务台或者预检分诊台，让分诊护士对宝宝进行初步检查判断。

（3）呼吸道疾病高发期最好给宝宝戴上口罩，候诊时带宝宝到人少且通风较好的地方等候，避免让宝宝随意触摸医院的座椅，尽量避免宝宝与其他生病的小朋友近距离接触。

（4）就诊结束后尽快离开医院，不逗留。

（5）从医院回家后，第一件事就是用洗手液洗手，流动水冲洗干净宝宝和陪同家属的手并更换外衣。

451. 流感咽拭子采样的目的是什么？

流行性感冒（简称"流感"）是流感病毒引起的急性呼吸道感染，是一种传染性强、传播速度快的疾病。其主要传播途径是通过空气中的飞沫、人与人之间的接触或与被污染物品的接触而传播。咽拭子采样的目的是从咽部和扁桃体取分泌物作细菌培养或病毒分离，协助临床诊断；在医院门诊进行流感样病例做咽拭子采样的患儿，若培养结果为阳性，疾控中心会电话通知患儿家长。

452. 小儿有时斜着眼看东西是斜视吗？

不一定是斜视，当患儿存在眼球震颤、倒睫毛、屈光不正、麻痹性斜视等眼睛问题或是斜颈时，都有可能出现喜欢侧着头将眼睛斜向一个方向看，家长应带患儿到医院尽早就诊，明确病因后及时治疗。

453. 什么是性早熟？

青春期的开始时间一般为女孩 9～12 岁，男孩 10～13 岁。性早熟是指青春期发育开始的年龄早于根据已确立的正常标准所预期的年龄。通俗来讲，女孩在 8 岁之前、男孩在 9 岁之前呈现内外生殖器快速发育以及第二性征呈现的现象，或者女童 10 岁以前出现月经的情况就可被定义为性早熟。

454. 性早熟患儿生活应注意什么？

（1）早睡，睡觉时关灯。

（2）吃自然食物，不喝饮料。

（3）加强有氧运动，如跳绳、游泳、打球等。

（4）不看或少看爱情剧。

（5）不吃含雌激素多的食物，如豆奶、豆浆等。

455. 什么是性发育迟缓？

一般认为女性在 14 周岁（也有人认为 13 周岁）、男性在 15 周岁时，仍未有性发育征象应考虑为性发育迟缓。性发育迟缓不可忽视,需及时就医治疗。

456. 打完镇静剂对患儿有不良影响吗?

打镇静剂是根据患儿的年龄或体重计算的,不会超量,选择的药物是儿童常用的,使用一次镇静剂后短时间内患儿嗜睡、步态不稳,但随着时间的延长,机体会代谢排除,无任何后遗症,不会对患儿产生不良影响。

457. 患儿洗胃后,什么时候可以吃东西? 可以吃哪些食物?

洗胃后 2 小时先试饮水,无呕吐、哭闹等不适,可以进食流质、半流质温凉饮食,如牛奶、粥、面条等。

458. 宝宝发烧可以开空调吗?

可以。但空调温度与室外温差不可过大,风口不可对着宝宝直接吹,早、中、晚开窗通风 15~30 分钟。

459. 宝宝咳嗽可以吃蜂蜜吗?

1 岁以上普通感冒的咳嗽患儿(尤其是干咳)可以应用蜂蜜止咳,用法是 2.5~5 mL 直接或稀释后口服;1 岁以下和消化道屏障有功能异常的儿童不宜食用蜂蜜,原因是摄入蜂蜜有肉毒杆菌中毒的风险。

460. 宝宝吃了退烧药不退烧时怎么办?

首先确定退烧药的开瓶日期和储存方式(开瓶后 1 个月内放冰箱冷藏保存),保证药物在有效期内;若退烧药是混悬剂,服前应摇匀。服退烧药后一般 30~60 分钟患儿有出汗时就是退烧的表现。患儿发烧时在其手脚温暖的情况下,要适当给患儿解衣散热,密切观察体温变化。

461. 宝宝发烧可以洗澡吗?

可以。温水洗澡是物理降温的一种方法,但洗澡时间不可过长,避免受凉。

462. 宝宝咯血是怎么回事?

(1)咯血是指喉、气管、支气管及肺部的出血。血液经咳嗽由口腔内咳出,可以表现为痰中带血丝、痰血相混或咳出大量新鲜血液。

(2)引起儿童咯血的原因很多,常见的有支气管扩张、肺结核、支气管腺瘤、肺炎、肺含铁血黄素沉着症等。

(3)需要注意的是咯血要与口腔、咽、鼻腔以及胃部出血相鉴别。口咽部出血,口腔内多可见出血灶。胃内出血表现为呕血,伴有恶心、呕吐等症状,呕出物为咖啡色血性物,可含有食物。鼻腔后部出血,会向后流入患儿口中,也表现为血从口咽部咳出，故应注意鉴别诊断，防止误诊。

463. 呕血宝宝出院后如何护理？

（1）呕血宝宝出院后居家护理时以休息为主，合理安排作息时间，适当活动。因为适当的户外活动可以增强宝宝的体质。

（2）饮食以温凉流质饮食为主，禁食坚硬的粗纤维类食物，食物中适当添加含铁物质，如菠菜、红枣，防止贫血的发生。

（3）遵医嘱添加铁剂、叶酸、维生素 B_{12}，忌用可以诱发或加重溃疡病症状的药物，如水杨酸类、利血平及激素类药物。注意食具卫生和食物新鲜。

464. 荨麻疹会传染吗？

荨麻疹不会传染。荨麻疹一般分为急性荨麻疹和慢性荨麻疹。急性荨麻疹一般由过敏引起，轻者只见红斑，风团瘙痒；重者可见胸闷、腹痛甚至休克等症状，一般抗过敏治疗即可，可以口服抗过敏的药物，如地氯雷他定；病情较重可肌肉注射激素类药物，如地塞米松。慢性荨麻疹除了过敏引起还可能与免疫有关，应该坚持每天都服用抗过敏的药物，同时加用调节免疫的药物，如匹多莫德口服液。

465. 什么是小儿"捂热综合征"？

小儿捂热综合征又称"婴儿被捂缺氧综合征"，是由于过度保暖、捂闷过久引起的婴儿高热、缺氧、大汗、脱水、抽搐、昏迷乃至呼吸循环衰竭的一种冬季常见急症，好发于每年 11 月至次年 4 月，特别是新生儿。

温馨提示：婴儿体温中枢未发育完善，因此体温不恒定，无法在一定范围内自行调节，家长不可主观地认为患儿冷而乱添加衣被，以免造成婴儿"捂热综合征"。

466. 何为高压氧疗？

高压氧治疗是一种特殊而有效的供氧方法，对脑外伤恢复期患儿治疗的效果是肯定的。治疗颅脑外伤恢复期患儿与病程的长短密切相关，发病时间越短，治愈率越高。宝宝缺血缺氧性脑病通过高压氧治疗从周边正常脑组织向病灶区域供血，改善宝宝脑部缺氧缺血症状。

适应证：① 各种中毒，如一氧化碳中毒、二氧化碳中毒、硫化氢中毒、氢化物中毒、氨气中毒等；② 溺水、自缢、电击伤、麻醉意外以及其他原因引起的脑缺氧、脑水肿、减压病等；③ 心血管系统：冠心病、心绞痛、心肌梗死、心源性休克。

467. PICU 是什么场所？它和普通病房的区别在哪里？

PICU（儿童重症监护室）是危重患儿集中救治的场所，拥有先进的监护设备和精密的抢救仪器，各医疗机构会在人力、物力以及技术上给予最佳保障，也是衡量一家医疗机构救治水平的主要指标。

PICU 和普通病房的区别在于：

（1）仪器设备配置更多、更全、更先进。例如，多功能监护仪、呼吸机、注射泵、输液泵、除颤仪、喉镜、脑电图机、血气分析仪、B 超机、血液净化机等。

（2）环境要求更高。危重患儿身体各项机能低下，抵抗力弱，感染风险高，因此，病室内每日需要定时空气消毒，根据监护室的级别设置循环风或者层流。

（3）实行无陪护管理。PICU 室内设备仪器众多，需要更多的空间放置和维持稳定的工作状态，无陪护管理是为了减少人流量，便于建立开阔的监护、抢救场地，另外，也减少了患儿感染的机会。

（4）PICU 住院费用高。因患儿病情危重，需要医护人员 24 小时持续监护、随时需要抢救；另外，进行检查、治疗的项目也较普通病房的患儿更多，因此，住院费用相应较高。

468. PICU 为什么限制人员进入？

入住 PICU 的患儿病情重，身体各项机能低下，抵抗力弱，因此，若环境中人流量多，就会多一分感染的机会；室内设备仪器多，患儿躯体上各种管道多，这些都需要更多的空间安置并维持稳定的工作状态；限制人员进入也是为了创造一个相对安静、宽阔的环境，便于观察病情和抢救治疗。

469. 为什么患儿进入 PICU 后，需要家长签字的项目比普通病房的多？

因为 PICU 是一个封闭式场所，家属不宜随时进出。为保障患儿治疗护理及时、安全，需要家属全程参与患儿安全管理，针对一些特殊治疗、侵袭性操作，医护人员和家属共同承担风险，家属有知情同意权，故需要签字。

470. 患儿住进了 PICU，什么时间可以探视？

PICU 是一个重症患儿集中抢救场所，对环境要求高，限制人流量。一般会要求在规定时间探视，有特殊情况，会随时带领家长探视。探视时一般每位患儿限两位家长进入病房，且应穿戴专用隔离衣及鞋套，由医护人员引导进入病房。在目前的"新冠"疫情期间，常规探视取消，实行弹性探视，且要求探视家长无疫情地区接触史且咽拭子核酸检测为阴性，才能进入监护病房探视。

471. 无陪护病房患儿家长需要一直在 PICU 门口等待吗？

PICU 实行无陪护管理，患儿进入重症监护室后，有专业的医护人员 24 小时持续监护,发现异常情况及时进行检查、治疗和抢救,因此,在医护人员详细了解患儿的病史、进行入院宣教后,家长就可以离开病房,无需在病房门口长时间等候,只需要保持手机 24 小时畅通,以方便医生与患儿家长沟通。如有特殊情况,医护人员会电话联系患儿家长来院。

472. 患儿什么时候可以出 PICU?

符合以下情况,患儿可以出 PICU:

(1) 血流动力学参数稳定。

(2) 呼吸状况稳定,患儿拔管后动脉血气维持正常。

(3) 最低的吸氧要求符合普通病房的规则。

(4) 无需静脉应用强心药、血管扩张剂、抗心律失常药。

(5) 慢性机械通气病人其危重病程已逆转,其他方面稳定,可以转到指定病房进行常规管理。

(6) 已脱离危险且普通病房有病床。

473. 重症患儿为什么需要留置中心静脉置管?

中心静脉血流量大,流速快,建立中心静脉置管后,如果输入高浓度电解质、高渗透压药物可以很快被血流稀释,这样可以减轻刺激性药物对血管的刺激和损伤。重症患儿因病情危重往往需要长期静脉治疗、静脉营养、输入高浓度电解质以及各种刺激性的药物等,因此,需要留置中心静脉置管。

474. 重症患儿为什么需要约束?

约束具有两方面作用,一是危重患儿往往身上留置着大量的管道,如中心静脉置管、气管插管、颅内引流管、空肠营养管、胸引管等,而这些管道都对患儿的救治具有重要的作用,但患儿因年龄差异无法理解管道的重要性,可能会随意抓、拽管道,一旦脱落,可能会导致致命的后果。因此,需要给予适当的约束。一般选择的是专用小儿约束带,约束后医护人员会定时观察约束肢体的情况,保证患儿安全。二是限制不合作患儿肢体或身体活动,防止撞伤、坠床等意外发生,确保患儿安全及各项治疗、护理顺利进行。

475. 重症监护室的患儿为什么要镇痛、镇静?

主要有以下几点原因:① 患儿由于受疾病的影响生活不能自理,各种有创诊治的操作;② 自身伤病的疼痛;③ 环境因素,如灯光长明,昼夜不分,睡眠剥夺,肢体约束,各种噪音等;④ 隐匿性疼痛,如气管插管及其他各种插管,长时间的卧床以致对未来命运,如对疾病预后的担忧,对死亡的恐惧以及对家人的思念；⑤ 因"无助"和"恐惧"而躁动和挣扎有可能会危及生命。

适当的镇痛与镇静治疗是特指应用药物手段以消除病人疼痛，减轻病人焦虑和躁动，催眠并诱导顺行性遗忘的治疗。选择恰当的镇痛、镇静措施去除或减轻导致疼痛、焦虑和躁动的诱因，有利于患儿疾病康复，减少不良的心理体验。

476. 镇静对患儿有危害吗？ 过度镇静会有哪些危害？

一般适度镇静对患儿是没有伤害的。护士是遵医嘱予镇痛、镇静，对于合并疼痛患儿，在实施镇静之前会先给予充分的镇痛治疗。而且医生根据镇痛、镇静效果不断调整剂量，及时观察评估镇痛、镇静的效果。同时医护人员在对患儿实施镇静过程中实行每日唤醒计划，为避免药物蓄积和药效延长，会每日定时中断镇静，以评估患儿的精神和神经功能状态，从而减少用药量，减少机械通气时间和重症监护室停留时间，减少患儿在机械通气时对呼吸机的对抗，增加舒适感，且苏醒迅速、完全，对呼吸循环系统无明显影响。但要注意避免过度镇静。

若过度镇静则会对患儿产生不同程度的影响，其主要危害表现为：昏迷、呼吸抑制、撤机困难、麻痹性肠梗阻、低血压、心动过缓、免疫抑制、肾功能不全、深静脉血栓形成、尿潴留、皮肤瘙痒等。

477. 镇静、镇痛药物会影响患儿的智力吗？

目前临床上使用的镇静、镇痛药物都是经过临床试验，其安全性能够得到保证的。医生会根据患儿的病情选择最小的治疗剂量，使用过程中医护人员会严密评估患儿对药物的反应，随时调整药物剂量或停药；该类药物一般代谢较快，停用以后，很快经过肝、肾代谢出体外，少数患儿使用后会出现短期的戒断症状，经过 1 周左右会恢复正常。因此，对患儿智力没有影响。

478. 呼吸机有什么作用？

呼吸机是一种机械装置，可以有效地替代、控制、辅助患儿的呼吸，达到增加通气量、改善气体交换、维持呼吸功能、减轻呼吸做功的作用。普遍用于各种原因所致的呼吸衰竭、手术期间的呼吸管理、呼吸支持治疗和急救复苏中，它是目前重症监护室常用的急救手段。

479. 带呼吸机的患儿为什么要抬高床头？

床头抬高可以使患儿的膈肌下降，增加胸腔的容积，有利于气体的交换，改善患儿舒适度，同时减少重症患儿胃内容物返流和误吸。根据临床研究结果显示，带呼吸机的患儿抬高床头达到30°可以有效预防呼吸机相关性肺炎的发生。

480. 带呼吸机的患儿为什么要静脉泵入镇痛、镇静药物？

机械通气时，需要在人体正常的呼吸通路上留置了气管插管，这会引起患儿极度不适。带呼吸机期间不能耐受，引起躁动、人机对抗，增加了患儿的代谢及氧耗，加重了器官组织的缺氧，严重者甚至造成医疗意外而危及生命。因此，在机械通气期间应给予适度镇痛、镇静，有助于患儿顺利地接受治疗、克服焦虑、诱导睡眠和遗忘。

481. 撤离呼吸机后，为什么有的患儿发不出声音？

上呼吸机的患儿均需要经口或鼻腔进行气管插管，这根管道穿过咽喉部留置在气管内，在插管时，随着气管插管的推送，不可避免地会触及声带，当声带有轻微的损伤或者因为留置插管时间长，插管在声带上来回移动也可导致声带水肿，拔管后就会出现不能发声的现象。随着声带水肿的消退和损伤的修复，患儿慢慢会恢复发声。

482. 危重患儿常见的侵袭性操作及并发症有哪些？

危重患儿因病情需要往往要进行多项侵袭性操作，比较常见的侵袭性操作如：气管插管、中心静脉置管、各种治疗性管道，如胃管、导尿管、胸引管等。常见并发症包括：呼吸机相关性肺炎、导管相关的血流感染、导尿管相关的尿路感染、多重耐药菌感染、深静脉血栓的形成、压力性损伤、谵妄等。

483. 危急重症患儿住院期间家长有哪些需求？

由于患儿发病急、病情重、病情变化快，患儿和家长对突如其来的疾病改变缺乏心理准备，容易发生心理障碍。家长们常表现为忧郁、焦虑、烦躁不安。患儿在治疗时，家长被隔离在外。家长的需求主要包括：患儿病情保障的需求、获取患儿治疗信息的需求、接近自己孩子的需求、获得医护人员支持的需求、自身舒适的需求等。

484. 对于禁食的患儿如何保证营养？

禁食的患儿可以通过胃肠外营养供给。肠外营养（PN）是经静脉途径供应人体所需要的营养要素，包括热量（碳水化合物、脂肪乳剂）、必需和非必需氨基酸、维生素、电解质及微量元素。因此，患儿在无法正常进食的状况下仍可以通过静脉营养维持营养状况，愈合创伤，增加体重，以保证患儿可以继续生长、发育。

485. 什么是肠内营养？什么是肠外营养？二者各有哪些优缺点？

肠内营养是通过口服、鼻饲进入胃肠道进行消化吸收来补充营养，为患儿提供每天所需要的蛋白质、碳水化合物、维生素、矿物质元素、微量元素和膳食纤维素等。

肠外营养是通过静脉输液的途径，给患儿补充所需要的各种营养素，包括碳水化合物、脂肪乳、必需和非必需氨基酸、维生素、电解质及微量元素；目的是使患儿在无法正常进食的状况下仍可以维持营养状况，体重增加和创伤愈合，幼儿可以继续生长发育。

二者的优点分别是：肠内营养更符合生理特点，可以给肠黏膜细胞提供足够的营养素，减少肠黏膜屏障的萎缩，避免肠道菌群的移位，可长期、连续使用。肠外营养无需消化吸收功能完好。缺点是：肠内营养肠道并发症比较轻微，肠外营养的并发症相对严重，费用相对较高，只能在特定的短期内使用。

486. 患儿住院治疗为什么进行静脉留置针穿刺？有哪些注意事项？

因疾病治疗需要静脉输液，住院期间我们选择静脉留置针进行输液，可以减轻宝宝反复穿刺的痛苦，保护血管，有利于检查和治疗的顺利进行。留置期间宝宝是可以适当活动的，但穿刺部位应避免剧烈活动，家长应注意看管，切忌自行抓挠，以及注意观察穿刺部位有无渗液、渗血、红肿、贴膜松动卷边等，置管期间不要离开病房，防止发生意外情况。

487. 宝宝的留置针针眼有渗血或针管内有回血正常吗？

一般来说，针眼有渗血或针管有回血，多数与宝宝频繁活动、哭闹或所处位置过低有关。尽量使宝宝保持安静，减少局部肢体的活动并稍抬高，可减少渗血或回血。

488. 留置针针眼红肿、轻微静脉炎该如何护理？

（1）发现局部红肿应立即拔针，是解除留置针针眼感染的最直接手段。

（2）局部给予碘伏消毒，若针眼较大伴少许黄白色脓头可用莫匹罗星软膏外涂。

（3）若针眼红肿不易消肿且伴有疼痛和静脉炎的征象，可每日碘伏消毒后涂抹防治静脉炎的药膏，如喜疗妥乳膏，也可酌情使用新鲜土豆片贴敷患处。

489. 胶布、留置针贴膜引起的皮损如何护理？

（1）选用低敏性透气好的贴膜，尽量减少粘贴和缠绕。

（2）对于经常需要胶布粘贴的皮肤，先贴上保护膜。

（3）留置针贴膜应在皮肤消毒剂完全干后粘贴。

（4）胶布及留置针贴膜撕除时应动作轻柔，边缘不易揭取的地方可以先用生理盐水湿润，卷边后再轻轻揭除。

（5）出现轻微皮损时给予碘伏消毒，晾干、暴露。必要时涂抹莫匹罗星等抗感染药膏。

490. 留置针拔针后，穿刺点还要注意护理吗？

拔针后，针眼 24 小时内勿受潮、挤压、抓挠，防止发生再出血、感染等情况。

491. 一次住院只需一个留置针就行了吗？

留置针虽然是留置软管在血管里，但并非所有患儿一次住院只需要一个留置针。《输液治疗实践标准》建议，一个留置针最好使用 72～96 小时，即 3～4 天；在留置针未出现异常情况，如渗血、渗液、红肿等情况时可推迟至 1 周，也就是说留置针最长的留置时间也只有 7 天。

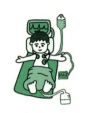

第四篇
儿外科常见问题

492. 先天性心脏病患儿术后每次喝多少奶为宜?

为减轻先天性心脏病(简称"先心病")患儿术后心脏负担,需要保持出入平衡,以 80～100 mL/(kg·d)的标准计算每天的喝奶量,以少量多餐的原则平均分配每次的奶量,并同时观察患儿大小便情况,量出为入。

493. 先天性心脏病患儿术后发热怎么办?

患儿术后发热比较常见。首先要评估发热的程度,患儿体温高于 37.5 ℃ 即为发热,应立即通知医护人员进行处理。同时观察患儿有无其他症状,如咳嗽、流涕、伤口有无渗血、渗液等,若有应告知医护人员采取相应措施。

494. 先天性心脏病患儿术后什么时候能出重症监护室?

先天性心脏病患儿术后出重症监护室必须要达到以下标准:

(1) 撤离呼吸机后呼吸平稳,单(双)侧鼻导管吸氧下维持正常的氧分压和二氧化碳分压。咳嗽反射良好,无严重呼吸道感染,胸部 X 片正常。

(2) 生命体征稳定后(心率、血压正常,血流动力学稳定),四肢末梢循环良好,尿量满意,胸片心影正常,心脏彩超提示射血分数大于 55%。

(3) 患儿意识清醒,反应良好,经口喂养耐受,无电解质失衡。

(4) 经主治医师综合评定后出重症监护室。

495. 先天性心脏病患儿术后哭闹怎么办?

(1) 术后保持患儿安静,避免剧烈哭闹,为患儿提供一个安静的休息环境。

(2) 可以提供安抚奶嘴、玩具、音乐、动画等转移患儿注意力,小婴儿可以怀抱式安慰。

（3）若患儿哭闹不止，应首先排除生理原因（如饥饿、排泄未及时清洁等），再及时通知医护人员进行相应的处理。

496. 先天性心脏病宝宝术后在监护室期间能断奶吗？

不建议在宝宝生病期间断奶，因为疾病本身会消耗宝宝的能量，再加上手术的打击，术后宝宝的身体会处于一个非常虚弱的状态，此时改变饮食结构会不利于营养的吸收，可能会延长宝宝的恢复期，所以建议家长不要急于断母乳。宝宝母亲需要做到以下几点：

（1）要保持良好的心态，保证合理的饮食和充足的睡眠，以便母乳能够正常分泌。

（2）定时将分泌的母乳挤出，防止母乳过多存积导致乳腺管堵塞。

（3）保持胸部及乳头的清洁，每次挤母乳前需清洁双手并用毛巾清洁热敷乳头。

（4）母乳挤出后应存放在容器内，并封闭开口处，避免造成污染。将挤好的母乳做好标记置于冰箱内冷冻保存。

497. 先天性心脏病患儿术后何时清醒？

一般采用气静联合麻醉（全麻），麻醉的苏醒时间存在个体差异。一般患儿会在进入监护室后 0.5～1.5 小时后苏醒。如果患儿病情稳定会逐步撤离呼吸机，如果患儿病情不稳定则不能撤离呼吸机，视情况需要给患儿注射适当的镇静剂，以防患儿躁动对病情产生影响。

498. 先天性心脏病患儿术后何时进食？

先天性心脏病患儿术后，若手术当天能撤离呼吸机，则撤机后 4～6 小时给予试饮水；如果饮水后无呕吐、呛咳等现象，再给予患儿配方奶或母乳喂养；若手术当天不能撤离呼吸机者，在保证基本静脉供给量的情况下禁食、禁水。术后第一天主治医师会评估患儿的病情，并给予适当的饮食方式。

499. 如何预防先天性心脏病？

现在对先天性心脏病的病因尚未完全明确，加强孕妇保健工作，特别在妊娠早期积极预防风疹、流感等病毒感染性疾病，避免与发病有关的高危因素接触，如 X 光检查、需慎用的药物等，对预防先天性心脏病是很重要的。

500. 为什么大部分患先天性心脏病的宝宝容易得肺炎？

左向右分流的先天性心脏病宝宝出现右心室血量增多，进而肺内充血明显,致肺内淤血,很容易引起反复支气管炎、肺炎。所以,对先天性心脏病宝宝应该做好日常的护理工作,因其体质虚弱,抵抗力差,出现问题不要拖延,要及时治疗。

501. 心脏病患儿居家怎么护理?

(1) 养成良好的生活习惯,安排好患儿的作息时间,保证睡眠、休息,尽量避免剧烈运动和哭闹。

(2) 供给充足的营养。

(3) 预防感染,注意体温变化,根据天气变化及时增减衣物,避免受凉引起呼吸道感染等。

(4) 注意观察病情变化,预防并发症发生。法洛氏四联征的患儿防止因剧烈哭闹、活动、便秘等引起缺氧发作。

502. 法洛氏四联征患儿缺氧发作了怎么办?

尽量使患儿保持安静,并给患儿取膝胸卧位,有条件的可以适当吸氧,并及时拨打 120 求救电话。

503. 检查前注射镇静药,宝宝没有熟睡无法配合,可以继续再次使用镇静药吗?

6 个月以内婴儿,如果检查时能睡着,可以不用;6 个月以上婴幼儿,即使睡着或者检查时变动体位也容易惊醒,影响检查结果,因此一般建议用药。如果药物剂量足够,宝宝仍然没有睡着,不建议当天再次使用镇静药,防止引起呼吸抑制。

504. 为什么宝宝胸部引流管内的液体会波动?

因为这个是置于胸腔的引流管,用于引流因手术产生的积血、积液。如果宝宝呼吸较深,它会随着呼吸波动,是正常的。

505. 患心脏病的宝宝术后为什么要记录出入量?

宝宝摄入的饮食经过消化吸收,形成血液循环中血容量的一部分,并以排泄的形式(如大、小便和汗液等)排出。如果(或短时间内)摄入过多或者排出偏少,均会给心脏增加负担,需要加强关注。出入量情况也是医生判断术后心功能恢复的有效指标之一。

506. 宝宝心脏手术后多久可以正常饮食?

先天性心脏病手术术后出院,只是说明宝宝渡过了手术关,各组织器官的结构和功能的修复仍需要一个过程,这个过程一般需要 3～6 个月,甚至更长。

在这期间应予宝宝合理饮食,以高蛋白、低脂肪、清淡、低盐为主,巧克力、饮料和冷饮不宜多食。每次的食量要适当控制,少量多餐,循序渐进。一次吃得过多、过饱或过咸会加重心脏、肾脏的负担,不利于术后恢复。

507. 宝宝心脏手术出院回家后多久能洗澡?

宝宝出院回家后不建议急于洗澡,可以避开伤口给宝宝擦浴,主要是因为宝宝出院时切口可能刚刚愈合,沾水容易导致切口感染,所以应遵医嘱待拆线后,结痂脱落、切口愈合良好无破溃时方可洗澡。尽量避免切口处遇水、潮湿,如若遇水,不用慌张,可将切口水渍轻轻蘸干,并用碘伏棉签消毒待干即可。

508. 为什么从胸口做完心脏手术的宝宝胸口骨头鼓得很高?

刚开始是因为组织水肿、切口下面的缝线把肌肉等软组织缝合拉紧对挤起来了,且患心脏病宝宝的心脏比同年龄段的宝宝偏大,术后不会很快恢复至正常,短时间内胸骨凸出是正常的,需减少侧卧,定期复查,数月后依然鼓得很高需去医院就诊。

509. 先天性心脏病患儿可以接种疫苗吗?

由于某些疫苗接种后会出现发热等反应,甚至有部分患儿会出现疫苗过敏,引起严重并发症等,因此接种疫苗对身体状况有一定的要求,先天性心脏病患儿需遵从接种医务人员的充分评估,条件适合方可接种。

有文献报道,可以接种的情况有:生长发育良好,无临床症状,心功能无异常(如左心室射血分数(LVEF)≥60%);先天性心脏病患儿介入治疗术后,复查心功能无异常;先天性心脏病患儿外科术后3个月,复查心功能无异常。

暂缓接种的情况有:伴有心功能不全、严重肺动脉高压等并发症的先天性心脏病患儿;复杂发绀(紫绀)型先天性心脏病患儿,需要多次住院手术者;需要专科评估的其他情形,如免疫缺陷、感染、严重营养不良、免疫抑制剂使用等的先天性心脏病患者[1]。

510. 心脏病术后对宝宝以后生活质量有影响吗?

一般单纯的先天性心脏病手术,术后恢复一段时间便可康复到正常小儿的水平,可以逐步恢复学习、运动及正常生活,但建议术后早期限制重体力活动,并根据出院指导定期复诊,以便掌握活动量。

---

[1] 吕海涛,朱轶姮,张钧,等.特殊健康状态儿童预防接种专家共识之五:先天性心脏病与预防接种[J].中国实用儿科杂志,2019,34(1):2-4.

511. 小儿检查出先天性心脏病,如何选择最佳的手术治疗时机?

根据患儿病情来定,病情比较轻,对生长发育影响不大,短时间内无明显发展的患儿,可不必急于手术,如小的室间隔缺损(≤0.5 cm)、小的房间隔缺损等;但对于病变较重、反复出现严重的肺炎和心功能不全、伴重度肺动脉高压的患儿,如大型的室间隔缺损、房间隔缺损和动脉导管未闭等,应及早手术,否则会错过最佳的治疗时机,增加手术风险,甚至危及生命。对于一些非常严重的发绀型心脏病,如大血管错位、肺动脉闭锁等,则往往需要出生时立即手术,以挽救患儿的生命。

512. 患儿太小,做心脏大手术是否能承受得了?

这样的担心不是没有道理的。心脏手术是大手术,对患儿的生理干扰很大。小孩太小各方面发育尚不完善,对手术创伤的承受能力当然不如大龄儿童或成人。特别是伴有危重症状的婴儿更是如此,反复呼吸道感染、肺炎、心功能不全、重度肺动脉高压、双向分流、发育不全、贫血、免疫力低下等都会大大增加手术的风险,但也只有尽早手术才能从根本上解决问题,为以后的康复创造条件。一般来讲,这类患儿多数可获得满意的治疗效果。在国外,有半数先天性心脏病手术的患儿年龄小于 6 个月。国内目前技术也趋向于低龄化、低体重化。特别是在儿童专科医院,体重或年龄已不是影响手术质量的关键因素,主要是根据病情选择手术时机。

513. 先天性心脏病患儿术后长大成年能结婚并生育吗?

这是家长十分关心的问题,特别是女孩的家长。至于先天性心脏病患儿将来能不能生育,关键要看术后心功能恢复的情况。一般情况下,结婚生育不受影响,而复杂型、发绀型术后,严格地讲应该是接近正常人,也就是说心功能往往达不到正常人的水平,怀孕和生育应谨慎,需要听从专科医生的建议,特别是更换心脏瓣膜手术后,需长期服抗凝药者则需格外注意。

514. 对于患先天性心脏病的宝宝,怎么知道有没有发生肺动脉高压呢?

超声检查可以识别是否发生肺动脉高压。建议患儿家长能每 3~6 个月带患儿去能做先天性心脏病手术的医院进行超声检查,就可以知道有没有发生肺动脉高压了。

515. 孕 6 个月产检发现腹中胎儿有先天性心脏病,是否需要终止妊娠?

对于此种产检发现,是否需要终止妊娠,要进行具体分析,看是否是严重的先天性心脏病。如果是简单型先天性心脏病,如房间隔缺损、室间隔缺损等,不建议终止妊娠。因为等患儿出生后定期复诊、选择时机手术,宝宝都可以获得很好的康复。但是,如果是复杂型先天性心脏病,建议找专科医生咨询。

516. 小儿视力如何日常保健?

(1) 注意读写姿势,眼睛离书本的距离为 30 cm 左右。

(2) 控制使用电子产品时间。

(3) 积极参加体育锻炼,每天做 2 小时以上户外活动。

(4) 保持营养均衡,不挑食,不偏食,不暴饮暴食。

(5) 保持充足的睡眠。

(6) 一旦确诊为近视,要听从医生的指导及时佩戴眼镜。

517. 怎么预防小儿近视?

(1) 尽量减少看近和避免长时间使用电子产品。

(2) 看书学习等用眼时应在光线充足的地方。

(3) 多进行户外活动。

(4) 每半年要到医院进行视力检查。

(5) 学习半小时要向远处眺望。

(6) 保持正确的看书写字姿势,不躺着侧卧看书写字。

(7) 多吃富含维生素 A 的蔬菜、水果、动物的肝脏。

518. 什么叫儿童弱视? 有哪些危害?

弱视是一种发育性眼部疾病。在出生后早期,视觉系统受到高度远视、斜视、先天性白内障等疾病的影响,视网膜上不能形成清晰的物像,没有物像的刺激,因而视觉系统没有得到正常的发育。即使这些疾患后来得到矫正或治愈,视觉功能仍然不能立即恢复正常。重度弱视患儿的矫正视力不足 0.3,需及时治疗,才有可能恢复到正常水平;若治疗不及时,单眼视力及立体视觉功能将很难恢复到正常水平。

519. 泪道冲洗对宝宝有伤害吗?

泪道冲洗是先天性泪道阻塞、新生儿泪囊炎必要的诊治手段。许多家长因为心疼宝宝,不愿早期做泪道冲洗和泪道疏通手术,这不仅增加患儿痛苦,而且会延误治疗时机,加重宝宝泪道炎症和阻塞程度。如果发现宝宝持续有流泪、分泌物多等症状,应尽早到医院寻求治疗,出生后 2~4 个月是泪道保守治疗最佳时期。冲洗泪道前我们会在患儿的泪小点处滴表面麻醉眼药,冲洗过程患儿并不会感到疼痛,同时会选用头部圆钝的细针头进行冲洗,一般不会扎伤宝宝泪道。

520. 泪道置管手术有何特点？术后有哪些注意事项？

（1）手术特点：不会形成开放性的伤口，泪道腔隙被扩张，起到扩张泪道的作用。

（2）注意事项：① 每日按时滴眼药水、涂眼药膏；② 可以洗澡，但防止水进入眼内；③ 不能暴饮暴食，不要熬夜；④ 使用眼药水或者生理盐水清理分泌物和眼部；⑤ 使用喷鼻剂，清理鼻腔分泌物；⑥ 术后一周冲洗泪道。

521. 儿童为何频繁眨眼？

儿童眨眼的主要原因包括：

（1）眼部因素：眼部刺激性因素（结膜结石、结膜异物、角膜异物、霰粒肿、结膜肉芽肿），结膜炎，过敏性结膜炎，角膜炎，倒睫，儿童干眼症，屈光不正，视疲劳，眼睑痉挛。

（2）全身因素：不良习惯（习惯性眨眼），局部抽动症（伴有嘴角的抽动，甚至肩膀的耸动，应该就诊小儿神经内科），多动症，缺乏维生素。

522. 如何正确点眼药水？

（1）点眼药水前后，应清洁双手。

（2）用药前检查药物名称、生产日期，易沉淀的药液在滴用前应充分摇匀。

（3）如眼部附有分泌物或眼膏，应先用消毒棉签拭去，再滴眼药水。

（4）滴眼药水时，让患儿取仰卧位或坐位，头略后仰，眼看上方。家长用左手拇指或棉签轻轻扒开患儿下睑，右手持眼药瓶，将眼药水点在下眼睑和眼球之间的空隙里，不要直接滴在角膜上。

（5）滴眼药时瓶口应距眼3 cm左右，以免触及睫毛污染瓶口。

（6）有全身反应的药物如阿托品等点眼后，应压迫内眦3～5分钟，防止药液经泪道吸收引起全身反应；给宝宝点两种以上眼药时，每种眼药间隔3～5分钟。

（7）涂眼膏的时间一般在宝宝睡前，手法同点眼药水，将一个米粒大小的眼膏直接挤入下眼皮内即可。

（8）对年龄小不合作的婴幼儿，需要两人配合，一人可以用软布单包裹住患儿两臂及身体，双手固定头部，待体位固定好后，另一人方可滴药。

523. 宝宝的眼药水如何保存？

眼药水的储存与保管是很重要的，如果保存不当会使眼药水变质或污染，不但不能起到治疗作用,甚至会对眼睛造成不良的后果。

（1）拿到眼药后,打开说明书,看看出厂日期、有效日期、保存条件;大部分眼药室温保存即可,但有一些药物,需要放入冰箱内冷藏保存。

（2）放在阴凉、干燥、通风清洁处存放。

（3）使用时眼药瓶口不要接触睫毛和结膜,同时避免被手污染,用后立即将瓶口朝上,旋紧瓶盖,防止药液漏出造成意外。

（4）一般眼药水开封有效期为 1 个月;有些特殊的眼药水,则需根据说明书保存。

524. 什么是儿童霰粒肿?

霰粒肿是一种好发于儿童的常见眼病,通常由于眼睑的睑板腺排出口阻塞,腺体分泌物潴留在睑板内,对周围组织产生慢性刺激而引起的特发性无菌性慢性肉芽肿性炎症。霰粒肿是儿童眼科一种非常常见的疾病,近年来,它的发病率居高不下,而且有年龄越来越小的趋势。霰粒肿病程较长,一般在 1～2 个月,甚至更长,早期眼睑又红又肿,急性炎症消退后会出现局部的硬结,有些需要手术,有些可以慢慢吸收。

525. 霰粒肿和麦粒肿是一回事吗?

经常有家长把麦粒肿和霰粒肿混为一谈。麦粒肿俗称"针眼""偷针眼",是眼睑腺体及睫毛毛囊皮脂腺的急性化脓性炎症,特点是红、肿、痛。根据感染部位不同,麦粒肿分为两种:外麦粒肿(又称外睑腺炎)和内麦粒肿(也叫炎性霰粒肿)。

526. 霰粒肿会影响视力吗?

霰粒肿在出现临床症状之前,很多患儿都会有眨眼和揉眼增多的表现,这是因为睑板腺功能障碍导致了干眼的症状。这种症状持续久了,有可能会引起近视的倾向,但这种影响往往不大,多可恢复。需要引起重视的是睑缘炎相关性角结膜病变(BKC)。很多患儿在 BKC 之前都会有霰粒肿的病史。BKC 往往会侵袭角膜,引起角膜新生血管和上皮糜烂,治疗不及时会引起角膜瘢痕,从而影响视力发育。BKC 早期出现严重的畏光、流泪、眼痛,应及时就诊。

527. 如何预防复发性或多发性霰粒肿?

复发性或多发性霰粒肿患儿多为经过一次或多次霰粒肿切除手术后仍反复发作或多处发作者。有效预防应做到以下几点:

（1）有复发性或多发性霰粒肿倾向的患儿,建议手术后 1～2 个月复查,检查是否有早期萌芽的包块,定期进行睑板腺按摩,疏通睑板腺管口,起到预防复发的作用。

(2) 注意幼儿用眼卫生,避免长时间用眼疲劳。

(3) 均衡饮食,多吃蔬菜、水果,多饮水,避免偏食或进食过多油腻、油炸食物。

(4) 注意给予幼儿心理疏导,缓解急躁易怒的情绪。

528. 上睑下垂术后有哪些注意事项?

(1) 家长正确掌握点眼药水方法,按时用药,并注意眼部卫生。

(2) 根据眼睑恢复情况,出院后 3 个月内减少户外活动,以免异物进入眼内。

(3) 患儿晚上多闭不上眼,因此易发生暴露性角膜炎,所以晚上睡觉时要注意保护眼部,可以涂金霉素眼膏。

529. 什么是睑内翻?

睑内翻指睑缘内卷,部分或全部睫毛倒向眼球,刺激角膜的反常状态,多见于下睑内翻。睑内翻常见类型包括痉挛性睑内翻、先天性睑内翻、瘢痕性睑内翻,其中先天性睑内翻多见于婴幼儿,大多因内眦赘皮、下睑睑板发育不全、睑缘眼轮匝肌过度发育所致。

530. 什么是斜视?

斜视是指两眼视轴不能同时注视同一目标,仅一眼视轴注视目标,而另一眼视轴偏向目标一侧的现象,也是我们常说的"斗鸡眼"或"羊眼"。

531. 宝宝刚出生的一段时间有点对眼,是斜视吗?

有时会有妈妈说自己的宝宝有"斗鸡眼",随年龄增长慢慢就好了。这种情况往往不是真正的内斜视,而是需要与斜视进行鉴别诊断的,最常见的情况是"内眦赘皮"。由于婴幼儿鼻部发育不充分,使内眼角皮肤过于紧张,形成皮肤皱褶,遮挡了部分内侧巩膜,外观上表现角膜外侧眼白多、内侧少,好像是"对眼",只要捏起鼻梁皮肤,结合角膜映光法观察外观,就会感到有所改善,我们经常说这是假性内斜。另外有些眼睑畸形、位置异常也会造成一眼高一眼低的假象,还有眼睑、瞳孔距离异常也会有斜视的错觉。新生儿刚出生时眼球的运动不协调,有时会出现一过性斜视或两只眼球运动不对称情况,这种情况随着发育可以逐渐消失。

532. 斜视手术会影响视力吗?

斜视的患儿多数会伴有视力问题,手术不会影响视力的变化。通常所说的视力,是指看清东西的能力。光线是经过屈光介质(角膜、晶体、玻璃体)进入眼内,到达视网膜后形成神经冲动,再传至中枢神经形成视觉。所以,视力的好坏与视网膜及眼球的屈光介质病变有关。而斜视手术是通过调整眼外肌帮助眼球恢复正位,使两眼能够同时看东西,使患儿看东西不重影。手术本身并没有治疗视网膜和屈光介质的病变,所以,斜视手术后,原来的视力问题还会存在。但是,斜视手术后早期,因为眼睛还在红肿,分泌物较多,会涂很多眼药膏,所以患儿看东西可能会有些模糊,通常过一段时间就会恢复。

533. 什么是早产儿视网膜病变?

早产儿视网膜病变(ROP)是眼底视网膜血管异常发育和增殖导致的病变,多双眼发病,见于早产儿,尤其是小孕周、极低出生体重者发生 ROP 的可能性较高,不及时检查治疗常导致双眼失明。国家法律规定小于 34 周,体重小于 2000 g 的宝宝出生后 4～6 周必须进行早产儿视网膜病变筛查。

534. 什么是视网膜母细胞瘤?

视网膜母细胞瘤是婴幼儿时期眼内恶性程度最高的肿瘤,俗称"眼癌"。如果未能及时确诊并合理治疗,往往产生严重的后果,轻者摘除眼球,重者失去生命,无论是对患儿还是家庭都影响巨大。

535. 什么样的患儿应早做眼部检查?

健康儿童应当在出生后 28～30 天进行首次眼病筛查,分别在 3、6、12 月龄以及 6 岁以前,每年健康体检的同时进行阶段性眼病筛查和视力检查。出生体重小于 2000 g 的早产儿和低出生体重儿,应当在出生后 4～6 周或矫正胎龄 32 周,由眼科医师进行首次眼底病筛查;具有眼病高危因素的新生儿,应当在出生后尽早由眼科医生进行检查。新生儿眼病的高危因素包括:

(1) 新生儿重症监护病房住院超过 7 天并有连续高浓度吸氧史。

(2) 存在遗传性眼病家族史或怀疑与眼病有关的综合征,如先天性白内障、先天性青光眼、视网膜母细胞瘤、先天性小眼球、眼球震颤等。

(3) 巨细胞病毒、风疹病毒、疱疹病毒、梅毒或毒浆体原虫(弓形体)等引起的宫内感染。

(4) 颅面形态畸形,大面积颜面血管瘤,或者哭闹时眼球外凸。

(5) 出生难产,器械助产。

(6) 眼部持续流泪,有大量分泌物。

536. 屈光不正有什么危害?

屈光不正包括近视、远视、散光等,都是影响患儿视觉发育的不利因素,小儿中、重度的屈光不正,在诊断明确的情况下,一般均需及时配戴眼镜矫治,防止弱视。

537. 小儿眼内进了异物应当怎么处理?

一般异物,如昆虫、灰沙、铁屑等进入眼内,多数是黏附在眼球表面。这时应用拇指和食指轻轻捏住上眼皮,轻轻向前提起,救助者向眼内轻吹,刺激眼睛流泪,将沙尘冲出。若无效,先让患儿眼睛向上看,家长用手指轻轻扒开下眼睑寻找异物,应特别注意上下眼皮与眼球交界处的皱褶处易存留异物。找到异物后,用湿的棉签或干净手绢的一角将异物轻轻粘出。如果异物嵌在角膜上,可用干净的针筒吸取生理盐水,在异物旁边轻轻冲洗,注意不能冲在异物上。如果异物仍不能取出,应速送医院治疗。

538. 小儿老是流泪是怎么回事?

导致小儿老是流泪的原因有很多,如泪道阻塞、倒睫、青光眼、慢性结膜炎等,其中较为常见的是新生儿泪囊炎。它是由于鼻泪管堵塞造成的,不仅引起宝宝流泪增多,甚至可伴有淡黄色脓性分泌物。通常新生儿鼻泪管的出口处都有膜状物封闭,大多数新生儿在产生泪水的同时膜状物就会自动破裂(一般在出生后 3~4 周),泪道开始畅通。但有少数新生儿封闭的膜状物较厚,或由于鼻泪管部先天性狭窄或鼻中隔畸形,造成泪道阻塞,泪水就会潴留在泪囊内,一旦感染泪水即变成了脓液。遇到这种情况时,家长应及时带患儿就医。早期予保守治疗,给患儿按摩泪囊区和点抗生素眼药水;保守治疗无效时,可先行泪道冲洗以了解梗阻的具体部位和程度,然后采用泪道探通术,使泪道通畅。

539. 小儿患了眼病为什么不易被发现?

(1) 小儿自身的沟通能力较差。

(2) 小儿本身对视力的要求较低。

(3) 家长疏忽对小儿眼健康的关注。

540. 对于有眼疾的患儿为什么要定期检查眼睛?

(1) 很多疾病是先天形成的,如不检查可能延误治疗。

(2) 患儿从小建立一个健康档案,可以及时有效地监督患儿的健康状况。

(3) 近视是发育性疾病,要定期观察。

541. 小儿打呼噜是病吗?

是的。小儿打呼噜医学术语为小儿鼾症或小儿睡眠呼吸暂停低通气综合征,是一种疾病,是因部分或完全性上气道阻塞而导致睡眠中出现低氧血症。

（1）长期打鼾会引起睡眠质量下降，使生长激素的释放减少，导致患儿生长缓慢。

（2）长期打鼾使患儿在睡眠中严重缺氧，直接导致脑部供氧不足，影响智力发育。

（3）长期打鼾张口呼吸影响小儿的面容，小儿在打鼾时由于鼻咽部阻塞、张口呼吸，上下牙齿咬合不正常，久而久之，会出现上牙外凸，嘴唇上翘，脸部拉长，眼神呆滞，即所谓的"腺样体面容"。

542. 小儿为什么会打呼噜？

打呼噜是由于经鼻通气的通道及经口通气的通道狭窄引起。当气流通过这些狭窄部位，引发震动，而产生鼾声；同时打呼噜可降低小儿血液里的氧气含量，从而对小儿机体造成影响。小儿鼾症病因单一，即多见于慢性扁桃体炎和腺样体肥大，导致鼻腔、口腔气道狭窄，引发打鼾。

543. 小儿鼾症术后回家需要注意哪些？

（1）控制饮食，不食甜食及脂肪含量高的饮食，限制多余热量摄入。

（2）饮食以温凉为宜，禁食过烫或刺激性食物。

（3）加强锻炼，增强体质，注意休息，提高抗病能力，预防疾病复发。

（4）勿与上呼吸道感染患者接触，预防感冒，避免咳嗽，禁止大声喊叫。

（5）门诊随诊，出院后 1 个月来院复查，如有食物返流及呛咳，不要惊慌，注意练习吞咽动作。

（6）术后 1 月内注意口腔卫生，进食后漱口，如有出血及时去医院就医。

（7）术后 8～12 天有出血可能，如有出血现象采用坐位，口内含冰，保持安静，出血量大时要及时去医院就诊。

（8）出院遵医嘱带药，片剂要融化后服用。

（9）若出现体温高于 38.5 ℃或持续不能降至 37.5 ℃以下以及手术切口出血时，要及时去医院就诊。

544. 应该从哪些方面预防小儿出现打鼾的情况？

营养方面要保持均衡，防止因营养过剩而出现肥胖；当出现打鼾的症状并持续 2 个月以上应及时就诊；注意加强锻炼，提高抵抗力，以减少各种急、慢性呼吸道传染病的发生，避免炎症引起的上呼吸道阻塞。

545. 什么是扁桃体？

位于咽侧壁的椭圆形腺体，左右各一，称之为腭扁桃体，也就是我们常说的扁桃体;扁桃体位于咽峡的侧壁,舌腭弓和咽腭弓之间,呈扁卵圆形。

546. 扁桃体有什么作用?

扁桃体就像人体的门卫,它可产生淋巴细胞和抗体,故具有抗细菌、抗病毒的防御功能。由于它也是饮食和呼吸的必经之路,所以经常接触病菌或残留异物,容易引起感染。

547. 什么叫慢性扁桃体炎?

慢性扁桃体炎小儿较常见,它多由急性扁桃体炎反复发作或隐窝引流不畅所致,隐窝内细菌、病菌自身感染而演变为慢性炎症,慢性扁桃体炎经常反复发作导致患儿体质差,抵抗力低下。

548. 该不该切除扁桃体?

儿童期间的扁桃体就像是机体的门卫,有防御功能,只要它不经常给宝宝们带来麻烦,就不必切除。当小儿扁桃体反复发炎时,会引起扁桃体肥大,使气道变得狭窄,从而导致经口呼吸不畅,甚至影响小儿的吞咽功能,而这种长期经口呼吸不畅,会造成小儿慢性缺氧,会对小儿身心造成伤害。反复发炎的扁桃体还有可能会对临近器官造成影响,引发鼻窦炎、中耳炎等;同时也会对呼吸道造成一定的影响,引起气管、支气管炎或反复感冒;甚至造成一些严重的并发症,如风湿热、心脏病、肾炎等。需权衡利弊,选择切除或保留扁桃体。

549. 扁桃体手术有风险吗? 术后有出血的可能吗? 术后会特别疼吗?

目前采用微创手术方式摘除扁桃体,手术在全麻下进行,安全、迅速、有效、创面小、出血少、恢复快,患儿痛苦小,目前施行该手术的技术非常成熟。为减少术后出血及降低术后疼痛,术后要鼓励患儿尽早含用冷饮,并吃一些低温、流质、刺激性较低的食物,必要时术后可带镇痛泵,将术后疼痛降至最低。同时尽可能多做吞咽动作,以减少口腔唾液长时间浸泡术区,使术区创面得以较快恢复;鼓励患儿使用盐水反复漱口,以减少术区感染及术后并发症的发生。

550. 扁桃体术后会出现免疫力低下吗?

腭扁桃体(扁桃体)、咽扁桃体、咽鼓管扁桃体和舌扁桃体,这些共同组成了咽淋巴环的内环,共同参与免疫、防御功能;手术切除腭扁桃体,剩余的 3 对扁桃体会继续参与免疫、防御功能,不仅不会降低患儿免疫力、抵抗力,反而会减少因扁桃体反复发炎所导致的各种疾病。

551. 扁桃体术后对声音有影响吗?

一般不会。是否变声取决于声带,和扁桃体没有关系。两者一个位于咽腔,一个位于喉腔。相反,术后口腔的共鸣腔增大,声音会更加洪亮。

552. 腺样体是什么?

腺样体也叫咽扁桃体或增殖体,位于鼻子后方,扁桃体上方,与扁桃体类似,也属于淋巴组织。

553. 什么情况下需要切除腺样体?

腺样体肥大系腺样体因炎症的反复刺激而发生的病理性增生,会造成后鼻孔阻塞,使小儿鼻腔通气变差,从而在睡眠时出现打呼噜的现象。此类患儿喜欢趴着睡觉,甚至出现睡眠时呼吸停顿或憋醒症状;同时腺样体肥大也可能会堵塞耳朵与鼻腔的通道,引起分泌性中耳炎,造成听力下降;部分腺样体肥大的患儿,会出现面部骨质发育畸形,造成"腺样体面容"。腺样体肥大常与慢性扁桃体炎合并存在,切除扁桃体的同时需将腺样体一并切除。

554. 如何使用鼻喷雾剂?

(1)患儿取直立位(坐或站),头稍向后仰,将喷头放入鼻腔深约 1 cm(以超过鼻翼为准),然后喷头向外斜 15°～30°(方向约对着同侧眼睛的内侧眼角)。

(2)喷药前将瓶子摇晃几下,按压喷剂时听到"嗤"的声音,才能确定有药水喷出。

555. 耳朵痛、听力下降,为什么要治疗鼻子?

其实,鼻子和耳朵是相通的,咽鼓管将两者连接,它通过咀嚼食物、吞咽食物等不断关闭与开放,以保证耳朵内外部气压一致。例如,坐飞机时,耳朵多会不舒服,空乘人员也会提醒通过张口或打哈欠来缓解。鼻腔如有急性炎症,细菌通过咽鼓管逆行到耳内,引发急性中耳炎;严重状态下,导致耳朵化脓,甚至鼓膜破裂;治疗鼻子就等于从根源上治疗耳朵问题。

556. 儿童鼻炎常见的原因有哪些?

一般来说,儿童鼻炎可以分三类:一类是过敏性鼻炎,通常过敏原有花粉、尘螨等吸入性物质,或是鸡蛋、牛奶等食物,大多数过敏性鼻炎是对尘螨过敏;第二类是由细菌、病毒等病原体感染引起的鼻炎;第三类是以上两种类型的混合型既有过敏也有感染,这种情况目前比较多见。值得注意的是,近几年来由于雾霾等环境因素诱发的鼻炎患者数量也在上升。

557. 如何区分过敏性鼻炎和普通感冒?

普通感冒常发生在季节交替之际和春、冬季,发病比较急,早期表现为打喷嚏、鼻塞、流清水样鼻涕、咽痛等症状,后期鼻涕会呈黄脓性,一般持续时间 7～

10 天；而过敏性鼻炎的持续时间一般会在 2 周以上，主要有清水样鼻涕、鼻痒、鼻塞、喷嚏，可伴有眼痒、结膜充血等症状。家长可以通过发病时间的长短、鼻涕是否黄脓样判断，另外可以根据血常规检查、鼻腔镜检查等判断是否是鼻炎。

558. 儿童流鼻血了，应该仰头吗？如何紧急止血？如何预防鼻出血？

气候干燥，不小心磕着绊着，甚至擤鼻涕、挖鼻孔等都会引起流鼻血。儿童鼻出血多发生于 4～10 岁，并且 90％以上的鼻出血多发生在鼻中隔前下方。鼻中隔前下方有一个由动脉和静脉血管构成的血管网，这里的黏膜薄，静脉没有瓣膜，医学上称为利氏区和吴氏静脉丛。当患儿鼻出血时，家长千万不要慌张，应将患儿取坐位或半坐位，头略向前倾，不能取仰卧位或头向后仰，这样容易使血液呛入呼吸道，一方面血液流入咽部，刺激咽部咳嗽会加重出血，另一方面血凝块堵塞呼吸道易有窒息的危险。这时要用手指按压鼻中隔前部，不要按在鼻骨上，稍施加压力 3～5 分钟，辅助以冷毛巾敷头部；也可用消毒棉花蘸 0.1％肾上腺素溶液，填塞鼻腔 10 分钟，然后轻轻取出棉花，切勿随意用纸巾来填塞鼻腔。以上方法只是鼻出血患者的家庭急救，由于引起鼻出血的原因很多，因此应及时到医院就诊，请耳鼻喉科医生进行诊断和治疗，以免延误病情。

559. 儿童在早晨起床或者夜晚睡觉时经常流鼻血，该怎么办？

儿童晨起或者夜晚睡觉的时候经常流鼻血，可能与患儿的血压变化有关系，若患儿鼻部的血管比较脆弱，或者鼻黏膜糜烂，早晨起床血压突然发生变化时容易出血；若儿童患有鼻炎，也容易出血；如果儿童经常鼻出血，应保持鼻腔清洁湿润，同时要调整饮食，多给儿童补充维生素 C 等。冰袋或冷毛巾敷额头是很多妈妈常用的一种紧急止血的方法，这样做只是一个辅助的作用，冰袋和冷毛巾的作用主要是使血管收缩，对止血有辅助作用，按压最有效。如果鼻出血还伴有其他的问题，需要及时去医院就医。

560. 儿童过敏性鼻炎的病因有哪些？

（1）遗传和体质：据统计，小儿父母双亲均患有过敏性疾病者，其小儿罹患率高达 75％；父母双方单亲患有过敏性疾病者，其小儿罹患率也可高达 50％，因此遗传因素占有相当重要的因素。

（2）环境：过敏性鼻炎季节性发作的诱因还在于环境中的过敏原的刺激，如花粉、室内屋尘螨、粉尘螨、动物皮屑和羽毛等都是引起过敏性鼻炎的致敏原。

（3）饮食：在饮食中有一些过敏原物质刺激鼻黏膜也会引发宝宝过敏性鼻炎，但这些过敏性物质需要妈妈在平常生活中留心，不同的宝宝有不同的过敏饮食,像牛奶、蛋类、鱼虾、肉类、水果,甚至某种蔬菜,都有可能成为过敏原。

(4)疾病:过敏性鼻炎经常伴随着感冒发作,感冒有时会直接导致宝宝过敏性鼻炎的发病;另外,宝宝在一些疾病中使用的抗生素等药品也会间接引起宝宝过敏性鼻炎的发作。

561. 儿童过敏性鼻炎有哪些表现?

儿童过敏性鼻炎常以阵发性喷嚏、大量清水样鼻涕、鼻痒和鼻堵塞为主要特征。主要表现有:

(1)鼻痒(小孩经常揉鼻子)、鼻涕(多为清水样鼻涕,合并感染时为脓涕)、交替性鼻塞(经口呼吸造成咽干、咽痛)。

(2)鼻腔不通气、耳鸣、耳闷、头昏、头痛。

(3)打喷嚏(通常是突然和剧烈的)。

(4)眼睛发红发痒及流泪。

(5)眼眶下黑眼圈。

(6)嗅觉下降或者消失。

(7)患儿由于经常揉搓而在鼻尖和鼻背下方出现横行皱纹,即过敏性皱褶。

(8)患儿可因减轻鼻痒和使鼻腔通畅而用手掌向上揉鼻子出现过敏性敬礼症。

562. 儿童过敏性鼻炎有哪些危害?

(1)支气管哮喘:是过敏性鼻炎最常见的并发症,两者常常相互影响。过敏性鼻炎又称"变应性鼻炎",变应性鼻炎与支气管哮喘两者常同时存在,前者早于后者,是哮喘的危险因素。故常提出"一个呼吸道,一种疾病"的概念。

(2)变应性鼻窦炎:窦口黏膜水肿,导致鼻塞引流不通畅,且窦腔内渐生负压,此时患者多有头痛,如伴有感染,可有变应性鼻窦炎产生。

(3)过敏性咽喉炎:出现咽喉发痒、咳嗽或有轻度声嘶,严重者可出现会厌、声带黏膜水肿导致呼吸困难。

(4)鼻息肉:反复鼻腔黏膜水肿致鼻息肉形成,阻塞鼻腔引起通气障碍,常需手术治疗。

(5)鼻出血:鼻痒导致人为过多捏揉,使得鼻黏膜损伤出血。

(6)嗅觉障碍:鼻黏膜水肿或鼻腔感染而伤及嗅神经。

(7)失眠:长期鼻塞,使得人更加不容易入睡,导致睡眠不良而引起精神萎靡、注意力不集中。

563. 儿童过敏性鼻炎如何治疗？

（1）避免接触过敏原：在易感季节，应尽可能限制户外活动，尤其是避免接触花粉、花草、柳絮和法桐树上的果毛，外出时应佩戴口罩。

（2）药物治疗：主要包括抗组胺药物、鼻用糖皮质激素、抗白三烯药物、色酮类药物、减充血剂、鼻腔盐水冲洗等。现在也有使用局部制剂直接将药物用于鼻腔的做法。该做法可使高浓度的药物有效地到达靶组织，起效快，不良反应少且操作简便，患儿配合良好，效果明显，因此局部治疗越来越常用。

（3）特异性免疫治疗：也称"脱敏疗法"，是给予患儿逐渐增加剂量的变应原提取物（变应原疫苗），使之达到一定剂量，从而达到有效改善暴露于该变应原而引起的相应症状的目的。主要适应于 5 岁以上、对常规药物治疗无效、主要由尘螨过敏导致的变应性鼻炎。诊断明确，合并其他变应原数量少（1～2个），并且患儿家长理解治疗的风险性和局限性。

564. 什么是先天性耳聋？

先天性耳聋是指因母亲妊娠过程、分娩过程中的异常或遗传因素造成的耳聋，多为感音神经性耳聋。先天性耳聋可分为遗传性和非遗传性两大类，也可分为传导性、感音神经性和混合性三类。

565. 儿童先天性耳聋病因有哪些？

（1）遗传性因素：父母有先天性耳聋，子代儿童易患此病。

（2）药物中毒：孕期准母亲使用了有害药物，如庆大霉素、奎宁等耳毒性药物，药物可通过胎盘进入胎儿的身体，导致胎儿第八对颅神经中毒而引发耳聋。母亲在孕期若受过深度麻醉，也会造成胎儿听力损害。

（3）疾病损害：小儿父母任一方患有性病，如淋病、梅毒等，可诱发患儿先天性耳聋。母亲在妊娠 3 个月内患有风疹、弓形虫感染等，病毒可经胎盘而对胎儿构成威胁，引起内耳发育畸形，导致耳聋。新生儿出生时体重小于 1500 g，患高胆红素血症，产时严重窒息，患有化脓性脑膜炎等均可能导致耳聋。

（4）产伤：母亲在分娩的时候，产钳使用不当会损伤患儿的听觉器官。

566. 气管异物发生的原因有哪些？如何处理和预防？

气管异物是指经口误将花生米、豆类、玉米粒、瓜子、巧克力豆、果冻、葡萄干、开心果等物品吸入气管、支气管内造成剧烈呛咳、呼吸困难甚至导致窒息的急症，多发生于 5 岁以内的小儿。

当小婴儿仰脸哭笑或突然大吸气时，很容易把含在嘴里的东西吸入气管内,这些东西一旦吸入气管或支气管内,就有可能造成窒息而死亡。尤其是果冻,危险性特别大。遇到这种紧急情况,家长一定要保持镇静,立即使用海姆立克急救法——大人要使患儿倒立,然后用手掌猛拍其后背5次,促使患儿胸腔的压力把果冻挤出来,并迅速将患儿送往设备先进的医院抢救。

小儿气管、支气管异物是一种完全可以预防的疾病,年轻的父母和保教人员要教育儿童养成良好的卫生习惯。食不言,寝不语。小儿进食时,大人不要打骂孩子,不要逗孩子说笑、哭闹或追赶喂食,以防食物呛入气管。平时要加强教育和监管,教育小儿不要把小物品(如纽扣、玻璃球、小钢珠、硬币等)含在嘴里或放在口内玩,纠正小儿口内含物的不良习惯。如果发现小儿口内含物时,应婉言劝说使其吐出,不要用手指强行抠取,以免引起哭闹而吸入气管内。

567. 食物为啥会卡在食道里?怎样预防和处理?

因为食管有上、中、下三个生理狭窄部位,其中以食管上端最窄,因而异物最容易卡在那里,一旦发生食管异物,就会产生疼痛。疼痛感主要在颈部或在胸骨后部,吞咽时疼痛加重。

儿童发生食管异物,千万不要自行处理,禁忌用饭团、馒头往下咽,这样做可能会进一步损伤食管,从而造成严重的后果,同时也会给治疗带来困难。此时必须把患儿立即送到医院,医生通过透视,可确定异物的大小、形状和存在部位,并用食管镜检查,取出异物。

主要应从以下两方面预防食管异物的发生:

(1)养成良好生活习惯,不要含着东西玩耍、说笑。

(2)养成良好的饮食习惯,吃饭时要细嚼慢咽,有利于食物的消化吸收,也可避免食管异物的发生。

568. 如何处理儿童鼻腔异物?

当家长或幼儿园教师发现儿童鼻腔内有异物时,切勿紧张、急躁,更不能严厉训斥和打骂儿童,以免儿童惊慌哭闹将异物吸入下呼吸道,形成呼吸道异物的严重后果。所以大人要保持冷静,耐心做好儿童的安抚工作,使其能够合作。首先要让儿童改用口腔呼吸,面向有光亮的地方,令其抬起头并用手指将鼻尖向上推起,用手电筒照射即可看到异物,此时不可立即拿镊子钳夹,以防异物被推向鼻腔深处。对于年龄稍大且又听话的儿童,可用手指压住健鼻孔,令其低头并做擤鼻涕的动作,异物即可随气流冲出鼻孔,或是露出部分鼻腔,露出鼻腔的异物属圆形且表面光滑,可用大拇指压迫患侧鼻翼,将异物挤出鼻腔;如鼻腔的异物属纸团、纽扣等不规则物体,则可用镊子将其夹出。对于年龄较小不会擤鼻涕的儿童,不要勉为其难,否则会将异物吸入鼻腔深处。可让其闻胡椒粉等刺激性气味,促使儿童打喷嚏,有可能将异物喷出。对于无法取出的鼻腔异物,家长或老师切勿强行取出,以免损伤鼻腔或形成呼吸道异物,而是应设法劝阻儿童哭闹,改用口腔呼吸,然后迅速拨打120送医院治疗。

569. 儿童喉咙卡了鱼刺该怎么办?

卡鱼刺的紧急处理:儿童不慎被鱼刺卡到,首先让患儿尽量张大嘴巴,然后找来手电筒照亮宝宝的咽喉部,观察鱼刺的大小及位置,如果能够看到鱼刺且所处位置较容易触到,父母就可以用小镊子(最好用酒精棉擦拭干净)直接夹出。往外夹的时候父母要配合完成,一人固定患儿的头部并用手电筒照明,另一人负责夹取鱼刺;如果看不到鱼刺,但宝宝出现吞咽困难及疼痛,或是能看到鱼刺,但位置较深不易夹出的,一定要尽快带患儿去医院处理。

570. 如何预防和处理儿童外耳道异物?

由于无知和好奇,儿童有时将手里玩的小东西塞到耳朵里去,如圆珠子、小豆子、小石块等,形成外耳道异物。一旦发现尽快到医院找医生取出,自己不要乱动。这是因为外耳道狭小且弯曲,没有充分的照明和器械帮助,常常会把比较靠外的、容易取出的异物推到外耳道里面,增加医生取异物的难度。由于患儿疼痛、恐惧、哭闹而不合作,此时很容易损伤耳道,甚至穿破鼓膜。有的异物很难取出,需要在全身麻醉下才能成功取出。

571. 儿童甲状舌管囊肿有什么表现?

(1) 囊肿多呈圆形,生长缓慢,多无自觉症状。

(2) 囊肿质软,边界清楚,与表面皮肤和周围组织无粘连。

(3) 囊肿可随吞咽及伸舌等动作而上下移动。

(4) 囊肿位于舌盲孔附近时可发生吞咽、言语障碍。

(5) 继发感染时,可出现疼痛,吞咽时尤甚。

572. 什么是先天性耳前瘘管? 有什么表现?

先天性耳前瘘管是临床常见的先天性外耳疾病,为第一、二鳃弓的耳廓原基在发育过程中融合不全的遗迹,遗传特征为常染色体显性遗传。瘘管开口多位于耳轮脚前,少数可在耳廓的三角窝或耳甲腔部。先天性耳前瘘管分为单纯型、感染型和分泌型。一般无症状,按压时可有少许稀薄黏液或乳白色皮脂样物自瘘口溢出,偶有痒感不适。无症状或无感染者可不作处理。如有反复感染者,宜行手术切除。

573. 什么是副耳？为什么会长副耳？

副耳是指在正常的耳朵上，耳廓附近出现的皮赘突起情况。这个突起的皮赘看起来就像是耳朵，其实，是一个小小的软骨，副耳再大，不会大过整个耳朵。相对来说，副耳的出现会影响到外耳的美观，不会影响到整个耳朵的发育、成熟。副耳的出现并非后天形成的，往往是婴儿刚出生就有的。胎儿在发育过程中，出现发育异常，会出现副耳。有些时候，副耳的出现还要考虑其他畸形情况。

574. 副耳切除会影响听力吗？

不会。因为副耳切除的是过多的软骨组织，所以不会对其他组织和器官造成影响，因此切除副耳不会影响听力。

575. 如何护理下肢皮牵引的患儿？

（1）保持牵引绳悬空，被子、衣物等所有物品不能压在牵引绳上，牵引绳也不可脱离滑轮的滑槽。

（2）牵引绳应保持与肢体成一条直线，牵引带的下方要与内外踝处平行。

（3）牵引锤为垂直下落的状态，保持悬空，不能触地，也不能紧靠床尾。

（4）注意观察牵引带的松紧度，严密观察患侧肢体皮肤的颜色、温度、足背动脉搏动是否有力、肢端毛细血管充盈时间、肢体活动情况，如出现疼痛、麻木、发冷、肿胀、感觉异常等现象，说明有神经卡压或血液循环障碍风险。

（5）观察牵引带边缘的脚踝、足跟、腘窝部皮肤有无损伤。

576. 石膏固定后如何观察与护理？

（1）抬高患肢，利于静脉回流及肿胀消退。

（2）注意观察石膏边缘皮肤有无破损及患肢末梢血运有无异常；如出现苍白、肿胀、发凉等异常现象，及时到医院复查。

（3）不可让患儿将手伸入石膏内抓挠皮肤，以免抓破皮肤。

（4）勿让患儿接触较小的玩具，如硬币、纽扣等，以免嵌入石膏内，长时间不易发现而导致皮肤压疮。

（5）保持石膏的清洁干燥，避免臀部及会阴周围的石膏被粪便污染及弄湿，每次大小便后都要及时将会阴部清洗干净，并用吹风机将石膏吹干，减少潮湿。

577. 小儿髋关节疼痛跛行是怎么回事？

小儿髋关节疼痛跛行最常见的原因是髋关节一过性滑膜炎，此病是临床常见的小儿骨关节损伤疾患,多发于 3～10 岁儿童,其中以男孩较常见,发病原因可能与病毒感染、创伤、细菌感染及变态反应(过敏反应)有关。

大多数患儿发病突然,约有半数患儿起病前患有上呼吸道感染、中耳炎等感染病史,少数有外伤史。主要症状为髋部、股或膝部有不同程度的疼痛,拒绝下地行走或痛性跛行。幼小的婴儿仅有的症状为烦躁、夜啼,患肢活动减少,活动患肢时哭闹更明显。一般来说,髋关节滑膜炎的病程较短,通常 3～14 天症状消失,髋关节活动恢复正常。避免负重和卧床休息是基本的治疗方法。

578. 什么是"罗圈腿"和"碰膝症"?

"罗圈腿"和"碰膝症"也就是人们常说的"O 形"腿和"X 形"腿。"O 形"腿又称膝内翻,主要表现有双下肢向外弯曲,双膝之间距离宽(故称"罗圈腿"),走路摇摆,足趾向内侧偏;"X 形"腿又称膝外翻,主要表现有走路笨拙,走路时双膝相互碰撞(故称"碰膝症"),容易跌倒,足趾向内偏。根据发病原因,膝内翻和膝外翻均可分为生理性和病理性。生理性膝内翻和膝外翻是机体发育过程中出现的一个阶段性过程,随着机体发育成熟,该症状能自行改善、纠正,无需特殊处理;一般正常儿童出生后至 1 岁,均存在一定程度的膝内翻;至 1 岁半时,双下肢变直,这属于生理性膝内翻,无需治疗;2 岁至 2 岁半时,由于骨骼的发育,双膝又会出现外翻,之后双下肢逐渐变直,到 7 岁时接近正常水平,这属于生理性膝外翻,一般也不需治疗。病理性膝内翻和膝外翻,是指由于各种原因引起的机体膝关节内外翻畸形,包括各种原因的佝偻病、骨骺不对称损伤、感染、先天性骨骺发育畸形等。如果儿童有上述症状,家长应该带其到专科医院进行检查,明确发病原因及畸形程度,以便早发现,早治疗。

579. 宝宝手背上长了个包怎么办?

有些家长可能在无意中发现宝宝的手腕背部或是足背部长了个豌豆大小的包块,不痛不痒,摸起来比较硬,有弹性,按压时有酸胀或痛感。这包块可能就是腱鞘囊肿。腱鞘囊肿是指发生于关节囊或腱鞘附近的一种内含胶冻状黏液的良性肿块,其多为单房性,也可为多房性,发病原因不明。最常发生于腕部背侧,其次是腕部掌面的桡侧,亦可发生于手掌、手指和足背部,大多逐渐发生或偶尔发现,生长缓慢。极少数病例可以自消退,较小的腱鞘囊肿可用外力压破、击破、挤破囊壁,待其自行吸收,但易复发,需要手术治疗。

580. 儿童先天性多/并指(趾)怎么办?

先天性多指(趾)畸形是儿童发病率最高的先天性疾病,部分还会伴发心血管或泌尿等其他系统的畸形。治疗先天性多指畸形手术多在 1 岁后为最佳,单侧的骨质增生、骨赘形成、拇指偏斜畸形、切口瘢痕增生或挛缩等情况,还需要经过进一步的手术进行修复。

先天性并指(趾)畸形亦称蹼指,最常见第3、4指,拇指极少累及。多见于双侧,有时并发足趾畸形,同时还有其他肢体异常。

先天性多/并指(趾)主要的治疗方法是手术治疗,可能有些细心的父母甚至会担心手术后切口瘢痕的问题。首先,手部一般不容易出现增生性瘢痕;其次,目前医生一般会选择非常细的可吸收缝合线进行细致的缝合。因此,手术后的切口瘢痕一般不会很明显,并且随着患儿年龄的增大,切口瘢痕也会逐渐变得不明显。

581. 什么是注射性臀部肌肉挛缩?

注射性臀部肌肉挛缩简称臀肌挛缩症,是我国小儿骨科常见疾患之一,此病与婴幼儿期患儿臀部反复注射药物有关。我国臀肌挛缩症与婴幼儿期臀部反复注射苯甲醇青霉素有密切关系,臀肌挛缩症患儿常有以下不同程度的临床症状:

(1)患儿臀部肌肉不丰满,有时可触及挛缩之条索;行走时双下肢呈外展、外旋位,即"外八"步态,跑步时明显,呈"跳步征"。

(2)坐时不能翘二郎腿,双下肢并拢不能完全下蹲,只有在双膝向外摆动,似划一弧圈后,双腿再次并拢完成下蹲动作,该体症称为"划圈征(+)"。

(3)某些严重病例,双腿并拢不能完成下蹲动作全过程,下蹲时双髋、双膝都要在外展、外旋状态下,称"蛙腿征(+)",如不及时治疗,随年龄和体重的增长,上述症状会不断加重,给患儿带来生活上的不便,对患儿的身心发育有严重的影响。

(4)严重臀肌挛缩症患儿会继发出现髋关节周围及脊柱的骨性改变,影响其生长发育。

通过手术彻底松解臀部肌肉挛缩索带是治疗本病的唯一方法,非手术治疗无效。术中应注意防止损伤坐骨神经,对于挛缩较重的患儿术中可游离坐骨神经,以防损伤,切口放置引流24～48小时,加压包扎,术后2周拆线,配合功能锻炼。手术最好由专业的小儿骨科医师来做。

582. 小儿之前手指能够屈伸,但活动时有弹响,现在手指伸不直,这是什么疾病?

医学专有名词为狭窄性腱鞘炎,俗称"扳机指",患指呈屈曲位如扣扳机并有弹响声,它是婴幼儿特有的一种先天性疾病。有弹响指的小儿一般出生时并不出现症状，常见于 6 个月～2 岁才表现为手指屈曲不能伸直，好发部位在大拇指、第二、三指的掌指关节腹侧处，可触及圆形隆起硬结，轻压痛，移动伸展时有弹响感。

583. 儿童狭窄性腱鞘炎必须进行手术吗？

拇指先天性狭窄性腱鞘炎的患儿如果在临床上出现绞索或弹响的症状，则表明已无自愈的可能，应早期手术治疗，以避免影响患儿拇指的功能及发育。手术一般在 2 岁以内治疗为宜。手术方法主张切开在直视下进行，彻底松解狭窄的腱鞘，恢复拇指的正常活动，同时可有效避免损伤血管和神经，术后需配合功能锻炼，愈后良好。

584. 婴儿满月前后发现颈部有很硬的疙瘩，可能是什么原因？

细心的家长会在宝宝 1 个月左右时，在宝宝的一侧颈部摸到硬块，这种情况可以到医院请儿童专科医生检查一下，最常见的是胸锁乳突肌包块，血肿包块机化使得肌肉挛缩限制了头部的自由转动，有时会合并脸部不对称、下巴歪向一边，这就是所谓的肌性斜颈。但不是所有的斜颈都是肌性斜颈，肌性斜颈还要和其他原因造成的斜颈进行鉴别，如眼源性斜颈、习惯性斜颈、外伤性斜颈和先天性斜颈等。

585. 小儿患肌性斜颈必须要开刀吗？

对于 6 个月以下的肌性斜颈患儿可以行手法按摩，手法按摩一般由母亲来执行，具体是每次喂奶时让患儿一边吃奶，同时一边由母亲用手轻轻地揉捏颈部包块，切忌手法粗暴。需要提醒的是，按摩只是一种治疗手段，并不能真正达到治愈的效果，多数患儿可能最终还是需要手术治疗。最佳手术年龄是 2～3 岁。

586. 小儿轻微外伤后突然出现颈部疼痛、不能活动的情况时该如何处理？

这种情况考虑寰枢椎半脱位可能性，寰枢关节半脱位是导致儿童头颈部歪斜的最常见原因之一。寰枢关节半脱位出现的主要原因为炎症或者外伤造成翼状韧带及横韧带松弛，而翼状韧带及横韧带的作用是维持寰枢椎稳定性，一旦出现松弛可能诱发寰枢关节半脱位。患儿一般没有明显的外伤或仅有轻微外伤，但是却表现出头颈歪斜；患儿发生半脱位之前常常有感冒，由于咽部和寰枢关节位置接近，咽部的炎症会引起翼状韧带及横韧带的炎症反应，降低韧带的强度，轻微的外伤即会使关节对位异常。最常使用的有 X 线、CT 及 MRI 检查，确诊后建议牵引固定治疗。

587. 寰枢椎半脱位的患儿为什么要戴围领保护或者做牵引治疗?

当寰枢关节半脱位时,若患儿不治疗或者治疗不及时,可能会导致患儿出现颈部的固定畸形,影响外观及发育,甚至可能造成不可逆性神经损伤,严重时轻微外伤,即出现瘫痪甚至死亡。寰枢关节半脱位一般可行牵引、止痛等保守治疗;牵引或者保守治疗无效的,有脊髓神经功能障碍,或虽无脊髓神经功能障碍,但有持续的、严重的颈部疼痛和交感神经症状的患儿可以考虑选择手术治疗。

588. 小儿被家人拉了一下胳膊,出现哭闹,胳膊不能活动是怎么回事?

小儿胳膊脱臼,也称桡骨小头半脱位,是婴幼儿常见的肘部损伤之一。发病年龄1~4岁,其中2~3岁发病率最高,日常生活中大人牵拉小儿胳膊上下台阶时最易发生。损伤常见的机制是猛然牵拉上肢或轻微的肘部扭伤,小儿常有上肢被牵拉史;受伤后患儿哭闹,患肢活动障碍,尽管患肢无红肿,但肘关节外侧有明显压痛。治疗简单,但需专业的临床医师完成。4~6岁后桡骨头长大,肘关节韧带发育成熟后即不易脱臼,习惯性脱臼本身无需处理。

589. 如何初步判断小儿是脱臼了还是骨折了?

如果是简单轻微外力(比如牵拉)所致,多为脱臼;严重外力(如摔伤)所致,多为骨折;如发生肘关节损伤肿痛明显,应去专业儿童骨科医院就诊排除髁上骨折及桡骨近端骨折可能。

590. 小儿不小心从床上跌下,摔伤了肩部怎么办?

如果小儿出现肩部局部肿胀,上肢上举活动受限;小婴儿表现为家长双手从患儿腋下举起患儿时剧烈哭闹,需要及时到专业儿童医院骨科就诊,必要时摄片检查,排除锁骨骨折的可能。

591. 儿童锁骨骨折,必须做手术吗?

儿童锁骨骨折治疗原则上可以选择保守治疗,具体治疗方案需要在专科医生摄片检查后根据骨折具体情况具体处理。

592. 儿童锁骨骨折复查看片子骨折错位很大,能长好吗?

儿童锁骨骨折无需骨折复位后的解剖复位,因为儿童骨折具有很强大的生长塑形能力,所以大多数儿童锁骨骨折即使当前对位欠佳,远期经过骨折塑形后可完全达到痊愈的目标。

593. 儿童锁骨骨折,锁骨带固定后骨折处摸到大包,正常吗?

这种现象是儿童锁骨骨折过程中的正常表现,因为骨折愈合过程中会有新生骨痂对骨折断端的包裹生长,表现为局部可触及一个大包,无需特别处理,建议不要反复触碰刺激,一般 6 个月后塑形完成之后会恢复正常。

594. 宝宝体检发现臀纹不对称怎么办?

"臀纹不对称"是指宝宝的大腿、小腿皮纹对侧不对称,有的表现为增粗变短或变细、臀部增宽(双侧),臀部、腹股沟与大腿皮纹增多、增深和上移不对称。臀纹不对称往往在患儿出生后不久就会有表现,大多数属于正常现象。有的家长发现分开宝宝大腿很困难、给宝宝把尿或者活动下肢的时候经常感到有"咯噔"一下的情况,这些都是婴幼儿髋关节发育异常的早期信号之一,这些信号往往提示宝宝可能存在早期的髋关节发育异常,这时家长需要尽早请专业儿童骨科医生进行进一步检查,以明确有无这一疾病的存在。

595. 臀纹不对称的患儿为什么有的做 B 超检查,而有的需要拍片子检查?

对于臀纹不对称的患儿,根据目前国际最新检查指南,建议年龄在 6 月以下可以做双髋关节 B 超检查;对于年龄大于 6 月的患儿,因关节软骨已初步发育,B 超检查不能准确测量软骨角度,所以需要做双髋关节摄片检查。

596. 宝宝臀纹不对称,B 超检查发现髋关节发育不良怎么办?

根据不同检查结果,可将髋关节发育不良分为不同类型,有的类型可以观察,定期复查;有的类型需要早期干预处理,具体需要咨询专业儿童骨科专业医师,并在其指导下治疗处理。

597. 婴儿捆腿有什么不好?

根据国内外最新研究结论表明,婴幼儿时期双下肢捆腿是儿童髋关节发育不良的高危因素之一。给婴儿捆腿容易导致远期儿童髋关节脱位。所以科学育婴,不要捆腿。

598. 家长发现孩子髋关节脱位了怎么治疗?

目前儿童髋关节脱位的治疗建议是早发现、早治疗。治疗原则是根据不同年龄段和不同脱位程度使用不同治疗方案,总体强调是个性化治疗,具体治疗建议应在有经验的儿童骨科专业医师指导下完成。

599. 发育性髋关节脱位为什么诊断治疗越早效果越好?

儿童髋关节脱位的治疗建议是早发现、早治疗。因为婴幼儿髋关节在不同年龄段有不同的生长发育高峰期,经过早期复位治疗后,利用其生长发育高峰期完成关节的重新塑形可以获得远期满意的关节恢复,反之治疗越迟,髋关节周围畸形越严重,关节塑形后很难获得满意的效果。

600. 发育性髋关节脱位术后如何进行功能锻炼？

术后护理需要注意患儿体温，观察切口周围渗血情况，足趾感觉运动情况，尤其是注意大小便护理，术后第二天开始指导患儿进行功能锻炼，主要是主动伸趾、下肢肌肉收缩放松活动、每天 3 次、每次 3 组，每组 20 下。对于石膏固定范围内的部位，可以做肌肉的伸缩练习。

601. 髋人字石膏固定如何翻身？

方法一：单人翻身法

步骤 1：站在宝宝患侧，移去枕头、盖被，宝宝双手上举放置在头两侧；

步骤 2：双手分别平托住患儿胸腹部及膝关节处石膏；

步骤 3：以宝宝健侧肢体为轴缓慢翻向对侧，翻身角度不超过 60°；

步骤 4：翻身后将枕头垫于后背部，患侧肢体石膏垫下肢垫，脚后跟悬空。

方法二：双人翻身法

步骤 1：站在宝宝患侧，移去枕头、盖被；

步骤 2：一人一手置于患侧膝部石膏处，一手置于患侧腰部石膏处；另一人一手置于胸腹部，一手置于肩部，向对侧翻身，翻身角度不超过 60°；

步骤 3：翻身后将枕头垫于后背部，患侧肢体石膏垫下肢垫，脚后跟悬空。

602. 髋人字石膏拆除后，如何进行功能锻炼？ 多久可以下地活动？

髋人字石膏拆除后遵照医嘱暂时不能立即下地，建议家长对患儿患肢局部按摩，以减少肌腱和关节的粘连，解除肌痉挛，防止肌萎缩。被动活动忌用暴力。起初可以做髋关节、膝关节、踝关节和足趾关节的被动活动，逐渐过渡到患儿各关节的主动关节活动，其中关节锻炼的重点是髋关节的屈曲伸展和旋转活动，4 周后根据情况可持双拐下地，逐步增加患肢负重。总之，一般石膏拆除后先坐 4 周，之后站，站立稳定后再下地，早期可持拐，尤其注意锻炼时循序渐进，量力而为，避免暴力及外伤。

603. 患儿发现两个肩膀一高一低怎么办？

建议发现这种情况后需要到儿童专科医院骨科就诊，必要时摄片检查排除脊柱侧弯。

604. 脊柱侧弯一定要做手术吗？

临床上脊柱侧弯可以分为很多类型，对于大部分的脊柱侧弯并不是刚开始治疗即选择手术，一般对于特发性的脊柱侧弯，弯曲程度不是非常严重的可以选择矫形支具治疗，同时可配合形体锻炼，当然这需要在专业骨科医生指导下进行。

605. 脊柱侧弯佩戴矫形支具能够痊愈吗？

支具治疗脊柱侧弯的主要目的是防止侧弯的进一步加重,因为脊柱侧弯的加重可以导致心肺功能的发育异常,支具治疗需要定期复查,必要时需要调整,临床中也有支具治疗效果欠佳,严重者远期手术的病例,当然也有通过支具治疗维持到青春期骨骼发育成熟的病例。

606. 什么类型的脊柱侧弯需要手术治疗？

一般先天性脊柱侧弯尤其是半椎体畸形的患儿需要手术治疗,对于特发性脊柱侧弯的患儿首选支具治疗,定期复查效果欠佳,Cobb 角短期内加重明显的需要考虑手术治疗。

607. 脊柱侧弯患儿佩戴支具注意事项有哪些？

佩戴支具位置要准确,松紧度适宜,与胸腰椎的生理曲度相适应,过紧易出现支具边缘皮肤压伤,过松则达不到制动的目的。支具必须在卧床时佩戴,将支具松紧度调节好后方可离床活动,卧床后再将支具卸下。佩戴支具时饮食不宜过饱,避免导致急性胃扩张,应少量多次进食;保持大便通畅,避免增加腹压;可以多饮水,每日饮水量不少于 2000 mL;进食含粗纤维的食物,如红薯、玉米、青菜等,保持膳食平衡;可定时行腹部环形按摩:解小便后取平卧位,屈膝,搓热手掌,以肚脐为中点,顺时针环形按摩 30 次,环形从小到大,配合腹式呼吸,注意保暖。

床上坐起方法:从右(左)侧下床时,先将身体轴线翻向右(左)侧,右(左)手肘顶床再用右(左)手掌撑床,左(右)手掌也撑床,把身体撑起,同时双腿慢慢移到床下,即可坐起。

患儿佩戴支具上厕所时,可以扶着墙壁或墙上的把手,两腿前后分开,屈膝屈髋蹲下。由于患儿长期卧床,突然起立时易因为脑部血液供应不足导致眩晕而发生意外,应告知患儿要缓慢站起,必须有家属陪同,注意厕所门不能锁死,防止发生意外时,阻碍救援,有条件者使用坐便器。禁止脊柱旋转运动,半年内不提重物。少取坐位,减少胸腰椎间盘承受的压力。取低物时需先靠近物品屈膝屈髋位拾取,以避免弯腰动作。佩戴支具时相对限制活动,一般在坐位和站立活动前佩戴,卧床时除去;佩戴后只能从事一般活动,禁止剧烈活动或从事重体力劳动。

608. 支具清洁保护护理方法有哪些？

用温水或冷水加普通清洁剂将支具清洗干净,用毛巾拭干,或平放于阴凉处晾干备用。禁止使用强清洁剂用力清洗,更不可用吹风机吹干或在阳光下曝晒,以免变形。变形后易造成受力点不准,达不到固定作用或导致皮肤受压破损。

609. 肱骨髁上/外髁骨折术后如何进行功能锻炼?

术后第二天开始指导患儿进行功能锻炼,主要是伸指、握拳,每天 3 次,每次 20 下。每次伸指、握拳应尽量充分,并逐渐增大活动量,以不疲劳为宜。对于石膏固定范围内的部位,可以做肌肉的伸缩练习。被动活动忌用暴力,手部按摩可以减少肌腱和关节的粘连,解除肌痉挛,防止肌萎缩。2 周内不做前臂旋转,避免引起骨折再移位,可以做肩和手指关节的活动;2 周后可做腕关节活动锻炼;4 周后根据骨折愈合情况进行前臂旋转,促进骨折愈合。

610. 肱骨髁上/外髁骨折内固定取出后如何进行功能锻炼?

肱骨髁上骨折(包括肱骨外髁骨折等肘关节周围骨折)去除内固定后,刚开始都会有肘关节僵硬,活动受限的表现,需要配合功能锻炼,家长每天帮忙活动肘关节,重点是屈伸肘关节,每天 3 次,每次 50 下,每天都要练习,每天进步一点,柔和用力,不能使用暴力。一般锻炼 1～2 个月后,双上肢屈伸活动一致,则说明肘关节功能完全恢复。

611. 小儿经常说腿痛一定是生长痛吗?

生长痛主要发生于生长较快的患儿,年龄在 2～12 岁,以 4～9 岁为最多见,男孩多于女孩。白天活蹦乱跳的小朋友,夜晚却经常哭闹的说腿痛,其诱因包括:活动过多、低钙、受凉因素等。生长痛一般无规律,多数无预兆,为突然发病,多自行缓解。可发生于肢体的任何部位和关节。但下肢多于上肢,膝关节多于其他关节。出现"生长痛"现象时一般不需要特殊治疗。疼痛发作时最有效的处理方法是为患儿作局部按摩、热敷,帮助减轻疼痛程度,或用讲故事等方法吸引患儿的注意。不需要限制患儿的活动,让患儿多吃牛奶、虾、核桃、鸡蛋等富含弹性蛋白和胶原蛋白可以促进软骨组织生长。

612. 股骨干骨折术后如何进行功能锻炼?

术后第二天开始指导患儿进行功能锻炼,主要是主动伸趾、下肢肌肉收缩放松活动,每天 3 次,每次 20 下。对于石膏固定范围内的部位,可以做肌肉的伸缩练习。石膏拆除后遵照医嘱暂时不能下地,局部按摩可以减少肌腱和关节的粘连,解除肌痉挛,防止肌萎缩。被动活动忌用暴力。石膏拆除后可以做髋关节、膝关节、踝关节和足趾关节的被动活动,逐渐过渡到各关节的主动关节活动,4 周后根据骨折愈合情况进行可持双拐下地,逐步增加患肢负重。总之,一般石膏拆除后先坐 4 周,之后站,再下地。早期要持拐,尤其注意锻炼时循序渐进,量力而为,避免外伤。

613. 先天性马蹄内翻足术后如何进行功能锻炼?

术后 24 小时指导患儿开始主/被动做足趾的伸屈锻炼,按摩患儿患侧大腿的肌肉,并牵拉按摩足趾。拆除石膏后应继续进行手法矫正及功能锻炼,做足外展、外翻、背伸活动,恢复关节活动,逐渐练习行走,双足负重,注意及时纠正站立和行走时的不良姿势。术后每月复查一次,6 个月后改为每 3 个月 1 次,坚持 1 年以上。

614. 下肢骨折内固定取出后如何进行功能锻炼?

下肢骨折内固定去除术后 1 月内应避免下地负重,建议第二天开始指导患儿进行功能锻炼,主要是主动伸趾、下肢肌肉收缩放松活动,每天 3 次,每次 3 组,每组 20 下。局部按摩可以减少肌腱和关节的粘连,解除肌痉挛,防止肌萎缩(被动活动忌用暴力)。一般创面疼痛减轻后可以做髋关节、膝关节、踝关节和足趾关节的被动活动,逐渐过渡到各关节的主动关节活动。取出内固定 4 周后结合骨折愈合情况,可持双拐下地,逐步增加患肢负重。总之,一般先坐 4 周,之后站,再下地,早期必要时可以持拐,尤其注意锻炼时循序渐进,量力而为,避免外伤。

615. 阴茎部手术患儿术后夜间疼痛怎么处理?

阴茎部手术患儿术后夜间疼痛,考虑与患儿生理性勃起有关,可以先采取物理止痛方法,如转移注意力、玩游戏、听音乐、看电视等方法。如疼痛仍无法缓解,则遵医嘱采用药物止痛。

616. 阴茎部位手术术后包皮为何会水肿? 何时才能消退?

术后包皮水肿较为常见,包皮系带处的血液循环比较丰富,术后皮肤的血管、淋巴管被切断,新的回流通路未建立,导致回流不好,一般在 15～20 天可恢复,但存在个体差异。注意衣着宽松、透气,经常更换内衣,多饮水,清淡易消化饮食,避免辛辣刺激性食物,避免走路、骑车等造成阴茎勃起、摩擦,尽量卧床休息 2～3 周。

617. 出院带尿管期间,如何观察和护理?

(1) 每天清洁尿管(包括尿道口和尿道口上 3～5 cm 处此段的导尿管)1～2 次,用医用棉签蘸 0.5％碘伏擦拭即可。

（2）回家后患儿可以洗淋浴,不能泡澡,洗澡后予碘伏消毒尿道口。

（3）保持导尿管通畅,尽量多饮水、汤汁、果汁等。

（4）定期复查尿常规,如有尿路感染可遵医嘱适当使用抗生素。

（5）保留导尿管的患儿有时会有尿道不适,也可能产生频繁尿意或下腹痛,甚至有尿液从导尿管周围流出,一般无需特殊处理。

（6）如果发生导尿管堵塞不通,可以试捏导尿管接口处或换引流袋,有条件的话可以用无菌注射器抽无菌生理盐水冲洗导尿管,必要时就医。

（7）引流袋（抗返流引流袋）每周更换。

618. 保留导尿管期间,导尿管内为什么有白色絮状物?

这种情况考虑是由于手术后饮水不足所造成,一般泌尿系手术后患儿需要多饮水,否则就会出现膀胱的不适及尿液中出现絮状物,每日加大饮水量,这种情况就会减少或者消失,若增加饮水量后仍未消失,可根据医嘱复查尿常规,采取相应治疗。

619. 留置尿管期间,为什么患儿还是有要小便的感觉?

因为尿管末端有一个球囊,注水后球囊位于尿道内口,防止尿管脱落,压迫局部会有憋尿的感觉,有尿意是导尿管刺激尿道、膀胱黏膜所致。一般嘱患儿多饮水,保持尿管引流通畅。

620. 术后留置尿管期间有尿液从尿道口溢出属于正常现象吗?

排除尿管堵管和尿管球囊损坏两个异常因素。因为导尿管的管腔小于患儿尿道,所以当患儿腹内压力增高（用力排便、咳嗽、哭闹）时,会出现尿液从尿道口溢出,属于正常现象。家长无需过度紧张,轻轻按摩或热敷膀胱区可缓解此现象。

621. 尿管拔除之后,解不出小便怎么办?

拔除尿管后,患儿第一次小便可能会不顺利,这是正常现象,可通过缓解紧张情绪、多饮水、听流水声、热敷下腹部等诱导排尿的方法。

622. 如何观察盆腔引流液的颜色、性状、量是否正常? 多久可以拔管?

术中置入盆腔引流管,目的在于引流盆腔积液、积气,医生会根据引流液的颜色、性状和量来判断患儿病情。术后 1 天可无引流液流出或为淡血性引流液,2～3 天颜色逐渐变浅直至呈淡黄色液体,量也会随之逐渐变少,一般情况下盆腔引流液连续 3 天少于 10 mL,患儿病情稳定即可考虑拔管。

623. 什么是小阴唇粘连？

根据粘连的程度不同，可把小阴唇粘连分为完全粘连与不完全粘连两类。临床表现为尿线变细，尿液分为上、下两股排出，并伴有排尿困难、疼痛、尿频、外阴红肿等症状和体征。检查可见两小阴唇间有一薄膜样物由阴蒂下部延伸至后联合，只在紧贴阴蒂的下方有针眼大的小孔，尿从小孔排出。分离粘连的膜样物的下方，可看到正常的处女膜与阴道口。一般发现后建议早点分离开比较好，患儿满 8 个月即可进行分离术。

624. 什么是双 J 管？

双"J"管又称输尿管支架管或 D - J 管，是指通过输尿管将一端放入膀胱，另一端放入肾盂。具有内引流和内支架的双重作用，可有效解除上尿路梗阻，保护患侧肾功能，同时可替代肾造瘘的作用，减少术后感染漏尿的发生。

625. 尿路结石的疼痛与一般腹痛相比怎么会那么剧烈？

尿路结石是泌尿系统各部位结石病的总称，是泌尿系统常见疾病。根据结石所在部位的不同，分为肾结石、输尿管结石、膀胱结石、尿道结石。尿道狭窄、尿道憩室或有异物存在，也可在尿道内形成结石。本病的形成与环境因素、全身性病变及泌尿系统疾病有密切关系。结石容易嵌顿前列腺部尿道、球部尿道、舟状窝或尿道外口处。临床表现为突然发作的剧烈腰痛，疼痛多呈持续性或间歇性，并沿输尿管向髂窝、会阴及阴囊等处放射；出现血尿或脓尿，排尿困难或尿流中断等。婴幼儿表现为哭闹不安、躁动、面色苍白、出冷汗等。

626. 结石患儿饮食上需要注意些什么？

（1）草酸钙结石：近 60% 结石患儿的结石类型为草酸钙结石，需要注意的是限制高草酸食物的摄入，忌食或少食各种坚果（栗子、杏仁及核桃）、巧克力、豆类、菠菜、葡萄、茶、咖啡因、草莓、青椒以及羊肉等，多食柑橘，因为柑橘类水果可提高尿液中枸橼酸水平，利于预防结石的复发。

（2）尿酸结石：限制动物蛋白的摄入，每日不能超过 100 g，应该注意的是口服碱性的药物，将尿 pH 控制在 6.0～6.5。

（3）磷酸镁铵和碳酸钙混合结石：进行尿路感染的控制，酸化尿液、磷酸钙等。

（4）胱氨酸结石：减少膳食中蛋氨酸摄入量，并可口服碳酸氢钠，将尿 pH 调整到合适的值。患儿需多饮水，能确保尿草酸排泄量增加，降低草酸的过度饱和。

627. 尿路结石患儿出院后要注意些什么？

应根据结石成分，指导合理饮食如下：

（1）钙结石不宜食用牛奶、奶制品、精白面粉、巧克力、坚果等。

（2）草酸结石不宜食用浓茶、番茄、菠菜等，宜进粗纤维食物。

（3）尿酸结石不宜食用高嘌呤食物，如动物内脏，应进食碱性食品。

（4）感染性结石宜进食酸性食物，使尿液酸化。

（5）保持大量饮水，适当运动，防止结石复发。交代患儿不要憋尿，防止膀胱内尿液向输尿管反流。结石未取干净需带肾造瘘管出院的患儿，指导家长定期更换切口敷料及引流袋，并保持引流通畅，避免剧烈活动。带输尿管支架管出院的患儿，不能做四肢及腰部伸展运动、突然下蹲动作及重体力劳动，防止输尿管支架管滑脱或上下移动。患儿如出现腰腹部剧烈绞痛，伴有恶心、呕吐、寒战、发热、尿液性状和气味改变，应及时就医。

628. 出院留置输尿管支架管，居家怎么护理？

（1）饮食指导：合理膳食，进食清淡营养丰富食物，忌刺激性食物。多饮水，多食新鲜蔬菜及水果，补充维生素，保持大便通畅。

（2）活动指导：出院后1个月内不干重体力活，不要让患儿打闹及剧烈运动，避免做伸展、上下蹲动作，导致管道移位及脱出，保持排尿通畅，勿憋尿，排尿时不宜过于用力。

（3）输尿管支架管置管后1～3个月，在膀胱镜下拔除，出院后切勿忘记拔管时间。

（4）如果出现腰部疼痛不适、血尿、脱管、发热、膀胱刺激征等应及时就医复诊，确保患儿的安全。

629. 什么是尿道下裂？

尿道下裂是最常见的一种先天性尿道疾病，多见于男孩，是小儿泌尿外科常见病之一。尿道下裂主要表现为尿道异位开口于阴茎腹侧或会阴部，男孩阴茎向下弯曲，排尿时尿线不向前而向下或向后，尿湿衣裤；腹侧包皮缺如、背侧包皮帽状堆积，包皮没有包裹阴茎头。

按尿道外口位置分型为阴茎头型、冠状沟型、阴茎体型、阴茎阴囊型、阴囊型、会阴型。尿道外口位置越靠后，症状越重。临床存在部分患儿尿道下裂合并小阴茎、阴囊分裂、隐睾等。

630. 尿道下裂有什么危害？如何治疗？

因尿线向下易尿湿衣裤，男孩需蹲位排尿，影响其身心健康；纤维束带的牵拉影响阴茎的正常发育,成年后由于阴茎下弯,不能过正常性生活,降低生活质量。故对于尿道下裂应予足够重视,尽早诊治。

手术是治疗尿道下裂的唯一方法。患儿6~18个月即可实施手术,最晚不应迟于3岁,以免影响患儿的心理健康。手术目的是伸直阴茎、纠正下弯;重建尿道使尿道外口于龟头前端正位开口,自龟头前端排尿;整形包皮及阴茎头,使之外观完美。多数尿道下裂手术可一次完成,少数严重者可分次手术。手术方式需根据具体情况确定。

631. 尿道下裂术后如何进行温盐水坐浴? 其目的是什么?

一般于术后7~10天拔除尿管后开始,用2‰~3‰温盐水坐浴,温度为40~42℃,每次20~30分钟,每天3次,直至阴茎水肿完全消除。其目的是清洁伤口,减轻疼痛,软化瘢痕。

632. 什么是隐睾症?

隐睾症是指一侧或双侧睾丸未能按正常发育过程下降至同侧阴囊内。正常情况下,小儿出生后双侧睾丸即应位于阴囊内。隐睾患儿睾丸位于腹股沟或腹腔内,位于腹腔内的隐睾属于高位隐睾。在早产儿和低出生体重儿中其发病率明显增高。

633. 什么是小儿包皮过长、包茎?

包皮过长是指包皮覆盖于全部阴茎头,但能上翻显露阴茎头。

包茎是指除了包皮过长之外,还有包皮口狭窄,包皮紧包阴茎头,不能上翻显露阴茎头,分为生理性包茎和病理性包茎。

生理性包茎可见于每一个正常新生儿及婴幼儿。小儿出生时包皮与阴茎头之间粘连,数月后粘连逐渐吸收,包皮与阴茎头分离。3~4岁时由于阴茎及阴茎头生长,包皮可自行向上退缩,外翻包皮可显露阴茎头。

病理性包茎多继发于阴茎头包皮炎及包皮或阴茎头的损伤。急性阴茎头包皮炎,反复感染,包皮口逐渐有瘢痕而失去弹性,包皮口有瘢痕性挛缩形成,失去皮肤的弹性和扩张能力,包皮不能向上退缩,这种包茎不能自愈。

634. 包茎需要手术治疗吗?

对于婴幼儿先天性包茎,如果无排尿困难、包皮感染等症状,大多数不必治疗。对于有症状者可先将包皮反复试行上翻,以便扩大包皮口。当阴茎头露出后,清洁包皮垢,涂抗生素药膏或液状石蜡使其润滑,然后将包皮复原,否则会造成嵌顿包茎,需作包皮环切术。对于5岁以上包皮口狭窄、包皮仍不能退缩而显露阴茎头者,需要手术治疗。

635. 包皮环切术后需要注意些什么?

(1)术后疼痛:术后疼痛为常见现象,一般均可忍受,但也有差异,一般会因个人体质不同而表现出不同程度的疼痛,若疼痛明显可予以布洛芬颗粒等止痛药口服(按说明书剂量使用),以缓解疼痛。

(2)排尿时按下阴茎,使尿线向下,尽量避免尿液淋湿纱布。尿线分叉及排尿呈喷泉样,尿线细(既往有过包皮龟头炎及尿道口狭窄者除外),均为术后常见现象,系血痂分泌物阻碍尿道口所致。

(3)术后龟头及包皮水肿系术后正常现象,可出现透亮、水泡状,根据患儿体质不同,其缓解时间不一,可自行消退。

(4)术后出现黄色血浆渗出物:患儿术后常会出现较多黄色血浆渗出物(很像脓液但不是脓液),为正常现象,系因包皮内板皮肤与龟头皮肤较嫩,包皮内板与龟头粘连分离后创面渗出。结痂较厚时,可予以红霉素软膏等涂抹结痂处,结痂可自行脱落。

(5)术后渗血:术后可能会出现少量渗血情况,一般均可自行停止,若出现流血不止,则速回医院处理。

(6)术后密切观察龟头颜色,如颜色变成紫黑色或苍白色,须立即到医院就诊或松开绷带。

(7)术后需多饮水,注意血浆渗出物不要将尿道口糊住,若出现血浆渗出物糊在尿道口处可予以碘伏棉签浸润,擦除尿道口处血浆分泌物。

(8)术后注意休息,避免剧烈运动,避免手术切口裂开,以利于术后恢复。

(9)瘢痕体质患儿术后外观较差,系个人体质所致,不影响其功能,无需担心。

636. 包皮垢是没洗干净造成的吗?

先天性包茎可见于每一个正常新生儿及婴幼儿。由于包皮口狭小,长期排尿困难腹内压增高可引起脱肛、尿液积留于包皮囊内,刺激包皮及阴茎头,促使其产生分泌物及表皮脱落,形成过多的包皮垢。包皮垢积留于皮下,可诱发阴茎头包皮炎。后天性包茎多继发于阴茎头包皮炎及包皮和阴茎头损伤。包皮口狭小者有排尿困难,尿线细,包皮膨起等症状。

637. 什么是肾积水?

肾积水是指肾脏的肾盂、肾盏内集尿过多,引起肾盂、肾盏扩张及肾实质变薄。大多数肾积水在产前胎儿期行 B 超检查时就会发现。部分肾积水是产后常规体检或因其他疾病行 B 超检查时发现。大部分肾积水没有明显的症状,少部分患儿可出现腰腹部包块、腰部疼痛、血尿、尿路感染、发热、高血压等症状。

　　造成肾积水的原因主要是先天性肾盂输尿管连接部狭窄,也有部分是由结石引起输尿管梗阻导致,所以发现肾积水应做全面检查,明确病因。

　　肾积水有轻度、中度、重度之分。轻、中度肾积水可随访观察。对于重度肾积水、进行性加重肾积水,合并反复尿路感染、肾功能下降、肾结石等应及时治疗。

638. 肾盂成形术后观察要点有哪些?

　　(1)观察有无吻合口瘘发生。注意各引流管引出的液体量及性状,如尿少,而手术后放置吻合口处的引流管有较多淡黄色液体流出,证明吻合口瘘的发生;观察切口敷料有无渗出,渗出液体的量及性状,如为淡黄色液体渗出较多,可能出现了吻合口瘘。

　　(2)注意观察吻合口是否通畅。术后常规安置肾造瘘管,为了使吻合口通畅,术后 2～4 周暂时夹闭肾造瘘管,"迫使"尿液经吻合口排出。如夹闭造瘘管后出现腹痛、发热,提示吻合口不通畅,应重新开放造瘘管,以后再次夹闭造瘘管,吻合口通畅后才能拔出肾造瘘管。

639. 肾盂造瘘术后的护理要点有哪些?

　　(1)卧床休息 2 周。
　　(2)保持引流通畅,勿使导管扭曲、受压或阻塞。
　　(3)术后 2 周内应妥善固定引流管,防止滑脱。
　　(4)鼓励患儿多饮水,以助冲洗尿路。
　　(5)保持瘘口周围清洁干燥,防止皮肤糜烂并减少感染。

640. 何为膀胱刺激征? 如何护理?

　　膀胱刺激征是指因尿道、膀胱黏膜受到炎症或机械刺激而引起的尿频、尿急、尿痛症状。应鼓励患儿多饮水,以达到冲洗、清洁尿路的目的,注意会阴清洁,平时少憋尿,按时服药,坚持治疗。新入院患儿留尿培养,标本应在使用抗菌药物治疗前采集。

641. 小儿泌尿系感染需要治疗吗?

　　需要。泌尿系感染是由细菌侵入尿道,在尿中生长繁殖,并侵犯尿道黏膜或组织而引起的损伤,反复泌尿系感染可致肾发育障碍、肾瘢痕形成,导致肾功能受损、终末期肾脏病。严重者可引发菌血症或败血症等全身感染,甚至危及生命。90％的泌尿系感染由大肠埃希菌引起,上行感染是最主要的感染途径。临床表现因年龄差异而有不同,年龄越小,症状越不典型。尿路感染应重视,进行正规治疗。

642. 腹腔镜手术有哪些优点? 会有并发症吗?

优点:损伤小、恢复快、疼痛轻、瘢痕不易发现,切口美观。

与二氧化碳气腹相关的并发症有:皮下气肿、气胸、心包积液、气体栓塞、高碳酸血症与酸中毒、心律失常、下肢静脉淤血和血栓、腹腔内缺血、低体温等。

与腹腔镜手术相关的并发症:血管损伤、内脏损伤。

643. 小儿鞘膜积液什么年龄手术比较合适?

由于睾丸下降时鞘状突的腹膜衍生来的鞘膜具有内分泌功能,鞘膜的浆膜面可分泌液体,其可通过精索内静脉和淋巴系统以恒定的速度吸收,当分泌增加或吸收减少时,鞘膜囊内积聚的液体超过正常量而形成囊肿,则称为鞘膜积液。有统计资料表明,我国新生儿期鞘突管尚未闭合的发生率为80％～94％,但可随着年龄增长逐渐闭合,而出生6个月后闭合的可能性越来越小,2岁前是小儿最佳手术时期。

644. 隐睾、鞘膜积液、腹股沟斜疝等会阴部手术后可以使用尿不湿吗?

腹股沟斜疝及鞘膜积液患儿大多采用腹腔镜微创手术治疗,具有创伤小,切口小,恢复快等优势,切口位于脐周,可以正常使用尿不湿,保持会阴部清洁干燥即可。隐睾等阴囊处手术,切口大多位于阴囊处,如果术后早期使用尿不湿,不利于伤口观察,加之尿不湿包裹及尿液刺激可能会加重阴囊处切口感染的几率,故术后早期应保持切口处清洁干燥,促进伤口愈合。

645. 包皮环切术后,龟头怎么会起水泡呢? 小便时有尿线分叉是怎么回事?

术后龟头及包皮水肿系术后正常现象,可出现透亮、水泡状。根据患儿体质不同,其缓解时间亦长短不一,可自行消退。尿线分叉及排尿呈喷泉样,尿线细均为术后常见现象,系分泌物阻塞尿道口所致,也有些是包皮粘连分离后引起。因此,包皮环切术后小便时尿线分叉,家长不必紧张。

646. 产前B超发现胎儿有肾积水,出生后能治好吗?

近年来,随着产前B超检查的普及,约有60％患儿的肾积水在胎儿期即被发现。肾盂输尿管连接部梗阻是引起小儿肾积水的最常见原因,可见于各个年龄组,约25％的患儿在1岁内被发现。即使积水很重,只要肾脏功能没有完全丧失,仍有治愈希望。

647. 肾损伤患儿为什么要卧床休息？

卧床休息是肾损伤保守治疗的重要措施之一。由于肾血流量丰富，肾损伤后易大量出血。肾组织较脆，在组织修复期，稍微活动就可能影响组织愈合，甚至加重损伤。活动时也可引起血压升高，加重出血，因此尽量减少床上活动，防止患侧受力、受压，保证卧床休息，使组织迅速恢复正常。一般保守治疗应卧床休息 2～4 周，以利于血液凝固和肾组织再生，3 个月内禁止剧烈活动，防止再次损伤肾组织。

648. 行肾部分切除术后，为什么要平卧 7～10 天？

在肾部分切除过程中，肾脏被游离，活动度大。如果术后早期半卧位或活动，容易造成肾下垂、肾出血、肾扭转等情况，所以肾部分切除术后，应取平卧位，卧床 7～10 天。

649. 输尿管镜下钬激光碎石术后如何护理？

（1）妥善固定导尿管，保持引流通畅，防止受压、折叠、扭转，以及有无残留小结石排出。

（2）鼓励患儿多饮水，每天的饮水量需要 500～1000 mL，保持尿量在 2000 mL 左右，使尿液呈稀释状态，减少晶体的形成，促进小结石的排出。不憋尿，以防尿液反流，引起尿路感染。

（3）对留置输尿管支架管的患儿，指导避免剧烈活动，不能做四肢及腰部伸展运动和重体力劳动，防止管道滑落或刺激输尿管管壁而引起疼痛、出血等不适。术后一个月按时返院拔管。

（4）预防结石复发：根据患儿结石的成分，进行个性化饮食，比如草酸盐结石患儿少摄入菠菜、巧克力、草莓等草酸含量较多的食物；尿酸盐结石患儿多摄入碱性食物，少食用家禽肉类、动物内脏等嘌呤含量丰富的食物；磷酸盐结石患儿要少食牛奶，多食低钙、低磷食物。

650. 耻骨上膀胱造瘘的适应证及护理要点有哪些？

适应证：耻骨上膀胱造瘘多用于尿道外伤、尿道梗阻发生急性尿潴留，不能经尿道插管引流尿液者。

护理要点：保持引流管通畅；更换伤口敷料时，清洗造瘘管周围的分泌物，固定好造瘘管；拔除造瘘管前应做夹管实验，证明经尿道排尿通畅才能拔管；拔造瘘管的时间不能早于术后 12 天；一般不需常规冲洗造瘘管，若病情需要或造瘘管阻塞可用无菌等渗盐水冲洗，冲洗时不能用力过猛，注意患儿反应；保持瘘口周围干燥,冲洗或换管时严格无菌操作。

651. 尿道下裂术后患儿出院留置尿管回家如何护理?

置管期间需妥善固定导尿管,避免扭曲、受压,防止引流管滑出。引流袋位置低于体位,每周更换,记录尿量、颜色、性质。注意保护阴茎切口皮肤清洁干燥,切记勿受压、摩擦。嘱患儿多饮水、多排尿,以增加尿量,防止感染和尿管阻塞。对于年龄较小的患儿可以使用约束带适当约束患儿四肢,家长要密切观察,尤其是夜间防止患儿拔管或意外脱落。年长儿则向其解释放置引流管的重要性,嘱其不要擅自拔管。

652. 胸引管什么时候能拔管? 拔管会不会很疼?

(1) 以下情况可拔管:① 置管 24 小时后,24 小时胸腔引流量少于 50 mL (婴儿除外);② 水封管内无气体引出;③ 患儿无胸闷、气促等表现;④ 复查胸片提示肺复张良好即可考虑拔管。

(2) 留置胸引管的伤口很小,拔管时有轻微疼痛,但是患儿能耐受。

653. 什么是漏斗胸 Nuss 手术? 该手术的优点是什么?

漏斗胸的手术方法很多,但是目前世界上最先进的治疗方法就是 Nuss 手术。该手术方法是 1988 年美国小儿外科专家 Nuss 教授首先发明的。该手术是在两侧的腋中线到腋前线做 2~3 cm 长的小切口,在胸腔镜的监视下制作胸骨后隧道,用特制的扩展钳制作隧道以后,扩展钳从对侧的切口穿出,进行胸壁塑形。已经塑形的 Nuss 钢板弓形向后穿过隧道,然后翻转 180°,变为弓形,向前将胸部顶起。Nuss 手术操作时间短、简单、出血量少;不切肋骨。

654. 胸部手术术后切口如何护理?

注意保持切口敷料清洁、干燥;出院后 1 周可揭除切口敷料,保持局部皮肤清洁、干燥;可洗澡,但注意不要强行剥去痂壳,以免出血,避免抓挠切口。

655. 漏斗胸、鸡胸患儿术后多长时间能正常活动?

术后 2 天可下床活动,保持胸腰部直立;1 个月后可正常工作或上学;2 个月内避免弯腰提重物,3 个月内避免剧烈运动及对抗性运动;带钢板期间注意勿行核磁共振(MRI)检查。

656. 漏斗胸、鸡胸患儿术后如何避免复发?

复发的可能性很小,如果剧烈运动导致钢板移位,易出现漏斗胸复发,且姿势不正确可能会发生脊柱侧弯,需保持腰背部挺直,避免高低肩及不正确的学习、走路姿势。

657. 肺功能如何锻炼？

胸部术后患儿需加强肺功能锻炼，方法：① 一般大龄儿童可教会其进行缩唇呼吸锻炼；② 幼儿可教其吹气球、哨子或气泡，注意需在监护人监护下使用，避免儿童误食；③ 婴儿可进行空心掌拍背；④ 有条件的可使用呼吸训练器。

658. 肺叶切除后会不会再长？对小孩以后生活有什么影响？

肺叶切除后不会再长，但是残肺可以代偿性的扩张。小孩以后避免从事需要肺活量大的事业或活动，如体育运动员、宇航员等。但对于日常生活并无影响，建议完全康复后学习游泳等，促进肺的扩张。

659. 肺大疱会发生气胸吗？生活中要注意哪些？

肺大疱的患儿有发生气胸的可能，出院后需要定期复查、随访。

在日常生活和学习中，需要注意增强体质，避免反复的呼吸道感染；勿进行剧烈的运动，尤其是爆发性运动，避免因胸腔压力的突然增大导致突发性气胸。若在日常生活中自觉突发的胸闷、胸部疼痛应及时来医院复查。

660. 新生儿胆道闭锁是一种什么样的疾病？

新生儿胆道闭锁是一种严重的肝胆疾病，也是新生儿外科最严重的胆道畸形，是不明原因引起的肝内外胆管阻塞，从而导致淤胆性肝硬化，最终诱发肝衰竭。

661. 胆道闭锁患儿应该如何进行疫苗接种呢？

患有胆道闭锁的宝宝因其肝功能异常及术后长期使用糖皮质激素，需要根据激素剂量和疗程制定合适的疫苗接种方案。若肝功能正常，饮食良好，可选择性接种灭活疫苗或用天然微生物的某些成分制成的亚单位（组分）疫苗。对于接受激素冲击治疗或者大剂量激素治疗大于等于 14 天的儿童，接种灭活疫苗原则无禁忌证，灭活疫苗最好在大剂量激素治疗前 2 周或者停止激素治疗后再接种，免疫应答效果更加理想；减毒活疫苗在大剂量激素治疗前 4 周或者停止激素治疗 4 周后再接种，确保安全有效。

662. 先天性胆道闭锁的致病因素有哪些？

先天性胆道闭锁的致病因素到目前为止没有确定的答案，无法确认是先天或是后天造成，后天因素中一个重要的因素就是病毒感染（如嗜肝病毒）。

663. 胆道闭锁如何筛查？

（1）观察皮肤黄染情况：60%～80%的新生儿会在出生后 1 周内出现皮肤

染黄,多数情况下如果不伴有肝胆系统疾病,黄疸会很快消退。一般情况下,如果新生儿出现黄疸延迟消退(足月儿大于 2 周,早产儿大于 3 周),一定要尽快明确病因,进行及时且准确合理的治疗,避免肝胆系统本身疾病引起的黄疸而延误治疗。

(2)观察大便:大便颜色逐渐变浅至白陶土色,尿色加深至浓茶色等症状,则应考虑胆道闭锁可能。因此新生儿胆道闭锁早期筛查(粪便比色卡)可以提高该病的早诊率,使得患儿可以在 60 天左右完成胆道闭锁的 Kasai 手术,减少胆道闭锁肝移植数量,增加胆道闭锁自体肝生存时间和生存率。

664. 胆道闭锁如何治疗?

早期诊断非常重要,小儿出生后 40～60 天进行早期 Kasai 手术(肝门肠吻合术),术后 5 年自体肝生存率为 36%～40%,所以胆道闭锁患儿需早发现、早治疗。

665. 食道闭锁术后为什么需要进行食管扩张?

食道闭锁术后吻合口狭窄导致小儿吞咽困难及营养不良,食管扩张是早期治疗食管狭窄安全、有效的首选方法,内镜下探条扩张术的原理主要是借助扩张器机械扩张力,将食管环状生长的纤维组织和增生的结缔组织进行撕裂,甚至撕断黏膜下的肌层,进而扩张食管腔,达到治疗的目的。

666. 食道闭锁术后,什么情况下需要进行食管扩张?

一般在食道闭锁术后 3～4 周即进行首次扩张,即使短期内无明显狭窄,在以后的生长发育过程中,尤其在饮食结构发生改变的时候,应注意是否有呛咳、误吸、吞咽困难等情况以及生长发育缓慢等表现,如有类似情况应及时行消化道造影或胃镜检查明确诊断。

667. 先天性肥厚性幽门狭窄手术后应怎样恢复喂养?

手术后 6 小时先给予 3～5 mL 温开水,饮水后注意观察,如吞咽动作好,无呕吐及呛咳,喂养两三次后可开始少量喂奶,每 2 小时一次,每次 20～30 mL,如无呕吐,以后可每次增加 10～15 mL,逐渐增加到正常奶量。

668. 先天性肥厚性幽门狭窄手术后为什么患儿还是会呕吐?

该手术后刚开始进食之后出现呕吐主要是由于幽门水肿或胃内气体所致,多为自限性,一般几天内即可消失。而出现持续性呕吐超过 1 周以上,多与幽门环肌切开不全、胃食管返流、未发现的十二指肠穿孔等因素有关,需进一步治疗。

669. 回流灌肠应该注意些什么?

（1）注意环境温度及灌肠溶液温度，注意保暖。

（2）根据患儿体重灌入液体量，每千克体重不超过 100 mL 生理盐水，出量大于入量。

（3）操作时动作轻柔，避免损伤肠管。

（4）一物一用，防止污染。

（5）灌肠过程中，轻柔腹部，随时注意观察患儿病情变化，发现异常，立即停止灌肠并及时联系医生，采取急救措施。

（6）观察灌肠后腹部情况：是否有腹胀、腹痛等症状，如果有应及时报告医生。

670. 什么是新生儿肠造口?

肠造口术是治疗患儿先天性消化道畸形、肠坏死、腹部外伤、腹腔广泛感染合并休克等危重症和急腹症的一项重要急救措施。这类手术一般将患儿肠管置于腹壁，做成暂时性人工肛门，即肠造口。其重要作用是解除肠梗阻，尽快恢复肠道通畅和血液供应，使消化道排泄物暂时不进入远端肠管，减少手术部位肠道感染机会。

671. 肠造口患儿饮食需要注意什么?

结肠造口新生儿的饮食与正常婴儿饮食无区别。正常均衡饮食即可。当添加辅食时、尝试新食物时一次不可过多。小肠造口患儿的饮食最好在外科医生或营养师的指导下选择，注意少量多餐。对于并发短肠综合征的患儿，可能需要持续输注肠内营养。父母居家照护时要随时为患儿预备补充电解质的饮品，防止出现电解质紊乱。

672. 肠造口患儿可以洗澡吗?

新生儿的手术切口愈合后便可以沐浴，造口本身是肠的一部分，无痛觉，沐浴对造口不会有影响，不用担心造口会感染或水会流入肠腔内。佩戴造口袋时或撕除造口袋露出造口后均可以进行沐浴。可以使用沐浴露给新生儿进行沐浴，但不宜使用沐浴油，以免影响造口底盘的粘连。同时，造口周围皮肤不宜使用爽身粉。

673. 宝宝反复腹胀、排便困难是怎么回事?

可能是先天性巨结肠，多数患儿有出生后 24～48 小时不排便或胎便排出延迟、呕吐、腹胀、顽固性便秘等。经开塞露纳肛或者灌肠后腹胀缓解，食欲好转,但 1～2 天后腹胀再次出现,常伴有小肠结肠炎,每天排出多次水样腥臭味粪便,有时有高热、剧烈呕吐,腹部高度膨隆,有严重中毒等症状时,需及时就医。

674. 什么是先天性巨结肠?

该病是由于直肠或结肠远端肠管神经节细胞缺如导致肠管持续痉挛,粪便淤滞在近端结肠,使该段肠管肥厚、扩张,是患儿常见的先天性肠道畸形。女性多于男性。有遗传倾向。

675. 先天性巨结肠有哪些表现?

(1)胎便排出延迟、顽固性便秘和腹胀:多数患儿于出生后 48 小时内无胎便排出或仅排出少量胎便,2～3 天内出现低位肠梗阻症状,必须经过灌肠才能排便。

(2)营养不良及生长发育迟缓:患儿长期腹胀便秘可有食欲下降,导致生长发育迟缓。

(3)小肠结肠炎:特征性表现是腹泻,并与便秘、腹胀、发热、血便以及腹膜炎交替发作。

676. 肛门直肠畸形术后如何扩肛?

扩肛适用于肛门成形术后和先天性肛门直肠下端狭窄的患儿,一般于术后 2 周开始,每天 1～2 次,每次扩肛持续 30 分钟左右,扩肛器从 1 cm 直径开始,由小到大,直至 1.5 cm 左右能顺利通过肛门、直肠时,逐渐减少扩肛次数,直到排便完全正常为止。扩肛前要了解直肠的生理弯曲度,动作轻柔,防止肠管损伤。

677. 什么是脐茸?

脐茸,又称脐息肉,是新生儿的卵黄管未完全萎缩退化,仅在脐部遗留极少黏膜,呈殷红色突起的息肉,经常有少许无色、无臭的黏液,当黏膜受到摩擦或损伤时会出现血性分泌物。

678. 脐茸的危害有哪些? 脐茸需要治疗吗?

婴儿出生后脐带脱落之后还经常有少量黏液或血性分泌物,脐周常继发湿疹。局部用收敛药可暂时起作用,症状好转,但不久又会复发。体积小的脐茸可用 10％硝酸银烧灼(药物腐蚀),有蒂的脐茸,可先用线结扎自行脱落,残余部分电灼破坏黏膜,脐茸比较大且蒂比较粗,需手术切除。

679. 什么是肛周脓肿？肛周脓肿有什么症状？

肛门周围软组织内或其周围间隙发生的急性化脓性感染并形成脓肿者称肛门周围脓肿，脓肿自行破溃或切开排脓后常形成肛瘘，多见于新生儿及小婴儿。初期表现为肛门两侧或后方皮肤局部红肿、硬结及有压痛，化脓后局部触及波动感。女孩的脓肿多自阴道、前庭或大阴唇穿出。重症患儿伴有高热、拒食，在排便及直肠指诊时，产生剧痛和哭闹。

680. 肛周脓肿如何治疗？

一旦诊断明确，即应做切开引流治疗。对于伴有全身感染症状的患儿，可抗生素治疗，并辅以温水坐浴和局部理疗等综合方法治疗和护理。

681. 肛周脓肿出院后如何护理？

（1）养成良好排便习惯：宝宝因惧怕疼痛，常拒绝排便，鼓励宝宝在有便意时及时排便，养成定时排便习惯。

（2）肛周皮肤护理：勤换尿布，便后尽量用温水冲洗外阴及肛门，洗后用干净柔软纸巾吸干或者小电吹风远距离吹干，避免用力擦拭肛门。

682. 何为先天性直肠肛门畸形？

先天性直肠肛门畸形是新生儿时期最常见的先天性消化道疾病，其病因和发病机制目前尚未明确。根据国内外文献报道，先天性直肠肛门畸形与遗传有关，也可能与妊娠期，特别是妊娠早期病毒感染、化学物质、环境及营养等因素有关。

683. 先天性直肠肛门畸形有什么临床特点？

先天性直肠肛门畸形不仅发病率高，而且种类繁多。根据畸形种类和症状分为：

（1）高位畸形：正常肛凹处无肛门，仅有皮肤凹陷，哭闹时凹陷处无冲击感且不向外膨出。女性往往伴有阴道瘘，泌尿系统瘘几乎都见于男孩，女孩罕见。

（2）中间位畸形：肛门部外观与高位畸形相似，有瘘者瘘管多开口于尿道球部、阴道下端或前庭部。女孩直肠前庭瘘较阴道瘘多见。

（3）低位畸形：在正常肛门位置有凹陷，肛管被肛膜闭塞，哭吵时有冲击感。部分肛门正常，但位置靠前或口径细小，表现为排便困难。

684. 如何检查先天性直肠肛门畸形？

诊断辅助检查包括以下：

（1）X 线检查：出生 24 小时后行倒置侧位 X 线平片，能准确测定直肠闭锁的高度,判定有无泌尿系瘘;瘘管造影可以确定瘘管的方向、长度和直肠末端的水平。

(2)心超、B超检查:了解心脏、肾、输尿管、膀胱、子宫、阴道及脊髓有无异常。

(3)尿液检查:尿液里混有胎粪或鳞状细胞,为诊断直肠尿道瘘的依据。

(4)CT及MRI(核磁共振)等能显示肛提肌群的发育状态及观察肛门周围肌群的改变,同时可以判断骶尾椎有无畸形。

685. 先天性直肠肛门畸形需要手术治疗吗?

先天性直肠肛门畸形的治疗以手术治疗为主,根据类型及末端的高度而选择不同的手术方法。除了无排便功能障碍,如会阴前肛门无狭窄者,无需手术外,其他先天性直肠肛门畸形均需手术治疗。

686. 先天性直肠肛门畸形出院后应注意哪些?

(1)肠造口护理:肠造口患儿出院前,医护人员应教会家长正确进行肠造口的日常护理及正确使用造口袋。

(2)扩肛指导:依据肛门大小选择合适的扩肛器。

(3)按医嘱定时复诊,6个月内,每个月1次;6个月~1年,每3个月1次。患儿出现排便困难、便条变细、腹胀及食欲下降以及喂养困难等,立即就诊。

687. 小儿肠套叠的临床表现有哪些?

阵发性腹痛、呕吐、果酱色大便及腹痛部位腊肠样肿块是小儿肠套叠的主要临床表现。

688. 肠套叠患儿空气灌肠复位后为什么要口服药用炭?

肠套叠患儿空气灌肠复位后立即口服药用炭(活性炭)0.5 g,以便于观察肠道是否通畅,一般于6~8小时可见大便内炭末排出。

689. 肠套叠空气灌肠复位后重点观察哪些?

(1)患儿精神状态;

(2)有无哭闹、呕吐;

(3)腹部体征有无改善;

(4)大便排出情况等。

690. 肠套空气灌肠复位成功的患儿有哪些表现?

肠套叠患儿空气灌肠复位成功后表现为:患儿安静入睡,不再哭闹,停止呕吐;腹部肿块消失;口服药用炭后可见炭末排出,肛门排气,排出黄色大便,或先有少许血便,继而变为黄色。如患儿仍烦躁不安,阵发性哭闹,腹部包块存在,应考虑肠套叠未复位以及再次发生套叠,应立即通知医师进一步处理。

691. 婴儿肠绞痛是怎么回事? 如何处理?

婴儿肠绞痛多数发生于 4 个月以内的宝宝。喂养不当、食物过敏、中枢神经系统发育不完善是主要影响因素。多数新生儿期第 3 周起病,3～4 个月龄自愈,男女无明显差别。典型者表现阵发性剧烈啼哭,入夜后开始,剧烈啼哭时面颊发红,口唇苍白,腹部紧张,两下肢屈曲,脚冷,双手握拳,持续 5 分钟左右,然后乏力入睡,但不久又再次发作,如此反复可持续 3～4 小时。轻型者仅表现为晚上烦躁不安。

处理方法如下:避免进冷食,喂奶后轻拍背。发作时用少量肥皂水灌肠,或用肥皂条塞进肛门使之排气,均可使腹痛缓解。腹部热敷,或用轻柔手法顺时针摩腹也可使胃积气排出,使疼痛缓解。必要时在医师指导下口服颠茄片,或肌内注射阿托品。

692. 脑外伤患儿饮食方面需要注意什么?

注意饮食清淡卫生,应以高蛋白、高维生素、低脂易消化的饮食为主。若为昏迷患儿需留鼻胃管或鼻肠管。推荐食谱:

(1) 牛奶:牛奶富含蛋白质、钙及大脑所必需的氨基酸。

(2) 鸡蛋:每天吃 1～2 个鸡蛋可以供给足够的胆碱,对保护大脑、促进脑细胞活动、提高记忆力非常有益。

(3) 新鲜的水果、蔬菜,补充维生素、纤维素。

693. 闭合性脑损伤需要做哪些检查?

(1) 颅骨 X 线平片或三维重建:了解有无骨折及骨折程度。

(2) CT 和磁共振检查:CT 可以分辨细微的骨折、出血的变化;MRI 检查了解脑损伤的情况。

694. 脑外伤术后居家护理需要注意些什么?

(1) 饮食以高蛋白,高维生素,低脂肪易消化的食物(如鱼、瘦肉、鸡蛋、新鲜的蔬菜、水果等)为宜。

(2) 注意劳逸结合,保证睡眠,可适当地进行户外活动。

(3) 特殊的药物,如控制癫痫的丙戊酸钠等要遵医嘱服药,不得擅自停药,定期监测肝肾功能和血药浓度,定时门诊随访。

(4) 若并发偏瘫、失语等,需要加强功能锻炼,必要时可行一些辅助治疗,如高压氧等。

695. 什么是新生儿头皮血肿?

新生儿头皮血肿是由于小儿出生时,母亲的骨盆和小儿的头部不相称即"不配套",胎位不正常如枕横位分娩造成。

(1) 血肿初期可局部冷敷,防止血肿增大。

(2) 有血肿的患儿宜少搬动,向健侧卧。

(3) 较小的血肿任其自然吸收,切勿按揉血肿。

(4) 血肿较大者或进行性增大者,应了解是否有颅脑损伤,检查凝血功能,如果有异常,应及时给予相应的治疗;若超过 3 周血肿处未吸收变小,可在无菌条件下进行穿刺抽吸。

696. 新生儿头皮血肿是由于什么原因引起的?

新生儿头皮血肿主要发生在难产、胎头吸引术、产钳助产的过程中,剖宫产的新生儿也可出现头皮血肿。主要是由于颅骨膜下血管破裂出血,血液停留在局部而形成的,多见于一侧或双侧头顶骨。主要表现为血肿高出皮肤,边界清晰,大小不一,不超越颅骨骨缝。一般于生后 2～3 天逐渐明显,压之有波动感,可逐渐吸收消失,一般需要数周至数月不等。

697. 新生儿头皮血肿如何处理?

新生儿头皮血肿较小的,一般 4～6 周就可以自然吸收消散,勿需过于紧张,在没有感染的情况下可不必处理,家长做好密切观察,必要时随访。较大头皮血肿者,半月还没有见缩小或吸收,需前往儿童专科医院就诊,请神经外科专科医生进行检查,做穿刺抽吸处理,并进行加压包扎;避免出现血肿机化(因为时间过长,淤血难以吸收,导致患处肿痛,形成皮下肿物),处理困难。

698. 脑水肿是怎么回事?脑水肿有哪些症状?

脑水肿是指脑内水分增加、导致脑容积增大的病理现象,是脑组织对各种致病因素的反应。可致颅内高压,损伤脑组织,临床上常见于神经系统疾病,如颅脑外伤、颅内感染(脑炎,脑膜炎等)、脑血管疾病、颅内占位性疾病(如肿瘤)、癫痫发作(脑缺氧)以及全身性疾病,如中毒性痢疾、重型肺炎(多器官衰竭)。

主要表现为颅内压增高,其表现为头痛、呕吐、烦躁谵妄精神症状,严重者出现昏迷,可以合并癫痫抽搐同时发生。婴幼儿前囟饱满、隆起,精神反应差,需紧急处理。

699. 宝宝摔倒后头部起了"大包"怎么办?

(1) 因为头皮血供丰富,外伤后易形成头皮血肿,一般情况下,只要保持局部清洁不感染,肿块会慢慢自行消退的。伤后 48 小时内可以冷敷,48 小时后才可以热敷。

(2) 观察宝宝的精神状态,如果有呕吐、抽搐、精神差、肢体活动障碍等不适症状,需及时去医院诊治,必要时行头部 CT 检查以了解有无颅内出血、颅骨骨折等情况。

700. 什么是先天性脑积水?

先天性脑积水又称婴儿脑积水,是指婴幼儿时期脑室系统或蛛网膜下腔积聚大量脑脊液,导致脑室或蛛网膜下腔异常扩大,并出现颅内压增高和脑功能障碍,多见于 2 岁以内婴幼儿。由于婴幼儿先天性脑积水多在出生后数周头颅开始增大,因此一般经 3～5 个月方可逐渐发现,也有出生时头颅即增大者。特别是因颅内压增高引起头颅进行性的异常增大,与发育不成比例。

701. 脑积水的临床表现有哪些?

婴幼儿脑积水的临床表现主要有:婴儿头围进行性增大,超过正常范围,致使前额前突、双眼上视困难,头皮变薄,静脉怒张;前囟和后囟增宽、隆起且张力增高,面颅明显小于头颅,颅骨变薄,头颅叩诊呈破罐音;生长发育迟缓等。

702. 儿童脑积水应如何治疗?

脑积水的治疗强调个性化,也就是根据积水的原因、类型及程度选择不同的治疗方法,多数需手术治疗,常见手术方式为脑室-腹腔分流术等。治疗越早越好,可预防大脑皮质萎缩及严重的功能障碍。

703. 儿童脑积水手术治疗能彻底康复吗?

先天性脑积水,是脑脊液循环受阻或者是脑脊液过多而造成的脑脊液存量增加,脑室扩大的顽症。脑室-腹腔分流手术可以缓解病情,需要每年随访 1～2 次,定期检查分流装置,手术只是暂时将脑脊液排出,而不能彻底治愈脑积水,这类患儿需终生带管生存,一般每 10 年更换一次分流管。

704. 儿童头部外伤后为什么会发生抽搐?

儿童神经系统发育不完善、大脑皮层抑制能力较差,早期容易发生抽搐、脑水肿等并发症。抽搐的发生机理复杂,多数是因脑的功能或结构异常引起,周围神经甚至它支配的肌肉异常也可引起,或两者兼而有之。在患儿头部发生外伤后出现抽搐,家长要高度重视,立即就医,查明原因。

705. 小儿发生抽搐时如何进行应急处理?

(1) 防止窒息:患儿惊厥发作时立即平卧,头偏向一侧,肩下垫一软枕,松解衣服和领口,清除患儿口鼻分泌物、呕吐物,保持气道通畅,防止误吸、窒息。

(2)预防外伤:惊厥发作时,在患儿上下牙齿之间放置牙垫,防止舌咬伤。牙关紧闭时,勿强力撬开上下牙齿,以免损伤牙齿。需严密看护,防止坠床和碰伤。

(3)待抽搐缓解,及时就近就医。

706. 什么是新生儿颅内出血?

新生儿颅内出血是新生儿期常见的因缺氧或产伤引起的,早产儿发生率较高,是新生儿早期的重要疾病与死亡原因,预后差,存活者常有神经系统后遗症,如脑积水、癫痫、脑性瘫痪及智力低下等。

707. 新生儿颅内出血的病因有哪些?

(1)产伤性颅内出血:分娩过程中胎儿头部过度受压,或使用高位产钳、胎头吸引器、急产、臀牵引等机械性损伤均可使大脑镰、小脑幕撕裂致硬脑膜下出血;脑表浅静脉破裂而导致蛛网膜下隙出血。

(2)缺氧缺血性颅内出血:缺氧和酸中毒可直接损伤毛细血管内皮细胞,使其通透性增加或破裂出血;同时损伤脑血管自主调节能力而出血;缺氧还可引起脑室管膜下生发层基质出血,从而引起脑室内出血。

(3)其他:新生儿肝功能不成熟、凝血因子不足也可引起颅内出血。

708. 新生儿颅内出血需要哪些辅助检查?

(1)血常规:出血量多时可有贫血、红细胞及血红蛋白下降、血细胞比容下降。

(2)B超或CT检查:对确定颅内出血的类型、部位和程度很有价值,B超检查方便、价廉又无放射线,应作为首选。对蛛网膜下隙出血及小脑幕下出血的诊断,首选CT检查。

(3)脑脊液检查:脑脊液检查应慎重,因为并不是各种类型颅内出血均有脑脊液改变,且病情重的新生儿不能耐受腰椎穿刺操作。当临床不能排除颅内感染性疾病且患儿一般状况尚好时,应做脑脊液检查。如为均匀血性并发现皱缩红细胞,则有助于颅内出血的诊断。

709. 小儿颅脑外伤后喊头痛时怎么办?

常见的脑外伤原因有跌倒、坠床、车祸伤、高处坠落伤、重物击伤等意外伤害。

小儿颅脑损伤后,年长儿会主诉头晕、头痛、恶心,婴幼儿出现剧烈哭闹后表现为安静、嗜睡。家长务必重视，让患儿卧床休息，暂禁食，避免剧烈震动搬运，或者迅速到医院就诊，检查头颅CT，了解是否有颅骨骨折、出血，尤其是硬膜外血肿。

710. 婴幼儿颅脑外伤后出现精神萎靡怎么办?

婴幼儿颅脑损伤家长需要高度重视，婴幼儿年龄小，病情变化快、不会表达，一旦出现伤后精神萎靡不振，双眼无神、嗜睡、倦怠等表现，应立即拨打"120"，护送到最近的医疗机构就诊。

711. 小儿颅脑外伤后为什么容易出现偏瘫?

外伤性脑梗塞是儿童颅脑外伤后比较常见的并发症之一，与儿童期的特殊解剖特点有关系。伤后容易造成颈内动脉、豆纹动脉等血管壁损伤，导致深穿支闭塞，从而出现基底节区血液循环障碍，引起外伤性脑梗塞的发生。临床主要表现为意识障碍、肢体瘫痪、癫痫发作等。

（1）儿童脑血管壁肌层发育不完善，豆纹动脉的远端血流缓慢，植物神经自主调节能力差，当轻微外伤后，局部血管壁损伤，血小板黏附聚集，血栓形成。

（2）小儿头颅在体重中占的比例较大，颈部支撑保护作用差，当受到外力时，颈动脉内膜容易出现损伤。

（3）小儿颅骨弹性较成人强，外力作用消失后，颅骨瞬间产生负压，会导致颅内血管受损。

基底节区梗塞病变可分为出血性梗塞和缺血性梗塞。儿童大多为缺血性梗塞，适当功能锻炼，大多数患儿恢复良好；若为基底节区出血性，恢复缓慢，需要长期康复训练。

712. 何为脑外伤后遗症?

对脑外伤后遗症的普遍理解是：认为脑外伤以后出现所有的症状都成为后遗症。但在临床上对脑外伤后遗症是有界定的：在脑外伤早期出现的症状称为合并症；迁延以后出现的症状称为后遗症。脑外伤后综合征是指脑外伤患儿在恢复期以后，长期存在的一组神经功能失调和精神症状，包括头痛、神经过敏、易怒、注意力不集中、记忆力障碍、头晕、失眠、疲劳等症状。主要包括以下几类：① 脑震荡综合征；② 脑外伤所致昏迷；③ 脑外伤后谵妄；④ 脑外伤后遗忘综合征。最显著的特点是在遗忘的基础上虚构，常易激惹。通过治疗，脑外伤后遗症一部分可以彻底治疗，一部分临床症状可以缓解。

713. 脑膜膨出是怎么回事?

脑膜膨出是一种先天性的颅骨缺损，中枢神经系统部分组织经此缺口向颅外疝出。如果颅内疝出物只包括脑脊液和脑膜，则称为脑膜膨出；如果内容物为脑组织和脑膜，则称为脑膜脑膨出；如果疝出物有脑组织脑膜和脑室，则称脑积水脑膜脑膨出。常见症状：瘫痪、抽搐、嗅觉丧失、眼球突出、颅压增高。CT不仅可显示颅骨缺损的形态，亦能显示膨出的软组织中是否含有脑脊液或脑组织。

714. 宝宝屁股上长的包块是什么？

一般在患儿出生的时候就能比较容易地发现后背部正中有一个囊性的包块，可见于颈部、背部或腰骶部，以腰骶部最为常见。在这包块里含有椎管的内容物，即脊膜、脑脊液、脊髓和神经组织。脊髓脊膜膨出是一种先天性胚胎神经管发育畸形，目前多认为脊髓脊膜膨出是由多种因素综合致病。单纯的脊膜膨出，可以无神经系统症状。脊髓脊膜膨出并有脊髓末端发育畸形、变性，形成脊髓空洞者，症状多较严重，有不同程度的双下肢瘫痪及大小便失禁。脊髓脊膜膨出本身构成脊髓栓系，随着年龄、身长增长，脊髓栓系综合征也会加重。治疗时机主张早期手术，对婴幼儿的脊髓脊膜膨出，还要结合其全身情况与承受手术的耐受力来考量。

715. 宝宝囟门摸不到是怎么回事？

若小儿囟门在出生后5～6月时或之前闭合叫囟门过早闭合。可能原因是：

（1）脑发育不良。发现宝宝囟门早闭，必须为宝宝测量头围大小。如果头围大小低于正常值，又有其他智力发育方面的异常，可能是脑发育不良（注：正常小儿出生头围为33～34 cm，1岁以内增长最快，前3月和后9月分别可增长6～7 cm，到1岁时达46 cm，2岁时可达48 cm）。

（2）见于正常的宝宝。有的宝宝5～6个月时，前囟门闭合或仅剩下指尖大小间隙，看似关闭，其实并未骨化，应请医生检查，以鉴别有无问题。

716. 宝宝骶尾部皮肤颜色深，有凹陷和毛发生长，有问题吗？

注意了，可能是隐性的脊柱裂问题，又称藏毛窦，属于畸形发育，可出现枕部到骶尾部间的任何部位，以骶尾部最多见，可与脊髓裂、脊柱裂伴发。瘘口四周往往有异常的长毛、色素沉着或毛细血管瘤样改变，有的在其上方还有脂肪瘤突出。窦道所经处，相应部位可有颅骨、硬脑膜、棘突、椎板、硬脊膜缺损。在无感染时易被忽视。治疗原则：未感染者择期切除，感染者在感染控制后手术治疗。

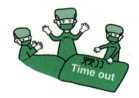
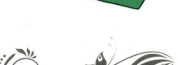

第五篇
儿童手术常见问题

717. 手术前为什么要抽血化验？

手术前抽血项目一般有血常规、凝血功能、免疫组合、肝肾功能等，其目的是检测机体状态是不是处于手术最佳时期。

抽血检验的目的是掌握患儿身体健康状况，如肝肾功能、凝血机制是否正常，是否有血液性传染病，有无贫血、血小板减少、乙肝等，必要时鉴定血型，做好交叉备血。通过一系列的检验可以及时发现并处理异常情况，确保患儿手术安全。

718. 术前查血检查需要抽多少血？抽这么多的血会不会对孩子造成损害？

术前血液检查需要 6～7 mL 的血样。人体的血容量占全身体重的 7％～8％，比如 3 kg 的婴儿，身体的血容量为 210～240 mL，而 7 mL 的血样占全血总量的 3.3％，体重越重，占比越小，正常情况下 10％ 以内的失血，机体完全能够代偿，不会对孩子身体造成损害。抽血后可以通过补充水分、牛奶、豆浆、瘦肉等高蛋白质膳食以加快血细胞的生成。

719. 一般术前血液检查包括哪些项目？为什么要查这么多项目？

常规血液检查包括血常规、凝血五项、血生化及血免疫，不包括血型、微量元素等指标 。

（1）血常规：主要查看的指标为白细胞、中性粒细胞和淋巴细胞值（反映机体有无炎症、有无细菌、病毒感染），血红蛋白含量（反映有无贫血）。

（2）凝血功能：主要查看孩子的凝血功能，这是反应孩子术中出血时能否及时止住的指标,对手术而言非常重要。

(3)生化:是检查血液中的各种离子、糖类、脂类、蛋白质及各种酶、激素和代谢产物,主要查看肝脏、肾脏的功能。

(4)免疫:主要查看身体有无乙肝、艾滋、梅毒等传染病,注意传染病急性期不适宜手术。

720. 哪些检查需要空腹?

血生化检查至少需空腹 4 小时,腹部 B 超、CT、MRI 检查,需空腹 6 小时以上(包括肝脏、胆囊、胰腺、肾、肾上腺、肠道、腹部肿瘤等)。

721. 手术期前患儿可以吃东西吗? 麻醉前为何要禁食、禁水?

准备手术前患儿不可以吃东西,因手术操作刺激和麻醉药物有引起恶心呕吐的风险,如果胃内有未排空的食物或水,一旦发生恶心呕吐,呕吐出来的东西有可能进入气道,且胃酸是高酸性,可能造成吸入性肺炎,不易治疗,严重可危及患儿生命。

术前有要求严格执行禁食、禁饮制度,然而,若禁食时间过长,患儿会感觉口渴和饥饿,哭闹、烦躁,严重时可能出现低血糖、脱水。对于接台手术或禁食时间较长的患儿,术前可输注一定量的液体,以防止脱水,维持患儿血糖浓度,特别是新生儿及小婴儿,防止低血糖的发生;减少因禁食所带来的不适感,如饥饿、口渴。所以,小孩术前禁食、禁饮设立了统一的时间标准:清水为 2 小时,母乳为 4 小时,配方奶、牛奶为 6 小时,固体食物为 8 小时。

722. 宝宝手术前那么长时间不吃不喝,会不会很难受?

(1)根据患儿的年龄、手术种类和方式,医生会安排患儿术前禁食、禁水时间;为了避免宝宝长时间的饥饿,请一定要在禁食、禁水时间之前给患儿再加一次餐;夜里加餐可选择面包、稀饭、牛奶等易消化、少渣食物,勿食用油炸类食品,以免胃排空延迟而影响手术。

(2)术前医生会根据患儿的禁食、禁水时间安排术前补液,补充体液及能量。若患儿因饥饿得不到满足而哭闹,家长可以带患儿看书或看动画片转移注意力。

723. 患儿术后禁食、禁水期间能用棉签沾水擦拭嘴唇吗?

不建议家长使用棉签沾水擦拭。棉签沾水涂抹嘴唇,仅仅是湿润嘴唇,对整个口腔无作用,不能激活唾液腺的分泌。嘴唇只有一层薄薄的黏膜,没有角质层,用棉签沾水涂抹嘴唇,保湿时间短,而且棉签沾水后易松动,年龄较小的患儿擦拭时由于吸吮动作,增加误吸风险。

724. 术后多长时间可以进食、进水？可以吃哪些东西？

(1)局部麻醉:术后即可进食,从流质开始。如包皮环切术后的患儿。

(2)非胃肠道手术全麻:手术患儿一般术后 6 小时禁食、禁水,6 小时后先给予少量流质饮食,逐渐加量,逐步过渡到正常饮食;避免油腻、辛辣刺激性食物。如尿道下裂、隐睾、鞘膜积液、隐匿阴茎、腹股沟斜疝手术等。

(3)胃肠道手术全麻:全麻患儿待肛门排气后进食,从流质饮食开始,之后是半流质饮食,逐步过渡到正常饮食;避免油腻、辛辣刺激性食物。如肾积水、重复肾手术等。

725. 患儿术后为什么要去枕平卧且头偏向一侧？

小儿年龄越小,呼吸功能储备低,麻醉恢复期并发症尤其是呼吸系统并发症越高。呼吸道的管理及防止呼吸系统并发症是小儿全麻术后监测和护理的关键问题。

全麻术后保持呼吸道通畅,去枕平卧 6 小时,垫起双肩,畅通气道,观察患儿呼吸频率、节律、深浅度及血氧饱和度情况。判断有无气道分泌物积聚、舌后坠、喉头水肿等。若有分泌物,应及时吸出;对舌后坠者应托起其下颌并将头后仰,置入口咽或鼻咽通气管保持呼吸道通畅。

726. 腹腔镜微创术后为什么要吸氧？

腹腔镜因创伤小、术后恢复快,在小儿外科被广泛使用。但腹腔镜较传统术式也存在不足之处,腹腔镜手术时需要准备 CO_2 气腹条件,使膈肌抬升,对呼吸及循环功能造成不利的影响。低氧血症是腹腔镜手术后最常见的严重并发症,所以保证患儿术后持续 6 小时低浓度(1 L/min)吸氧,是降低腹腔镜手术后低氧血症最安全、有效的方式。

727. 为什么小儿手术都必须全麻？

因小儿不能配合手术,小儿手术麻醉大多采取静吸复合麻醉的方式,也就是全麻。局麻时患儿会不配合,影响手术进程,使手术不能顺利进行。

728. 为什么术后 3 天内体温上升？

身体经过手术创伤(微创也有创伤),需要一段时间的修复过程,而术后 3 天内体温升高称为外科吸收热,主要是无菌坏死物质吸收而引起的发热,一般体温低于 38.5 ℃,常见于大手术后,如胆管扩张症、梅克尔憩室等;若患儿术前即有发热症状,术后发热程度会加重(体温高于 39 ℃),比如化脓性阑尾炎,经过抗感染治疗,体温会逐渐降至正常。

729. 小儿发热为什么不建议使用酒精擦浴降温?

一方面,当患儿发热时皮肤毛孔处于扩张的状态,酒精擦拭时,皮肤会吸收一定的酒精进入血液中,损害患儿的健康,尤其 3 岁以内婴幼儿,皮肤比较娇嫩,擦浴时会对皮肤造成损伤,部分婴幼儿对酒精过敏,擦浴后皮肤会起红疹;另一方面,酒精会使体温迅速下降,容易引起虚脱,危及小儿安全。因此,若小儿发热低于 38.5 ℃时,最好采用温水擦浴降温、降温贴贴敷降温等物理降温的方式降温;当体温≥38.5 ℃时,可遵医嘱使用药物降温,常用药物有布洛芬、对乙酰氨基酚(有混悬液制剂、颗粒、栓剂等)。

730. 腹部手术的患儿为什么术后要多运动? 怎么运动? 运动量要达到什么标准?

腹部手术是外科常见的手术,是一种创伤性治疗。进行腹部手术的患儿,由于组织的创伤、炎症的刺激,导致胃肠功能减弱或消失,术后早期下床活动能促使胃肠功能恢复,预防腹胀,防止肠粘连、肠梗阻,缩短手术恢复期,对于尽快恢复日常生活能力具有重要的作用。一般腹部手术,如单纯性阑尾炎,鼓励患儿术后 6 小时麻药清醒后即可下床活动,活动量以不感到疲劳为宜,采取鼓励的方式,逐渐加大活动量;稍复杂一点的腹部手术,如化脓性阑尾炎伴穿孔、梅克尔憩室等可以在术后 24 小时后再下床活动;腹部肿瘤切除、胆管扩张症、肝脾切除等大手术后,待病情稳定后再下床活动,一般 3～5 天,具体下床活动时间应根据病情决定。

731. 疫苗与麻药有没有冲突? 全麻术后回家能不能接种疫苗?

一般情况下,疫苗与麻醉药物之间没有冲突。

但是疫苗最好等到患儿机体恢复正常之后再去接种,因为部分疫苗为活菌所制,当机体抵抗力较弱时接种疫苗容易感染病菌,反应加重。具体还应当咨询接种疫苗的机构,查看疫苗的禁忌情况。

732. 手术后的宝宝多久可以接受预防免疫?

一般手术后 4 周,恢复良好,无发烧、咳嗽,即可接受预防免疫,注意事项要根据预防接种的要求。

733. 如何增加术后患儿抵抗力?

(1) 加强营养,多食清淡、易消化、富含维生素、蛋白质的饮食,如新鲜的蔬菜、水果、鱼汤、肉汤等。

（2）适当活动，分期活动，早期在床上被动与主动相结合活动，中期主张主动活动，后期适当加大活动量。

（3）保持愉悦的心情。

734. 刚做过手术的患儿回家能不能断奶？

患儿刚做过手术一般不适合立刻断奶。一方面，断奶时患儿食欲会受到影响，营养跟不上，会影响手术切口的恢复；另一方面，断奶时患儿哭闹厉害，也会对切口造成影响。一般应等患儿病情完全恢复后再断奶。

735. 流质饮食、半流质饮食、少渣饮食、治疗饮食包括哪些？术后饮食怎么逐步添加？

（1）流质食物是一种呈液体状态，在口腔内能融化为液体的食物。包括：① 各种汤类，如米汤、菜汤、鸡蛋汤等；② 各种奶类及其制品，如牛奶、酸奶、豆浆等；③ 各种果汁，如苹果汁、西瓜汁等。此种膳食所供营养素不足，只能作为过渡期的膳食，一般还会遵医嘱给予静脉营养药物，保证患儿的营养需要。

（2）半流质食物最大的特点是容易咀嚼和便于消化，其中膳食纤维含量较低，半流质饮食是一种介于软饭与流质之间的饮食，它比软饭更易咀嚼和便于消化，膳食纤维的含量极少，而含有足够的蛋白质和热能。常用的半流质食物有肉沫粥、汤面、馄饨、菜泥、蛋糕、小汤包子等。

（3）少渣饮食是指选用的食物以少渣为特点，因此，膳食中不用含纤维素多的蔬菜。可以采用大米粥、小米粥、汤面、鸡蛋、豆浆、牛奶、豆腐、土豆丝、瘦肉泥等，肠炎或胃肠道手术后恢复期都应采用少渣饮食，一切辛辣刺激食物一予避免。遇肠胀气时，应限制牛乳和豆浆类产气食物的用量。

（4）治疗饮食：因疾病需要，需限制某种营养素的摄入，如肝胆疾病要限制油脂的摄入，以低脂高蛋白饮食为主；又如高血糖患儿限制糖的摄入等，要严格遵循医护人员的指导。

非肠道手术患儿一般术后 6 小时麻醉完全清醒后即可恢复进食，手术当天应流质饮食、半流质饮食，少量多餐，食物宜清淡、易消化，第二天恢复正常饮食；肠道手术患儿应禁食、禁饮至肠道功能恢复，再由流质饮食、半流质饮食逐渐过渡到正常饮食。

736. 如何预防年长儿体位性低血压？

（1）让患儿睡觉时抬高床头 10°～20°。避免快速起床，先将床头摇 30°，30 分钟后患儿无不适，按术后下床五步曲进行活动：

第 1 步　床头抬高 30°，3～5 分钟头颈转动；

第 2 步　床头抬高 60°,3～5 分钟活动下肢,做好踝关节活动;

第 3 步　床头抬高 90°,3～5 分钟活动肘关节和上肢;

第 4 步　床边坐,双脚着地 3～5 分钟;

第 5 步　床边站,可原地踏步 3～5 分钟。

(2) 首次下床活动时,由家人或者医护人员扶持。

(3) 长期卧床者起床时先翻身或进行肢体活动几分钟后再坐起,逐渐过渡到站立,这样有助于促进静脉回心血量,升高血压。

(4) 洗澡时,水温不要太高、时间不要太长;避免便秘、排尿时用力过度或抬重物时憋气等增加腹腔或胸腔压力的动作;饱餐,特别是进食大量的高碳水化合物,容易诱发低血压,因此提倡少食多餐;如果有经常发作的餐后头晕,可以在餐后卧位休息后再活动。

(5) 适度运动可提高血管紧张度,增加外周血管阻力,同时改善肌肉功能和增加回心血量,使立位血压升高。

737. 患儿术后长期卧床如何避免大便干结?

(1) 一般护理:卧床患儿应定时翻身,在床上适当活动和锻炼,如腹部及背部热敷、热水浸浴、腹部按摩等。腹部按摩是以脐为中心顺时针方向缓慢按摩,以增加腹肌和结肠肌肉的收缩力,使肠蠕动加快,促使粪便的排出。

(2) 饮食护理:多饮水,饮食宜清淡、易消化且富有营养,多食含纤维丰富的粗粮,忌食酸、生、冷食物。无禁忌的情况下,可进食火龙果、酸奶促进粪便排出。

(3) 训练排泄习惯:指导患儿有规律生活,注意养成良好的排便习惯。尽可能每日早餐后排便,每日定时去厕所蹲 20～30 分钟,不久便可建立定时排便的习惯。另外,应为患儿提供隐蔽性环境,设法解除患儿紧张不安的情绪。在床上排便的患儿,要注意做好心理护理,保护患儿的隐私。

(4) 运动疗法:根据患儿术后情况和体力等综合考虑,制订长期计划和容易达到的目标。能够下床活动的患儿,鼓励其每日散步、做体操等。对长期卧床患儿应鼓励做好床上运动,如仰卧起坐、平卧抬腿及抬高臀部等。

(5) 必要时予以人工辅助排便,使用温和的缓泻剂,如开塞露、液状石蜡、甘油灌肠剂等。

738. 宝宝手术后留有疤痕怎么办?

疤痕主要是术后切口肉芽组织增生导致的。切口愈合后可以用祛疤药膏,或者激光手术进行修复。再用维生素 E 药膏涂抹加强除疤效果。日常注意饮食,不吃刺激性食物和颜色深的食物;还应看护宝宝,尽量避免抓挠伤口。

739. 为什么感冒时不主张做手术?

呼吸道感染时,患儿的气道敏感性增高,可能伴随气道分泌物增加。使得围麻醉期喉痉挛、支气管痉挛的发生率增高,一旦发生难以确保有效的通气,重要脏器如心、脑、肾等器官,就会存在缺氧的风险。通常,择期手术会建议父母等到患儿所有症状消失 2 周后,再考虑安排患儿进行手术麻醉。

740. 为什么两个患儿做一样的手术,一个已经出手术室而另一个却没好呢?

疾病的个体差异,即使同一种疾病,每个个体的基本情况也可能不完全一样,故而每台手术的具体时间也不尽相同,手术结束后还需等待麻醉苏醒,患儿生命体征平稳后,才能送回病房。

741. 为什么早就显示手术结束了,患儿到现在还没出来?

为了保证患儿安全,患儿手术结束后还需等待麻醉完全清醒才能送回病房。这个时间取决于麻醉药的剂量及患儿对麻醉药物的代谢能力,每个小孩对于麻醉药物的代谢能力也不一样,所以有的宝宝手术结束很快就送回病房,而有的宝宝苏醒时间可能会长一些,晚点时间回病房。

742. 为什么家长不能陪同患儿进入手术间?

因为手术间内环境非常洁净,家长进入手术间会增加患儿感染的风险。同时若家长没有经过专门的医学培训,在手术间内可能会发生较大波动的情绪,导致头晕、心慌,甚至晕厥,存在一定安全隐患。家长可陪同患儿进入专门的麻醉诱导室,待患儿意识消失后离开。

743. 小儿麻醉前家长需要注意哪些问题?

任何一个患儿接受手术治疗,不论手术大小,家长都会感到紧张,但家长千万要注意不要在患儿面前流露这种紧张情绪,这只会增加患儿的恐惧感。

(1)麻醉医生前来访视时,家长要表现出友好和信任,并和麻醉医生进行充分的沟通,这样才有利于患儿对麻醉医生建立起信任感。

(2)家长一定要严格执行医护人员交代的禁食时间。

(3)不要当着患儿的面吃东西,不要把食物放在患儿触手可及的地方。

(4)如果患儿有疾病需要长期服药治疗,一定要告诉患儿的管床医生和麻醉医生,并由他们来决定是否需要停药,什么时候停药。

(5)皮肤(手术部位):术前一天可以给患儿进行皮肤清洁,但要注意避免着凉。处于乳牙更换期的患儿,如果有松动的乳牙,一定要告诉患儿的麻醉医生。

（6）心理安抚：在术前一晚，年龄较大的患儿可能会因为紧张睡不着；在等待手术的过程中，年龄小的患儿可能会因为饥渴而哭闹不安，家长要尽力做好情绪安抚，让患儿能有一个好的精神和身体状态接受麻醉和手术。

744. 麻醉前家长需要告知麻醉医生患儿的哪些情况？

每个患儿都是独立的个体，麻醉医生给患儿选择适合的麻醉方式和监护，保障患儿在手术中的安全。在麻醉前医护人员需要详细了解患儿的出生史、生长发育史、既往疾病史、遗传病史、过敏史、现病史等，尤其是正在承受的疾病及正在进行的诊疗措施（不限于药物治疗方案）。因为各年龄段小儿的生理、解剖、药理特点等均不同，机体原有状态及诊疗方案有可能会影响到麻醉药物的正常代谢而产生不良影响，为了降低此类不良风险发生率，需要得到患儿家长充分的配合，同时也请患儿家长放心，医护人员会保护好患儿及家长的隐私。

745. 麻醉会影响患儿的大脑发育吗？

美国食品与药品监督管理局（FDA）与国际麻醉研究协会均指出，手术麻醉对人类婴幼儿的影响仍未有定论。2016 年 12 月 14 日，针对前期动物试验研究的结果，FDA 发出一项"药物安全通告"警告："3 岁以下婴幼儿接受手术或医疗操作期间重复或长时间（大于 3 小时）使用全身麻醉或镇静药，可能会影响小儿脑发育"。但是针对人体的多家国际研究中心均没有麻醉影响脑发育的明确定论。2019 年 2 月 16 日，世界权威杂志《柳叶刀》发表的文章表明，婴儿期单次、短暂接触全身麻醉，对神经发育没有影响。因此，家长和医生均应综合评估麻醉的风险，没有麻醉的手术对机体的心理和生理创伤更大。麻醉医生职责是根据患儿的手术制定最适宜的麻醉方案，为患儿术中生命安全保驾护航。

746. 麻醉前需要家长配合完成的工作有哪些？

（1）家长应将患儿的现病史、既往史、过敏史、生长发育史、家族遗传病史等详细如实告知麻醉医师。

（2）做好患儿术前的卫生和安抚心理紧张焦虑情绪。

（3）按医嘱完善术前检查及严格禁食、禁水。

（4）做好安全防护，预防上呼吸道感染等疾病的发生。

（5）特殊疾病及用药要按医嘱服药或停药。

747. 术后疼痛的危害有哪些？

（1）新生儿时期的疼痛经历，对损伤性神经反射通路可产生永久性结构和功能的影响,可引起远期痛觉过敏或病理性疼痛。

(2)严重疼痛时,可影响进食和睡眠,产生清醒和睡眠周期的紊乱。

(3)疼痛会增加患儿的恐惧和焦虑情绪,疼痛刺激引起的交感神经兴奋,可增加心血管不良事件的发生率。

(4)疼痛还可增加应激反应,引起代谢紊乱,延迟伤口愈合,增加术后其他并发症的发生,如感染的发生率,从而影响疾病的恢复,延长住院时间。

748. 术后镇痛治疗有什么益处?

(1)减轻疼痛刺激的应激反应,促进快速康复。

(2)可促进术后胃肠功能的恢复。

(3)预防术后寒战。

(4)改善术后高凝状态。

(5)减少心肌缺血的发生率等。

749. 为什么术后患儿会烦躁不安?

术后烦躁的原因比较多,如麻醉反应、手术后疼痛、紧张、陌生环境等。作为家长,可以抚摸患儿,用父母的体贴和温暖来稳定患儿情绪。若患儿出现不可安慰的烦躁,提示可能存在病情变化,应立即通知医生、护士。

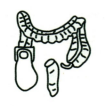

第六篇
儿童伤口、造口护理

750. 什么是伤口？

覆盖在人体表面的组织其连续性受到破坏，就形成了伤口。目前尚无统一的定义描述。"伤口"也称为"创面"。

751. 什么是创面？

创面是正常皮肤（组织）在外界致伤因子（如外科手术、外力）以及机体内在因素（如局部血液供应障碍等）作用下所导致的损害。一般就是皮肤完整性受到破坏，也称为伤口或者创伤。

752. 什么是创面修复？

创面修复是指由于各种因素造成皮肤组织缺损后，通过自身组织的再生、修复、重建或人为进行干预治疗，从而达到创面愈合目的的一系列过程。

753. 什么是湿性愈合？

湿性愈合是指运用密闭式敷料使创面处于密闭性或半密闭性环境下，敷料将渗液全部或部分保持在创面上，造成一个接近生理状态的湿性愈合环境，同时敷料可防止液体和细菌透过，促使伤口快速愈合。

754. 患儿的伤口发生感染会有哪些表现？

当患儿的伤口发生感染时，伤口局部会出现红、肿、热、痛，并有脓性分泌物或渗出物，伤口有异味并停止生长；患儿的身体会发热，体温超过 38 ℃，出现乏力、酸痛、寒战、淋巴结肿大等症状。

755. 患儿手术后伤口多长时间换药？

正常情况下第一次换药在术后 24～48 小时，如果伤口敷料出现下列情形：如患儿主诉伤口疼痛，伤口发热，伤口外面的敷料软化、污染、松脱，没有了吸附能力等，应及时更换。

756. 患儿伤口愈合后多久可以接触水？

患儿伤口一般在拆线后 1 周左右可以接触水。

757. 患儿伤口一般要多长时间长好？

伤口的愈合时间一般根据伤口所在部位不同而不同，比如，头面部伤口 4～5 天愈合，胸腹部伤口 7～9 天愈合，四肢伤口 10～12 天愈合。这只是伤口常规愈合时间，具体还要看伤口的深度、感染程度等情况。

758. 患儿的伤口感染会有哪些后果？

患儿的伤口发生感染会导致伤口愈合时间延长，严重者会发生毒血症、败血症等威胁患儿生命安全。

759. 患儿的造口袋几天换一次？ 更换造口袋一般应选在早上还是晚上？

造口袋一般 2～3 天（不超过 3 天）更换一次，脱落时随时更换；更换造口袋一般应选在小儿晨起餐前或者大量排便后或沐浴后更换；更换造口袋时尽量让患儿保持安静，动作熟练，避免长时间暴露，使患儿腹部受凉引起不适。

760. 患儿造口周围皮肤发红怎么办？

造口周围皮肤发红主要是大便及肠液长时间接触皮肤所致，可以在造口皮肤清洗干净后，使用造口护肤粉和皮肤保护膜涂在发红处，在造口周围涂防漏膏或贴防漏贴环，最后再粘贴造口袋，1～2 天更换一次造口袋，若造口袋底盘有渗漏时，应随时更换。

761. 患儿造口周围皮肤必须每次都消毒吗？

一般在造口周围皮肤完好、没有伤口的情况下，可以直接用清水清洗即可。如果皮肤破损或造口周围伤口未愈合，应先清洗后再消毒。

762. 患儿手术做了结肠造口，出院后饮食上应该注意些什么？

患儿术后饮食应清淡、易消化，饮食结构从简单到多样化，逐步过渡到正常饮食。避免暴饮暴食；避免进食生冷、辛辣、产气、产生恶臭的食物，如冷饮、洋葱、萝卜等；避免进食易引起腹泻的食物，如咖喱、绿豆等；避免进食易引起阻塞的高纤维食物，如柿子、韭菜等。多饮水、多吃新鲜果蔬，保证患儿生长发育的营养所需,患儿出现不适时随时就诊。

763. 患儿佩戴造口袋可以洗澡吗?

可以。洗澡一般选择淋浴,沐浴前,可以在造口底盘边缘贴上防水胶带或使用保鲜膜缠绕腹部包裹造口袋,防止淋浴时水渗入底盘,沐浴后检查造口底盘,如发生渗漏及时更换。

764. 造口袋内大便多久清理一次?

造口袋内大便达到 1/3～1/2 时,即可倾倒,否则会造成造口袋过重,易脱落及大便外渗;造口袋内气体过多时,随时放气。

765. 两件式造口袋底盘多久更换一次?

两件式造口袋底盘同一件式造口袋;3 个月内患儿,建议 3 天更换一次;3 个月以上患儿,建议最长保留 5 天;如有渗漏,随时更换。

766. 造口患儿可以注射疫苗吗?

原则上说,患儿无发热、腹泻、精神好、饮食好,是可以注射疫苗的,家长可咨询当地预防接种站,在条件允许的情况下也可等患儿关瘘后再行注射。注射疫苗后应密切观察患儿有无发热、腹泻等不良反应。

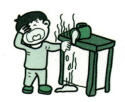

第七篇
儿童意外伤害

767. 什么是意外伤害？

意外伤害是指外来的、突发的、非本意的、非疾病的、使身体受到伤害的客观事件。

768. 儿童意外伤害有哪些？

《国际疾病分类标准》中所指意外伤害包括：跌落、锐器伤、砸伤、烧烫伤、碰击伤、挤压伤、咬伤、爆炸伤、中毒、触电、溺水、异物伤以及环境因素引起的伤害等。其中溺水是导致儿童伤害死亡的首位原因，道路交通伤害是第二位死因。加强安全教育和儿童监管可大大减少此类伤害的发生。

769. 如何预防小儿跌落伤？

小儿发生跌倒多因家长看护不周或居家环境布局不当所致，以下情形需要家长多加注意：

（1）在给婴儿更换衣服或尿布时，大人不要离开婴儿，要始终保持有一只手保护着婴儿。

（2）居家照护小儿，家长要注意休息好，避免过度疲劳，切忌抱着小儿休息，防止小儿从怀中坠落。

（3）家中有幼儿，要安装安全防护窗或装上窗栏，非逃生用途的窗户要上锁。不要在窗边或阳台放置椅子、摇篮和其他家具，防止发生幼儿意外坠落。

（4）和小儿玩耍时注意动作安全，切忌抱小儿抛起落下，哄小儿开心。

（5）在小儿骑车、溜冰时，要准备防护用具，如头盔和护膝等。

（6）对小儿经常活动的场地要检查是否安全，如地面是否干燥、是否有杂物等。

（7）在卫生间、洗手盆前和楼梯等处放上防滑垫。

（8）清除家中的安全隐患，如卷起的地毯、暴露的电线等；栏杆间距宽大的阳台和开放的楼道等要加防护装置。

（9）上下楼梯注意避免踩空摔倒。夜晚楼道内要安装声控感应的照明灯，保证光线充足。

（10）鞋子应穿大小合适的，避免穿拖鞋上下楼或出入。系带的鞋子注意鞋带要系紧。

（11）要注意婴儿在有滑轮的学步车中的安全，或用其他固定的学步车替代。

（12）对家里的电视、茶几等家具的拐角应有防护措施，防止幼儿摔倒时磕碰到。

770. 儿童车祸伤如何预防？

（1）家庭与学校应加强安全意识教育。

（2）预防儿童交通意外。平时家长要给儿童灌输安全常识，如横过车行道时须走人行横道、过街天桥或地下通道，不可在道路上玩耍。坐车时不可将身体任何部分伸出车外，下车时要注意观察车后方，确认没有车辆驶近再下车。骑自行车时也要遵守交通规则，先观察，再通过，不可猛抢、猛拐，要远离大货车，特别是工程车，如大货车、搅拌车、建筑渣土车等。

（3）儿童乘坐私家车时应使用儿童安全座椅，勿坐在副驾驶位上。

（4）骑自行车、电瓶车等非机动车时，注意遵守交通规则，勿抢占机动车道。

（5）非机动车儿童座椅安装在尾部，注意使用安全带保护。

771. 小儿坠床或坠楼该如何处理？

（1）当小儿不慎从床上坠地时，首先要注意小儿意识是否有变化，有无昏迷、昏睡，同时要检查着地部位有无外伤，身体各关节部位能否活动自如。当有肢体功能障碍，或出现呕吐、一过性昏迷时，尽快送到最近的医院检查处理。需要提醒父母的是，患儿在床上玩耍时，床周围不要放尖锐或坚硬物品。必要时在床边放地毯或泡沫爬爬垫。

（2）若小儿发生坠楼，切勿轻易搬动，应立即呼救，启动小区或行政村应急系统，拨打120急救中心电话，送就近医院做全身详细检查（如头、颈、胸、腹等)。如果小儿已处于昏迷、神志不清的状态,那么一定要将患儿放平,最好平卧在一块平板上,头偏向一侧。因为在有脊柱骨折、头颅损伤或内脏损伤出血,甚至失血性休克的情况下,抱着患儿会使其处于脊柱弯曲的姿式,特别是途中颠簸振荡会加重脊髓的损伤。若有创伤外出血,要用清洁敷料,如口罩布、卫生纸等,加压包扎止血,并尽快送到医院抢救。

772. 造成儿童伤害的危险因素有哪些?

(1)家庭因素:如父母文化程度低、家庭居住环境布局不合理等。

(2)人口学特征:如学龄期、男童等。

(3)社会经济环境:如贫穷、儿童看护的缺失、社会支持少等。

(4)儿童心理因素和行为特点:如不良心理情绪和行为问题。

(5)学校环境:教师对意外伤害的认识程度低。

(6)医疗环境:医疗资源相对落后的地区。

(7)儿童本身对危险因素的认识不足。

773. 儿童伤害防范有何重要性?

意外伤害死亡已成为儿童死亡的首位死因,也是儿童致残的主因。据国内统计资料显示:每100个死亡儿童中有26名死于伤害,伤害还可造成儿童身心发育障碍,给家庭和社会带来沉重的经济负担。所以儿童伤害的防范不仅应该引起儿童家长的特别关注,而且还应该引起全社会的高度重视。

774. 如何预防儿童被烫伤?

(1)家中的电取暖器、热水瓶、开水锅、热汤、热饭以及杯中的开水都是热源,应该尽量避免儿童接触,放到儿童接触不到的地方。

(2)儿童喝水、喝奶时,家长应特别注意,先试温度,可滴少许放到掌侧腕部,确认温度合适后方可喂哺。

(3)给儿童洗澡或洗脚的时候,盆里务必先放冷水后放热水。如果先放热水,温度掌握不当,极有可能会引起烫伤。

775. 儿童烧烫伤,居家如何处理?

儿童烧烫伤居家处理要诀:

一旦儿童发生烧烫伤的事故,要使其迅速脱离热源,家长应牢记四个字:"冲、脱、盖、送"。

(1)冲:用流动自来水冲20分钟,勿用冰直接冷敷。

(2)脱:要注意小心脱去衣物,不要碰及烫伤处,不可直接脱去衣服。袖子或裤腿可用剪刀剪开,防止皮肤表皮脱落。

(3) 盖:用干净的纱布盖伤口,最好是无菌纱布。

(4) 送:立即送医院。

注意不要乱涂"外用药"如酱油、盐、蛋清、酒精、牙膏、紫药水等。

776. 气管异物有什么危害?

气管异物轻者可以引起呛咳、肺部感染、发热;重者可引起缺氧、窒息,可导致儿童在几分钟内死亡,所以家长要引起高度重视。

777. 道路交通事故有何危害?

世界卫生组织(WHO)2007年报告,全世界每年约有120万人死于交通事故,平均每天有1000个25岁以下年轻人死于车祸,大部分在亚洲和非洲。我国2003年道路交通事故死亡10.4万人;2010年全国道路交通事故死亡超过30万人,是7年前的3倍。可见,道路交通安全是多么重要。

778. 儿童步行需注意哪些安全问题?

儿童安全防护意识不足,好奇心强,容易违反交通规则,走到马路中间或横穿马路、在马路上奔跑打闹、在车头车尾乱窜等,容易酿成事故,造成伤害。

家长应教育儿童:

(1) 要走人行道,不走车行道。

(2) 过马路走人行横道线(斑马线)。

(3) 遵守"红灯停,绿灯行"的交通规则。

(4) 过马路要"左顾右盼",因为马路近侧车是从左侧来,所以先看左侧,走到马路中线,另一半马路车是从右侧来,所以要看右侧。

(5) 不在车头、车尾处玩耍。

779. 汽车里哪个座位最安全?

研究数据表明:

(1) 驾驶员座位危险系数为100。

(2) 副驾驶座位危险系数为101。

(3) 驾驶员后面座位危险系数为73.4。

(4) 后排中间座位危险系数为62.6。

(5) 副驾驶后面座位危险系数为74.2。

所以,儿童尽量不要坐在副驾驶坐位。

780. 发生交通事故或其他外伤时如何实施现场急救?

(1) 轻挪轻放。颈椎、胸椎或腰椎损伤的伤员要避免脊髓再次损伤,以免引起瘫痪。

（2）止血。防止大出血，以免引起失血性休克；可用手指压住出血伤口或就地取材，用针织品等加压包扎出血伤口。

（3）固定骨折部位。防止血管和神经继发损伤，可就地取材，用木棍、竹竿或树枝等固定，固定部位要包括骨折部位上、下两个关节，方能防止骨折端的移动。

（4）观察呼吸、脉搏和神志，了解中枢神经系统损伤的程度。

（5）拨打120急救电话。

781. 遇到落水者时应如何施救？

（1）拨打110和120急救电话。

（2）不要贸然跳入水中抢救落水者，尤其是青少年，他们没有能力在水中救起落水者，要大声呼喊救命。

（3）在岸上将绳索、裤带、衣服一端抛向水面，或用树枝、竹竿伸向水面，以便拉起落水者或抛下漂浮物让落水者抓住浮起。

782. 如何实施溺水儿童现场急救？

（1）若溺水儿童昏迷，有呼吸和脉搏，取右侧卧或上半身俯卧位头朝下，保持呼吸道通畅，清除口、鼻腔内的水草和泥沙。

（2）若溺水儿童没有反应，呼吸和心跳消失，实施心肺复苏术。暴露胸前区皮肤，救助者双手掌跟重叠放在患儿两乳头连线的下方，向下按压，对于婴儿的按压深度约4 cm，儿童约5 cm，按压频率为100～120次/分，按压30次，再口对口人工呼吸2次，一只手捏住患儿的鼻孔，另一只手托住患儿的下颌，口对口吹气，这时可看到患儿胸腹部抬起，敞开鼻孔和嘴，自然呼气，按压呼吸比：单人为30∶2，双人为15∶2。

（3）同时拨打"120"或急救中心电话，等待急救车送患儿去医院急救。

783. 被狗咬了会得狂犬病吗？

狂犬病在我国27种重点传染病中死亡数和病死率最高。狂犬病患者中50％是儿童。若不慎被狗咬伤，不论该狗有无携带狂犬病毒，均应立即携带患儿前往传染病医院就诊。一旦患上狂犬病，其死亡率几乎是100％。因此，家中有小儿的家长请注意：

（1）家有小儿应尽量不养狗。

（2）所养的狗要每年注射狂犬病疫苗。

（3）严格处理狗咬伤。万一小儿被狗咬伤，必须按以下方法处理：① 及时清创。用肥皂水反复冲洗伤口,再用大量清水冲洗,目的是冲走病毒,然后用 2%～5% 的碘酒消毒,以杀灭病毒;② 注射狂犬病免疫球蛋白。越早注射越好,这样可直接中和狂犬病病毒;③ 接种狂犬病疫苗。被狗咬后第 0、3、7、14、28 天各注射 1 支,共 5 支。以上程序都执行,可以将发生狂犬病的风险降低至最低限度。

784. 如何防止突发伤害?

有些伤害看似"祸从天降",毫无先兆,受害者似乎无从防范。但是分析起来还是"事出有因",只要留心还是能避免的。

安全措施:

(1) 禁止从楼上向下抛物,阳台边缘不摆放花盆之类的物品。

(2) 窗户装好防风设施,发现玻璃裂开立即更换。

(3) 教育儿童不要在有危险的地方玩耍,如不要在紧挨窗户下、阳台下的地方久留;不要靠近池塘边、河边;不要靠近变电箱、高压线;不要给儿童吃用竹签串的小食品,比如羊肉串、糖葫芦等,以防止儿童边吃边玩,戳伤咽喉。

785. 如何预防儿童药物中毒?

家中的药物一定要妥善保管好,不能让儿童随便拿到。成人用的药物,如安眠药、降压药、抗过敏药等,往往因为较常用便放在床头柜或书桌上,方便拿取,可是儿童常常出于好奇,在没有大人看护的情况下会自己拿来吃,造成中毒。因此家长应该做到:

(1) 家中的药物要放在儿童拿不到的地方,或者放在能上锁的抽屉里,且药瓶上的标签要完整。

(2) 内服药和外用药要分开。

(3) 过期药品要及时处理、销毁,不能随便丢弃,以防儿童捡去误服。

(4) 教育儿童不能捡外面的药瓶,更不能吃里面的药物或用来装水喝。

786. 什么是婴儿猝死?

婴儿猝死综合征是指外表似乎完全健康的宝宝,突然意外死亡,死后虽经尸检但亦未能确定其致死原因的一种病患。婴儿猝死综合征多发人群是出生后 2 周～1 岁的婴儿。

(1) 发病区域特性:分布全世界各地。

(2) 发病时间:多半是在半夜至清晨发病,几乎所有患有猝死综合征的婴儿死亡均发生在睡眠中。

(3) 发病的季节特点:以秋冬季和早春居多。

至今还不清楚究竟是什么原因导致婴儿猝死综合征。有研究认为,环境因素、脑部缺陷、免疫系统异常、新陈代谢紊乱、呼吸调节机制发育不良或严重心律失常都是可能的原因。

787. 如何预防婴儿猝死?

(1) 父母要认识到婴儿猝死发病的危害性,进行科学的护理。避免早产儿和低体重儿的出生。

(2) 宝宝睡觉时应该被安置为仰卧位,仰卧位睡眠对健康没有不利影响。除了前文第88题(见第22页)所述"必须要在专人的看护下才能实行""让宝宝的脸朝一侧俯卧(口鼻部都露出来)"外,一般不推荐侧卧位睡眠和俯卧位睡眠,特别是后者,容易引起呼吸道不通畅。

(3) 不能把婴儿放在水床、沙发、软床垫或其他表面柔软的地方睡眠。婴儿的睡眠环境避免放置柔软的物品和宽松卧具,包括枕头、鸭绒被、棉被、羊皮毯和填充玩具,因为这些物品有可能因移动导致宝宝窒息。

(4) 避免婴儿过热或包裹过多,婴儿睡眠时宜穿少量的柔软衣物。

788. 儿童不慎咬碎体温计该怎么办?

水银(汞)对人体的伤害是由于汞蒸气的吸入而造成的,原子汞在胃肠道内基本不能被人体吸收。真正需要注意的是被咬碎的体温计会有很多玻璃碴,会伤及患儿的口腔黏膜,要及时清除。正确的做法是:立即让患儿用清水漱口,清除口内的碎玻璃,只要没有大块碎玻璃被吞下就不会有生命危险。如果自己在家中无法清除,可带患儿去医院口腔科,请医生帮忙清理口腔。

通常情况下,误咽的水银少则几小时,多则十几个小时,即可从粪便中安全排出。此时,可以给患儿多吃些纤维素含量高的食物,如韭菜、土豆等,以促进水银随粪便排出。当然,水银在常温下即可挥发成气态汞,被吸入呼吸道后可引起中毒,对于散落在地的水银要及时清除,以防吸入后中毒。

789. 小儿退烧药吃多了会怎样?

退烧药的剂量是严格按照患儿的体重或年龄来吃的。退烧药的服用剂量需要小心谨慎,一旦患儿服用过量的话,很可能会造成肾功能损害。另外,退烧药有出汗的功能,吃多了会引起出汗增多,甚至造成虚脱现象。

如果不小心给患儿服用过量退烧药的话,首先要给患儿多饮水,如果服用剂量增加的不是太多,可以先观察患儿的反应,如果增加的剂量较大,建议带患儿及时去医院就诊,根据检查情况做相应治疗。

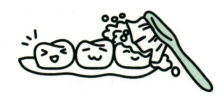

第八篇
儿童口腔保健和牙病

790. 舌系带术后几天能用奶瓶(奶嘴)或吸管?

一般术后 1 周即可使用奶瓶或吸管,在使用时注意观察切口情况。

791. 舌系带术后是否需要拆线?

一般舌系带的术后切口缝线不需要拆线,切口愈合后可自行脱落。

792. 舌系带术后会不会复发?

门诊手术未缝线,可能会发生疤痕增生、粘连,不出血后需要进行舌部的运动,防止粘连;全麻手术出现疤痕增生的可能性较小。

793. 唇裂患儿多大年龄可进行唇裂手术?

一般要求年龄满足 3 个月以上,体重大于 5 kg,无呼吸道疾病、无皮肤黏膜感染等症状,1 周内未接种疫苗。

794. 唇裂术后唇弓戴多长时间? 怎么护理?

(1) 唇裂术后使用唇弓可减轻切口周围的张力,在使用时注意避免患儿抓挠,以免唇弓掉落。

(2) 唇弓的金属垫脚下需要用纱布垫隔开,避免直接与皮肤接触,防止发生医源性压力性损伤。

(3) 一般唇弓在术后 1 周左右即可去掉。

795. 腭裂患儿多大年龄可进行腭裂手术？

一般年龄要求在 10 个月以上，无呼吸道等感染症状，1 周内未接种疫苗。

796. 腭裂患儿术后口腔内出血怎么护理？

（1）腭裂术后取侧卧位，避免口腔内分泌物及血液阻塞气道。

（2）观察口腔内出血情况，少量出血一般不采取措施，避免反复刺激及避免患儿剧烈哭闹。

（3）若持续有新鲜出血或突然转为鲜红色出血，需要立即通知医生予以处理。

（4）术后患儿需要进行肘部约束，避免患儿抓挠切口部位，以免导致切口内的纱条脱落。

797. 腭裂患儿术后多长时间能正常饮食？什么东西不能吃？

（1）腭裂术后一般禁食、禁水 6 小时，后改为温凉流质饮食，出院 2 周后改为半流质饮食，1 个月后改为正常饮食。

（2）注意保持口腔清洁，防止切口感染。

（3）一般腭裂患儿应避免进食辛辣刺激、坚硬及油炸类食物。

798. 牙槽突裂术后多长时间能痊愈？

取骨处：一般术后 1 周可去掉取骨处的敷料；3 个月内尽量少活动，多休息，促进骨头的愈合。

植骨处：牙槽嵴突处植骨后需保持局部清洁，1 个月内不能吃硬的食物。

799. 婴儿乳牙萌出时间为何时？

婴儿乳牙萌出时间通常为出生后 4～10 个月之间，多数小儿于 6 月龄开始萌出乳牙。

800. 婴儿长牙有哪些症状？

少数婴儿在出牙的过程中"毫无压力"，但大多数宝宝都会或多或少地有以下不适的表现：① 流口水（可能导致面部皮疹）；② 牙龈肿胀和敏感；③ 烦躁不安；④ 有咬人的行为；⑤ 拒绝进食；⑥睡眠不好。

801. 儿童恒牙萌出时间为何时？

恒牙是指人类 6 岁左右乳牙开始逐渐脱落，第一恒磨牙首先长出，大部分恒牙在 13～14 岁出齐。

802. 儿童年龄多大时开始换牙？

第一颗乳牙正常的生理期脱落多数发生在儿童 6 岁左右，但也有早在 4 岁多,或者迟至 7~8 岁,都属于正常,一般 13~14 岁乳牙全部换完。

803. 换牙期乳牙没掉恒牙出来了怎么办?

此种情况简称乳牙滞留,建议家长及早带患儿就医,拔掉乳牙,尽早让恒牙长到正确位置。

804. 怎样预防和减少蛀牙?

(1) 每天至少早晚两次有效刷牙,睡前刷完牙以后建议不要进食、喝牛奶。

(2) 适当控制糖的摄入量。

(3) 定期进行口腔检查,早期预防,早期发现问题,及时治疗。

805. 牙齿摔伤了该怎么办?

(1) 如果是松动乳牙摔伤,不需做特殊处理。

(2) 如果是恒牙摔伤,带着摔伤的牙片及时就医。

(3) 如果牙完全脱位(整个牙摔掉),立刻捡起牙,清洗后放回牙槽窝,咬紧牙尽快就医,或者将牙放入生理盐水或牛奶中尽快就医。

806. 乳牙要刷吗?

乳牙会陪伴小儿一直到 5~7 岁才开始逐渐替换为恒牙,并且这一替换过程一般要持续到 13 岁左右,因此,帮助小儿保持一副健康的牙齿,对小儿的消化和健康都十分重要。对于 1 岁以内的宝宝,我们要用指套牙刷或纱布蘸上温开水,轻轻擦拭乳牙和牙床。晚上喂完最后一次奶后刷一次,以免奶液长期留在口中,容易导致龋齿。1 岁以后,则要选择婴幼儿专用的牙刷和牙膏组合刷牙。

807. 乳牙怎么刷?

(1) 选择软毛牙刷,将牙刷与牙齿表面呈 45°斜放并轻压在牙齿和牙龈的交界处。

(2) 在牙龈和牙齿交界处轻轻做小圆弧状来回刷,上排的牙齿向下刷,下排的牙齿往上刷,要轻轻刷,不可用力过猛,要保证每个牙齿表面都能够被刷到,并注意轻刷牙龈。

(3) 牙齿的内面是最容易藏细菌的,也是最不容易刷到的地方,所以,刷牙齿内面时,牙刷竖起,同样呈 45°斜放,上排牙齿向下刷,下排牙齿则向上提拉轻刷。

(4) 对于牙齿咬合面,要将牙刷与咬合面垂直,力度适中来回刷。

(5) 刷上下前牙的内面时,应将牙刷竖起来,利用牙刷前端的刷毛沿牙缝上下以小圆弧刷动。

（6）最后一步就是轻刷舌头表面，由内向外轻轻去除食物残渣及细菌，保持口气清新。

建议每天刷牙2次，每次每个部位刷10次（来回5次），时间一般不少于3分钟。

808. 如何帮宝宝养成刷牙的好习惯？

（1）每天坚持。在宝宝开始刷牙后，早晚各一遍。刚开始时，可以慢慢来。

（2）循序渐进。教宝宝自己刷牙，不要指望一步到位，马上全部学会。刚开始时可以让宝宝用牙刷和杯子，模仿成人的动作，让宝宝对刷牙感兴趣。几周后，让宝宝逐渐掌握上下转动刷的动作要领，用清水刷。最后，再挤上牙膏，用牙刷从外到里，有顺序地刷。

（3）鼓励为主。任何生活习惯的培养，都要以正面引导的方式来进行，这样宝宝才能愉快地接纳。2～3岁的宝宝喜欢模仿大人的各种活动，这正是让宝宝学习一些基本生活技能的大好时机。父母可以鼓励儿童的模仿行为，再加以必要的指导，宝宝很快就会自己刷牙。

809. 如何为宝宝选择牙刷？

（1）刷毛要软，刷头要小，这样才能比较容易地接触到宝宝所有的牙齿，包括最里面的牙齿。

（2）刷面平坦，并且刷毛的顶端是圆体形的，这样才不会刮伤宝宝的牙龈。

（3）成人牙刷不适合年幼的小儿，因为刷头太大，宝宝用起来不舒服，刷毛也可能太硬，会磨损宝宝的牙齿和牙龈。

（4）选择刷柄较"硬"的牙刷，这样可以最大限度地锻炼肌肉运动技巧。

（5）竖直放置牙刷，并保持干燥。确保各个牙刷的刷毛彼此不会相触，防止细菌从一支牙刷传到另一支牙刷。

（6）当牙刷出现磨损，比如刷毛散开时，就要更换牙刷。

（7）无论如何，至少每3个月就要换一支牙刷，并且生病后一定要换牙刷，因为旧牙刷上可能藏有细菌。

（8）根据宝宝需求，可选择辅助刷具，如舌苔清洁器等。

810. 儿童牙刷如何使用？

（1）在使用新牙刷前，用温水浸泡1～2分钟，这样可以使刷毛变得柔软（小提示：加入少量盐，可起到杀菌的作用）。

（2）儿童使用牙刷时，频率不宜太快；刷牙时先刷上排牙齿，再刷下排牙齿,这样可以避免刷到牙龈。刷两排牙齿时,先来回横刷几遍,刷去牙齿表面的污垢,然后再上下来回竖刷,清除牙缝里的残留物。横刷时用力轻,竖刷时稍加力。

(3)牙刷使用后,帮助宝宝用水冲洗刷毛,并将水分尽量甩去,将牙刷头朝上放在漱口杯里,或者放在通风有阳光的地方,使它干燥而不易滋生细菌。牙刷用了一段时期,外表仍很新,但内里积聚的污垢很难清理,可将牙刷浸在白醋中,隔一夜后,早上用清水冲净,牙刷便像新的一样。

(4)通常1个月更换一次牙刷,最长不能超过3个月,或同时购买2～3把牙刷轮换使用,使牙刷的干燥时间延长,同时保持牙刷毛的弹性。如果宝宝寄宿幼儿园,家长或幼儿园老师每周应将牙刷进行一次彻底的清洗消毒。

811. 乳牙龋病的危害有哪些?

(1)乳牙早失,导致恒牙萌出间隙不足,牙齿不齐。

(2)病变向深部发展,影响恒牙发育、萌出。

(3)损伤口腔黏膜,形成创伤性口腔溃疡。

(4)形成牙源性病灶感染,引起发热、风湿性关节炎、肾炎等危害。

(5)咀嚼功能下降,影响全身发育。

(6)影响发音和美观。

812. 乳牙龋病的治疗目的是什么?

终止病变发展,保护牙髓正常活力,避免引起牙髓和根尖周的病变;恢复牙体的外形和咀嚼功能;维持牙列的完整,保持乳牙的正常替换,有利于颌骨的生长发育。

813. 儿童期为什么易患龋病?

(1)乳牙钙化程度低,抗酸性差。

(2)儿童饮食多为含糖量高的、易发酵产酸的细软、黏性大的食物,比如蛋糕、糖果、巧克力等。

(3)儿童自我口腔保健能力差,若口腔卫生不良,使食物、软垢易滞留于牙面上产酸。

(4)儿童睡眠时间长,睡眠时唾液分泌减少,有利于细菌的生长、致病,增加患龋的机会。

(5)儿童进食含纤维性食物较少,不利于牙面清洁。

(6)乳牙的形态有利于食物残留,细菌繁殖,导致龋病发生。

814. 什么是奶瓶龋?

所谓奶瓶性龋齿,也叫奶瓶龋,是由于含着奶瓶睡觉,牙齿浸泡在食物中,糖分一直"扒"在牙齿表面,时间久了就会得奶瓶性龋齿。奶瓶龋是早期龋齿的最主要诱因,基本是喂养不当"惯"出来的。

815. 奶瓶龋的危害有哪些?

奶瓶龋的发生会引起牙髓及牙根尖病变,这时宝宝会感到剧烈疼痛或牙龈肿胀、哭闹不止,严重的还会影响恒牙的发育,导致牙齿没有萌出就已经被侵蚀了。

奶瓶龋如果不及时处理,宝宝的乳牙可能会烂得只剩一个小牙根,影响咀嚼功能。宝宝吃不好饭,自然就长不好,造成营养不良,同时也会引起恒牙萌出错乱,甚至不齐。

816. 如何预防奶瓶龋?

(1) 首先要尽量戒除用奶瓶吸奶诱导幼儿入睡的不良习惯,如果必须使用奶瓶,则改用白水。

(2) 杜绝幼儿走路含奶瓶或夜间睡觉含奶瓶的不良习惯。

(3) 1 周岁以后应停止使用奶瓶,最晚不超过 1 岁半,平时喝完奶后再给少量白开水清洁一下宝宝口腔。

(4) 幼儿牙齿刚要长出,当出现小白点时就要用温水浸湿的纱布擦拭,完全萌出后就要开始刷牙,每日至少 2 次。

(5) 3 岁以下儿童,可用米粒大小的儿童含氟牙膏刷牙(即使不慎吞咽下去也不会对儿童造成伤害)。3～6 岁儿童必须选用豌豆大小的儿童专用含氟牙膏。

(6) 儿童 6 岁之前由于自我操作能力很低,都应该由家长帮儿童刷牙,以保证刷牙效果。

817. 换牙期如何避免错颌畸形?

儿童处在乳牙和恒牙换牙的时期,容易受各种因素影响引起错颌畸形,需要注意以下几点:

(1) 纠正各种不良口腔习惯,如口呼吸、吮吸手指、吐舌、伸舌、舔牙的习惯和偏侧咀嚼习惯等。

(2) 注意锻炼孩子的咀嚼能力,可适当选择有一定硬度和韧性的食物,以刺激颌骨发育。

（3）重视和观察换牙期的早期前牙拥挤、轻度反颌的情况。

（4）注意孩子的牙齿健康状况，如果发现龋齿、乳牙过早脱落、先天牙缺失等情况后应及时治疗，以免造成乳牙早失引起的错颌畸形。

（5）保持牙间隙，乳牙早失后，为了防止邻牙向丧失部位倾斜和对颌牙的伸长，建议及时就医；必要时在缺隙处佩戴缺隙保持器，以防止两侧牙齿倾斜，保持恒牙应有的位置，直至恒牙萌出。

（6）加强营养，促进钙质的吸收，特别注意保护六龄齿。

（7）加强安全教育，避免因外伤导致牙齿缺失。

818. 儿童在换牙期如何保护牙齿？

（1）做好儿童换牙期的口腔保健。

（2）保护好"六龄齿"，少吃甜食。若已经有龋坏现象了，就要及时诊治，防止龋坏加深。可以带小儿做窝沟封闭。

（3）注意纠正儿童的口腔不良卫生习惯，如咬手指甲、咬唇、咬舌、伸舌、舔牙等。

（4）注意预防和治疗乳牙的龋病。

（5）定期检查恒牙的生长，观察儿童是否存在遗传因素或者不良习惯导致的错颌畸形，是否存在牙齿生长拥挤不齐的趋势并及早治疗。

819. 窝沟是什么？为什么要封闭？

每个人口腔内后边大牙的咬合面（咀嚼食物的一面）都是凹凸不平的，凹陷的部位就叫窝沟。这些窝沟很深，食物和细菌容易堆积在这里，发生蛀牙。儿童窝沟封闭就是用一种特质材料，涂在儿童牙齿窝沟内，这种材料在进入窝沟后固化变硬，就像给牙齿的窝沟穿上了一层保护衣，使牙齿免受食物和细菌的侵蚀，从而增强牙齿抗龋能力。

820. 做窝沟封闭疼吗？

小儿做窝沟封闭是不会疼的，其操作步骤是：用小毛刷彻底清洁牙面，除去滞留的食物残渣及细菌；然后进行牙齿酸蚀，使其窝沟表面呈微小细孔，利于窝沟封闭剂渗入其中；彻底吹干，除去窝沟内滞留的水分；涂上窝沟封闭剂，用光固化灯照射 20 秒钟，使材料硬固即可。做完 4 颗六龄齿一般只需要 20 分钟左右，不需要磨除牙体组织，所以没有任何痛苦，需要小儿做的只是张嘴配合医生操作。

821. 做窝沟封闭的最佳年龄是多大？

乳磨牙做窝沟封闭的最佳年龄是在 3～4 周岁；年轻恒牙做窝沟封闭的最

佳年龄是 6～7 周岁。

822. 幼儿牙齿需要多久涂一次氟？涂氟需要注意什么？

3～6 岁是幼儿乳牙最容易患龋齿的阶段，一般建议幼儿在 3 岁之后就要开始进行常规的牙齿涂氟，并建议每半年进行 1 次牙齿涂氟。涂氟后 30 分钟内不要漱口、饮水，4 小时内尽量不要进食，当天不要刷牙。

823. 儿童牙齿出现哪些情况要抓紧时间看牙医？

儿童牙齿出现下列情况时应及时就医：①乳牙早失；②乳牙滞留；③乳牙埋伏阻生；④六龄牙萌出阻生；⑤多生牙。

824. 前牙反颌矫正的最佳时间是何时？

前牙反颌俗称地包天，其最佳矫正时机为 3 岁半到 6 岁左右的乳牙期，7 岁左右到 11 岁左右的换牙期。

825. 儿童口腔溃疡怎么办？

口腔溃疡属于自限性疾病，症状 3～4 天后达到高峰，4～5 天后，红晕逐渐消退，疼痛缓解；8～14 天后溃疡可自行愈合，且不留瘢痕。多半与创伤、维生素或微量元素缺乏有关，建议适当补充锌、铁、B 族维生素等。

826. 出现鹅口疮怎么办？

鹅口疮是白色念珠菌感染所致，多见于新生儿、半岁婴儿，应及时就医。

827. 宝宝口腔中的小白点是"马牙"还是"鹅口疮"？

在出生时或出生后几天内，有的小宝宝会在口腔牙龈边缘或上腭中线两旁出现单个或几个白色像芝麻大小的颗粒，一眼看上去就是一个小白点，有点像牙齿，这是俗称的"马牙"。"马牙"是一种生理现象，对宝宝健康没有太大的影响，不用处理。马牙多是"独行侠"，单个出现，不容易被擦掉。而鹅口疮则是属于病理性的，是小宝宝的口腔黏膜受到念珠菌感染，长成片，容易被擦去。一般治疗以局部为主，选用 2％～4％小苏打液或金银花、野菊花煎水清洗口腔，每天 3～4 次。

828. 何为"可乐牙"？如何识别孩子是否有"可乐牙"？

"可乐牙"是指青少年因长期摄入可乐等碳酸饮料导致牙体硬组织丧失的一种"化学性磨损"，专业上称之"酸蚀症"。在碳酸饮料中以可乐、雪碧等最为普遍，所以医生们就直接称之为"可乐牙"。日常饮用的碳酸饮料、运动饮料、果汁中，因为含有酸性成分，长期饮用会使牙齿受到酸性物质侵蚀，牙齿矿物质被溶解,牙齿变得脆弱和敏感,是牙齿酸蚀症重要危险因素。

829. 如何预防"可乐牙"?

(1) 尽量饮用白开水。

(2) 若饮用酸性饮料,要注意控制小儿摄入量和饮用频率,如一次喝完代替分次喝,减少牙齿暴露在酸性环境的频率,或用吸管喝饮料,减少酸性饮料接触牙齿的机会。

(3) 饮用酸性饮料后及时漱口,且不要立刻刷牙,此时牙齿被酸软化,极易因刷牙等机械摩擦而过度磨耗。

(4) 选择颗粒较细的含氟牙膏和软毛牙刷,喝完酸性饮料后选择含氟漱口水进行含漱。

830. 儿童什么时候可以使用牙线?

当儿童长出相邻的两颗牙齿,形成牙缝时,就可以使用牙线了。但是要注意的是,儿童到 11 岁前都不能自己使用牙线,所以家长需要帮助儿童用牙线清理牙齿。近年来,水牙线(冲牙器)也颇为流行。但是这类产品只能成为清洗牙齿的辅助产品,并不能代替牙线。

831. 什么是儿童口腔舒适化治疗方法?

(1) 无痛局部麻醉药物注射,通过计算机辅助药物注射装置降低注射疼痛,减少不良反应。

(2) 笑气吸入镇痛,通过笑气吸入,使人放松,缓解焦虑紧张的情绪。

(3) 口腔镇静全麻下治疗。

832. 儿童几岁可以洗牙?

儿童 3~4 岁开始,每半年洗一次牙。因为儿童的牙齿上也会有色素沉着、沉积的牙垢和牙石形成,尤其是家长刷牙操作不正确,儿童刷牙不配合,洗牙能帮儿童把牙齿上的脏东西清除干净,防止蛀牙。儿童牙石不多,一般不使用超声波洗牙,而是采用牙刷刷、手工洁治器刮,最常使用的是用橡皮轮杯加磨砂膏抛光。

833. 哪些行为会影响儿童口腔发育?

(1) 给儿童用吸管水杯。宝宝在吮吸的时候上颚和舌头因为嘴部用力受到挤压,就会把上排的乳牙往前推,把下排的乳牙向后推,导致上下两排牙齿咬合不正,从而影响咀嚼功能,严重时甚至会影响儿童上下颌骨的发育,让儿童形成"龅牙",从而影响儿童的颜值。

（2）婴幼儿含奶瓶睡觉。奶嘴上的糖分粘在牙齿上容易形成龋齿。另外，熟睡时口腔中有东西会导致口水累积于喉咙，从而衍生其他危险。

（3）忽视儿童口腔卫生。应避免先用嘴试温度，然后喂给孩子；避免与小儿"嘴对嘴"地亲昵。喝完奶粉或者牛奶之后，妈妈可以给孩子喂点清水，来保持口腔的清洁。

（4）小儿辅食制作过软。小儿通过辅食来锻炼口腔肌肉、咀嚼能力、口手动作、消化吸收能力等，过软的辅食不利于小儿的口腔发育。

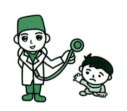

第九篇
儿科医疗检查

834. 多次拍摄 X 片对患儿健康会不会有什么影响？

X线对人体的辐射危害是与其剂量相关的,医生会根据患儿的病情在必要时进行 X 线检查,儿童拍片时所用的 X 线剂量远远低于成人,对儿童身体的损害是微不足道的,几乎可以忽略不计。在拍摄 X 片时应尽量减少患儿暴露的部位,机房会提供防辐射服。

835. 辐射到底是什么？

辐射无时不在,无处没有,通常有天然辐射和人工辐射两种。人工辐射主要来自医疗辐射,比如医学诊断中的 X 线胸片、CT、核医学检查以及治疗疾病采用的放疗等。

辐射的危害是与其剂量密切相关的,按照《中华人民共和国辐射防护规定》:人体受到的辐射量不能超过一定的限值。每年每人吸收的电离辐射剂量不超过 50 mSv,对身体没有明显的伤害,如果超过 100 mSv,则有明显致癌可能。个体一年的日常生活被辐射值为 2～3 mSv;

（1）体检和肺癌筛查的低剂量螺旋肺部 CT,一次的被辐射量是 1 mSv。

（2）一次肺部平扫 CT,其辐射量约 7 mSv。

（3）一次头部 CT 剂量,大概是 1～2 mSv。

（4）一次腹部 CT 剂量,大概是 8～9 mSv。

836. 如何进行辐射防护？

（1）科学合理安排 CT 检查:必须由临床医生依据患者病情需要,认为必要时才可施行 CT 检查,尽量避免短期内反复进行 CT 检查。

（2）做好必要的防护管理:进行 CT 检查时,放射工作人员会用铅围裙遮盖患儿性腺,有条件的还会用铅玻璃眼罩遮盖眼部进行保护,防止对 X 线敏感的非诊断部位受直接照射。

（3）按照医生的要求配合检查:尤其避免儿童因制动失败,造成体位不正或影像模糊,导致再度受辐射。

（4）增强 CT 检查前需要禁食、禁水 4 小时以上。做完增强 CT,应该多喝水,以加快排尿,排掉造影剂。

（5）患者在检查 CT 前需取出所有的金属物品,减少伪影的发生。

（6）增强 CT 检查后需观察 30 分钟,如果无明显不适,方可离开,避免造影剂过敏。

837. 多次 CT 检查是否会对人体造成伤害?

CT 存在一定的辐射,注意做好科学辐射防护可以减少对人体造成的伤害。

838. X 线和 CT 检查有什么区别? 哪个辐射更大?

两者的成像原理不同,X 线扫描是针对身体某一部位进行平面投照检查,CT 是针对身体某一部位进行横断面的持续多层扫描检查。CT 检查对人体产生的辐射量高于普通的 X 线检查。

839. 孕妇能否做 CT 吗?

按照《中华人民共和国辐射防护规定》,对受孕后 8～15 周的孕期妇女,1 年内总辐射剂量不得超过 15 mSv。美国妇产科学院的孕期 X 线检查指南指出:低于 50 mSv 的 X 线照射不会造成胎儿损伤或畸形。非特殊情况下,一般孕 12 周以内避免做 CT 检查。

840. 进行增强 CT 检查需要知道什么?

增强 CT 检查需经静脉注射含碘造影剂,以增强病变与正常组织的密度差别,有助于清楚显示病变,提高诊断准确性。

（1）目前医院用于增强 CT 检查的造影剂主要为非离子型低渗造影剂或等渗造影剂,为国家正式批准使用产品。在使用过程中,极少数患者可能会出现不同程度的毒、副反应,其临床表现主要有:

轻度反应:全身热感与发痒、头晕头疼、皮肤红疹、恶心呕吐、喷嚏咳嗽、结膜充血等。

中度反应:全身出现荨麻疹,眼睑、面颊和耳部红肿,胸闷气急,呼吸困难,声音嘶哑,肢体抖动等。

重度反应:脸色苍白、四肢青紫、肌肉痉挛、呼吸重度困难、大小便失禁、血压骤降、意识丧失、休克、呼吸和心跳骤降等。

特别提醒患儿家长注意以下几点:

含碘造影剂使用的禁忌证:① 碘过敏者;② 服用二甲双胍类药物的糖尿病患者(若进行增强 CT 检查需要停药 48 小时);③ 限碘治疗期间。

慎用此项检查的:① 对于肝、肾、心功能不全者,糖尿病、高血压、过敏体质者;② 其他不适于进行增强 CT 检查的疾病。

(2)患儿家长应告知医生患儿既往有无过敏史。

(3)一般轻度过敏反应多在注射造影剂后即刻或约 20 分钟时出现。因此,门诊患儿请在检查结束后等待约 1 小时后再离去,以便观察。如果出现上述对比剂毒、副反应或有其他不适表现,需及时通知工作人员。若患儿离开医院后出现上述情况,应即刻到就近医院或原检查医院就诊。

(4)做增强 CT 检查时,需要使用高压注射器,向静脉内快速、大量注射造影剂,对于长期患病治疗者、血管较细和较脆弱者,可能在注射部位出现造影剂漏出血管外,引起肢体肿胀、疼痛,极少数严重者可能会导致局部组织坏死等。若出现上述造影剂毒、副反应,医护人员会积极给予相应处理,患儿和家长应予以理解和配合。

(5)患儿检查前需禁食、禁水 4～6 小时。

(6)请把病历本及以往 X 线、超声及化验等检查的全部材料带齐以便诊断。

(7)增强 CT 检查做完后,请患者适量多饮水,加速造影剂排出体外。

841. 核磁共振检查对人体有影响吗?

核磁共振(magnetic resonance imaging,简称 MRI)是利用磁场进行检查的设备,没有辐射损伤,是安全无创伤的检查。

842. 核磁共振能检查哪些部位?

核磁共振可用于各个部位检查,相对于 X 线、CT 等检查,核磁共振对神经、血管、空腔脏器的病变检查更清晰,对骨与关节、全身软组织检查效果更好。

843. 核磁共振检查禁忌证有哪些?

身体内装有心脏起搏器、神经刺激器者严禁进行核磁共振检查,并避免进入磁体间;体内有动脉瘤夹、眼球内异物者及高热患儿禁止进行核磁共振检查。

844. 核磁共振检查相对禁忌证有哪些?

体内有金属异物(假牙、金属植入物、术后金属夹等)如果位于扫描范围内,慎重扫描,以防金属物移动或产热造成对患儿的损伤,金属物亦可产生伪影而妨碍诊断,如扫描其他部位,注意患儿有无不适感。昏迷、神志不清、精神异常、心脏骤停、严重外伤、幽闭恐惧症、不配合的患儿慎重扫描,需在医生或家长监护下进行检查。

845. 核磁共振检查设备安全注意事项有哪些?

严禁各类大型金属物体进入磁体间,比如铁制的车、床、担架、氧气瓶、轮椅、非核磁共振用高压注射器等,以防造成严重的设备损害,甚至危及人身安全。各种抢救设备(如心电监护仪等)不能带入磁体间。

846. 对不配合的小儿如何做核磁共振检查?

对不配合的小儿,检查前根据年龄需禁食 2～4 小时及剥夺睡眠 2～20 小时,再根据体重使用水合氯醛口服或灌肠后并待小儿深度睡眠后进行检查。

847. 什么情况下胎儿要做核磁共振检查?

一般在超声检查存在异常的情况下,可行胎儿核磁共振进一步确诊,是产科超声检查非常重要的补充手段,可用于胎儿颅脑的发育以及先天缺陷的诊断、胎盘异常的评估等。

848. 核磁共振检查对胎儿有影响吗?

一般情况下,孕期做核磁共振检查对胎儿没有影响。对胎儿进行核磁共振检查最好是在孕 22 周后进行,此时检查的清晰度比超声检查好。

849. 胎儿核磁共振检查的优势有哪些?

随着快速成像技术的发展,胎儿磁共振成像已经成为重要的临床影像检查手段,胎儿核磁共振技术已经成为出生缺陷二级防控的重要手段之一。由于核磁共振具有极高的组织分辨率,不受含气肠管、体壁厚度、羊水量、胎儿体位及胎儿骨骼骨化与否的影响,可以大范围及多参数成像,能够清晰显示胎儿各个器官信号特点,获得超声不能获得的额外信息。

(1)胎儿核磁共振检查对超声检查可起补充作用。

(2)在一般情况下,超声检查(US)＋核磁共振(MRI)检查＞B 超(US)检查,磁共振扫描速度将来有可能大幅提高,使胎儿扫描效果明显改善。

(3)无辐射。对胎儿进行核磁共振检查可以用于评价胎儿正常解剖、先天性发育疾病及发育变异,已经受到产科临床、产前超声、优生优育和产前遗传咨询的广泛重视。

850. 核磁共振检查需要注意什么?

（1）核磁共振在工作时噪音较大、检查时间较长，大约 30 分钟。

（2）如果患儿有任何植入的医疗或电子设备，（如植入人工耳蜗（耳）、金属动脉瘤夹、血管内金属支架、心脏除颤器和心脏起搏器等）请检查前如实告知 MRI 扫描医生。

（3）患儿及其陪护在检查前需取出所有的金属物品（如手表、手机、钥匙、硬币等）。

（4）按照医生的要求配合检查：尤其避免患儿因制动失败，造成体位不正或影像模糊。有幽闭恐惧症（害怕密闭空间）或焦虑症的患儿，若无法配合，必要时由医生开具镇静剂应用。

（5）患儿在检查期间给予适当大小的耳塞或耳机，也可通过耳机来为患儿播放音乐，顺利完成整个检查。

（6）检查后观察 30 分钟，如果无明显不适，方可离开。注意患儿有无皮疹、眼睛发痒等症状，避免造影剂过敏。

851. 增强核磁共振检查需要注意哪些事项?

进行增强 MRI 检查，需经静脉注射离子型钆（ga）对比剂，通过不同增强方式和类型来增强病灶对比度，有利于病灶检出和定性，可明显提高病灶诊断能力。

目前医院用于增强 MRI 的对比剂是经国家药监局正式批准使用产品。在使用过程中，极少数患儿可能出现不同程度的毒、副反应。较少见的不良反应有头痛、头晕不适、味觉改变等，可自行缓解。严重不良反应罕见，症状包括寒战、抽搐、低血压、喉头水肿、休克、呼吸及心跳停止等。

温馨提示：

（1）患儿家长应预先向医生告知患儿既往有无药物、食物等过敏史。

（2）禁忌证：① 对钆剂注射液的任何成分过敏者；② 慢性重度肾功能损伤者；③ 急性肾功能损伤者。

（3）若增强 MRI 检查中出现不良过敏反应情况（如头痛、头晕不适、寒战、抽搐、红疹、呼吸困难，甚至休克等），医生将积极给予对症处理或采取急救措施，家长要予以理解和配合。

（4）一般轻度过敏反应多在注射对比剂后即刻或数分钟后出现。因此，住院、门诊患儿做完增强检查后，需观察 20 分钟左右，无不良反应，拔取留置针方可离开。若患儿离开 MRI 检查处后出现上述不良反应情况，属于迟发过敏反应,门诊患儿请家长即刻到就近医院或去原做 MRI 检查的医院就诊,住院患儿请家长即刻告知床位医师给予处理。

(5) 增强 MRI 检查需使用高压注射器向静脉内注射对比剂,对于长期患病治疗者,血管较细和较脆弱者,注射部位可能会出现对比剂漏出血管外,引起肢体肿胀、疼痛、极少数严重者可能会导致局部组织坏死等。如果出现对比剂外渗或局部组织坏死等情况后,医护人员将积极给予相应对症处理,家长要予以理解和配合。

(6) 增强 MRI 检查后请在患儿病情允许情况下,检查后 2 日内多饮水,加速对比剂排出体外。

852. 胎儿核磁共振检查的适应证有哪些?

(1) 中枢神经系统:脑室扩大、后颅凹增宽、透明隔缺如、胼胝体缺如,神经元移行异常(无脑回、巨脑回、多微脑回、灰质异位),脑膜膨出及占位等。脊柱椎体畸形(半椎体、蝴蝶椎),脊髓栓系等评估优势显著。

(2) 面部畸形:唇裂、腭裂、面部软组织肿块、淋巴管瘤等。

(3) 颈胸部疾病:食道闭锁,先天性囊性腺瘤样畸形,肺隔离征、膈疝、胸腔积液及胸部或胸壁占位等,先心大血管发育异常(TOF、TGA、心脾综合征、大血管异常)。

(4) 腹部及腹壁疾病:消化道梗阻、腹裂、脐膨出、腹部肿瘤(肝脏肿瘤、肾脏肿瘤、神经源性肿瘤、卵巢囊肿、胆总管囊肿等)、腹腔积液等。

(5) 泌尿系畸形:肾脏囊性病变、肾盂积水,异位肾、肾缺如等。

(6) 四肢骨骼系统畸形:多指(趾)、少指(趾)、缺肢、下肢合并,诊断该组畸形需要扫描时间相对较长,有一定难度。

(7) 其他:双胎、多胎以及胎盘情况(前置胎盘、胎盘植入、胎盘出血等)。

853. 胎儿 MRI 检查安全性可靠吗?

到目前为止的所有研究均没有发现在使用 3.0 T(特斯拉,磁场强度计量单位)及以下 MRI 检查会对母体或胎儿带来任何不良后果。

建议明确告知受检孕妇,3.0 T 及以下 MRI 检查对中晚孕期胎儿是安全的,1.5 T MRI 检查在妊娠的任何时期都是安全的。在胎儿 MRI 检查过程中,应控制射频特殊吸收率(SAR)值及其所致热效应,FDA 推荐胎儿检查 SAR 值控制在 3.0 W/kg 以下。同时,将检查室温度控制在 24 ℃ 以下,也可减少对发育中的胎儿潜在的致热效应。目前尚无胎儿 MRI 扫描皮肤损伤的报道,也没有胎儿听力受损的报道。

854. 在什么情况下进行胎儿 MRI 检查比较合适?

胎儿产前检查首选超声检查,价格低廉,无创,建议在产前超声检查怀疑异常但不能确诊者,可以行胎儿 MRI。对于孕妇、胎儿,MRI 不是系统性筛查,而是在超声检查怀疑某个部位异常,在不能确诊时进行的补充检查。胎儿 MRI 检查可以提供一些超声无法提供的额外的诊断信息;同时,也适用于丧失系统超声筛查机会的妊娠晚期胎儿特定部位畸形的筛查以及有畸形胎儿生育史的中晚期孕妇。超声是产前影像检查的主要方法,但由于疾病本身的性质,或胎位、孕妇肥胖、体位、羊水过少、视野较小,尤其是晚孕期胎头入盆或颅骨钙化等原因,超声怀疑异常但不能充分诊断时,针对性胎儿 MRI 对于产前明确诊断有重要价值。

855. 胎儿 MRI 检查目的是什么?

产前超声检查是胎儿产前影像检查的首选,大多数情况下,产前超声检查足以明确诊断。胎儿 MRI 检查的目的是确认超声检查结果,或者获取超声检查没有发现的额外信息,弥补胎儿超声检查的不足。尽管 MRI 可以对胎儿解剖做出标准及完整的评估,但目前胎儿 MRI 仍不作为产前影像诊断的首选。

856. 1.5 T 和 3.0 T 磁共振设备有什么区别?

主要是磁场强度的不同,T(特斯拉)是磁场强度的单位。3.0 T 磁共振设备的磁场强度比 1.5 T 高 1 倍,图像可能比 1.5 T 更清晰,尤其是对于胎儿脑部、骨骼或脊柱显示更好。但是,3.0 T 磁共振设备对呼吸、心跳及胎动等运动更敏感,伪影可能更明显,有可能会影响诊断。因此,可以根据不同检查部位的特点、胎儿运动敏感性的不同要求,选择 1.5 T 或 3.0 T 磁共振设备。

857. 什么时候可以做胎儿 MRI 检查?

胎龄小于 18 周时,由于胼胝体及小脑蚓部等结构尚未完全发育;胎龄小于 24 周时,胎儿大脑沟回尚未形成且孕周越小,胎动越频繁,胎儿 MRI 检查效果并不理想。一般情况下,推荐胎龄在 22 周后行胎儿 MRI 检查最好。若要排除大脑神经元移行障碍,建议胎龄在 25 周或 25 周之后行胎儿 MRI 检查。特殊情况下,中孕期系统性超声发现胎儿严重畸形可能需要终止妊娠时,可以提前做 MRI 检查帮助确认超声检查结果,或者获取可能超声没有发现的额外信息。

胎儿各器官和系统的发育,尤其是神经系统的发育,随着胎龄增加不断变化,胎儿不同器官系统不同疾病的 MRI 检查时机和检查结果判断,必须结合胎龄,必要时隔期复查。

858. 什么情况下不能做胎儿 MRI 检查？

以下情况下孕妇不能做 MRI 检查：安装了心脏起搏器；铁磁性颅内动脉瘤夹；人工电子耳蜗；某些神经刺激器或其他铁磁性的异物或电子设备等。

859. 胎儿 MRI 检查前需要做一些什么准备？

胎儿 MRI 检查注意事项：

（1）孕妇有幽闭恐惧症应慎重选择胎儿 MRI 检查。

（2）孕妇预约胎儿 MRI 检查时，带上有异常结果的所有检查报告或相关检查资料，在排除了检查禁忌后并进行登记预约，签署知情同意书等。

（3）检查前一天孕妇尽量休息好，如果休息不好，可能影响到胎儿致胎动频繁而影响检查效果。

（4）检查当天准备一套不带任何金属配饰的衣服。

（5）检查过程中有一定噪声，磁共振检查室配备有耳机，孕妇也可以自己准备非铁磁性耳塞。

（6）检查期间如果有任何的不适，请立即提示检查技师，必要时终止检查。

860. 是不是所有 CT 和核磁共振检查都需要小儿在安静或深度睡眠状态下进行？

所有 CT 和核磁共振检查都需要小儿在安静状态下进行，对于不配合检查的小儿，进行 CT 增强和所有核磁共振检查都需要小儿在深度睡眠状态下进行。

861. 何为深度睡眠？ 如何让小儿处于深度睡眠状态？

深度睡眠是睡眠的一个部分，也被称作是"黄金睡眠"，只占整个睡眠时间的 25％。良好的睡眠对于机体的生长发育、自我修复以及记忆力和抵抗力都具有重要的作用。

保持孩子深度睡眠方法可采取以下 2 种方法：

（1）非药物干预：临时睡眠剥夺是指短期内始终保持小儿觉醒状态，睡眠时长短于正常的睡眠时长（如连续 2 天每天只睡 4 小时）。

（2）药物干预：可遵医嘱使用药物镇静。

862. 使用水合氯醛对小儿进行镇静有伤害吗？

水合氯醛一般用于催眠和抗惊厥，是在小儿镇静药里面比较安全的一种药物，使用后会短时间内（一般 4～8 小时）从体内代谢排泄出去，对小儿的影响较小，但在使用时一定要严格控制用量。

863. 使用水合氯醛前的注意事项有哪些？

肝、肾、心脏功能严重障碍者禁用，胃炎及胃溃疡患儿不宜口服，直肠炎及结肠炎的患儿不宜灌肠给药，给药前根据小儿年龄要禁食 2～4 小时及剥夺睡眠 2～20 小时。

864. 使用水合氯醛后的注意事项有哪些？

未完全清醒前应避免进食，防止呛咳及误吸，检查结束后可能会出现反应迟钝、倦怠、烦躁、步态不稳的表现，要看护好小儿，避免独行，防止摔倒等意外发生。

865. 注射造影剂都需要穿刺静脉留置针吗？

一般都使用耐高压留置针，如使用头皮针必须使用 CT 专用头皮针，不能使用普通的留置针或头皮针，避免普通的留置针或头皮针爆裂。

866. 静脉肾盂造影检查需要怎样配合？

静脉肾盂造影又称排泄性尿路造影，由静脉注入含碘造影剂，造影剂主要通过肾脏排泄，经过肾小球滤过，肾小管浓缩后，自肾集合管排出后而显影。静脉肾盂造影不仅能测定肾脏排泄功能，而且还能了解尿路有无器质性病变。

（1）检查需提前一日与影像科预约。

（2）检查前需检查肾功能，并在检查时出示肾功能检查结果。

（3）检查前禁食、禁水 4～6 小时，一般在造影前 3 天，禁食产气的食物（如豆类、红薯等）。患儿检查前一天中、晚餐吃易消化的食物（如稀饭、素汤面等）。检查前一天晚上服用泻药或清洁灌肠，为患儿做好肠道清洁准备。检查当天禁吃早餐，限饮水 6 小时，母乳喂养的患儿禁食、禁水 2～3 小时。

（4）检查前准备：对于小婴儿睡眠注意事项有：检查前一天晚上 10 点半以后入睡，检查当日 5 点起床，检查前勿睡眠，保持清醒状态。①做好皮试；②过敏急救药品准备；③建立静脉通道（留置针）。

（5）检查时，家长及相关医护陪同。

（6）检查后嘱患儿在候诊室休息 20 分钟，观察无不良反应后方可离开。同时医生还要告知家长，若患儿有皮疹、喉头发痒、呼吸不畅等症状时，应及时找医生就诊，以免发生意外。嘱患儿多饮水以促进造影剂的排泄。

867. 排尿性膀胱尿道造影检查配合有哪些注意事项？

排尿性膀胱尿道造影检查是诊断膀胱输尿管返流和下尿路梗阻检查的常用方法。

（1）检查前1日晚清洁灌肠，碘过敏试验，留置尿管，排空膀胱内尿液。检查时，在膀胱排空情况下，先行平片摄片，然后将造影剂经导尿管缓慢注入。小儿膀胱容量计算按"（年龄＋2）×30 mL"这一公式计算。

（2）可以让家长一同进入检查间，抚慰能缓解患儿的紧张情绪，保证检查顺利完成。

（3）检查后鼓励患儿多饮水，促进造影剂排泄。密切注意观察患儿有无恶心、呕吐、胸闷、心悸、出冷汗等过敏症状，对于发生过敏性休克的患儿要及时就地抢救。

（4）检查后嘱患儿在候诊室休息20分钟，观察无不良反应后方可离开。若患儿有皮疹、喉头发痒、呼吸不畅等症状，应及时就诊，以免发生意外。

868. 脑电图检查需注意哪些配合？动态视频脑电图检查需要注意哪些？

提前半小时到脑电图室或视频脑电图室等候检查，注意事项如下：

（1）穿宽松棉质衣服，检查前1天洗干净头发，勿用护发素及发胶。

（2）早晨检查的宝宝，务必做到检查前1日晚睡早起，保证检查时能及时睡觉。

（3）中午做检查的宝宝，前1晚迟睡，检查当日早起，上午不能睡觉。

（4）下午做检查的宝宝，检查当日早起，上午及中午不能睡觉。

（5）检查前务必保持患儿清醒，听从工作人员指令后方可入睡。

（6）2个工作日后，门诊病人凭结账单至脑电图室领取报告单。

（7）如取消预约需提前电话通知。

869. 行视频脑电图检查前家长应做何准备？

家长应协助医护人员在检查前用生动形象的语言告知学龄期患儿及年长儿视频脑电图检查是一项无痛的检查，以帮助患儿克服紧张和恐惧心理；并于检查前给患儿洗头，头发过长者应尽量剪短，检查前1晚需减少睡眠时长，检查当日穿宽松舒适的衣服。行视频脑电图检查可正常饮食，家长也可携带患儿常吃的食物或者喜爱的物品安抚哭闹的患儿。接线时家长应尽量配合医护人员。另外，家长需保持电话畅通，方便医生与家长联系。

870. B超检查需注意哪些事项？

（1）肝、胆、胰、脾、腹腔等消化道器官及后腹膜检查需早晨空腹；婴儿需早晨空腹3～4小时。

（2）泌尿系、子宫、卵巢等盆腔脏器需充盈膀胱（喝水憋尿），单纯肾脏检查无需特殊准备。

(3) 部分特殊部位(如眼睛、体表包块、髋关节)的检查需要在安静状态下进行,不能配合的宝宝需提前予以镇静睡眠。

871. 心脏彩超检查需要注意什么?

(1) 心脏超声检查需提前预约登记,按预约日期去医院排队就诊。心脏彩超需在安静状态下进行,不能配合的宝宝,需提前由医生开具镇静剂应用。

(2) 出结果时间:一般检查结束 30 分钟后可拿到检查报告单,特殊及疑难病例出报告时间会延迟。

872. 新生儿期黄疸的宝宝什么时候做听力确诊检查?

出生后即做听力筛查;未通过,则 42 天后复查;若是 42 天复查没有通过,3 个月后进行听力确诊检查。

873. 新生儿随访的主要内容是什么? 出院后随访有什么意义?

(1) 随访内容:营养的评估及指导、体格发育评估、定期血常规和血生化的检测、神经发育评估及干预、早产儿视网膜病的检测、高危儿听力的检查、高危儿出院后的心理和情感发育。

(2) 意义:能够早期发现神经发育偏离正常的儿童,及时进行早期干预,减轻伤残程度;尽早发现、纠正体格、运动、智力异常;0~3 岁是儿童体格智能发育的关键时期,也是早期干预的最佳时期。

874. 发育商测试是什么样的检查,能起到什么作用?

(1) 智测即发育商检查,主要针对幼儿的运动、语言、精细动作、社交能力、适应性行为五个方面的内容进行检查。

(2) 作用:测试者会根据不同的月龄给出不同的任务,让孩子完成,完成即得分,测试者根据得分判断孩子测试是否及格、神经心理发育处在什么水平,通过测试结果可以准确给出训练计划。

875. 如何检查是否有幽门螺旋杆菌感染?

目前无创伤检查的是做^{13}C-呼气试验,粪便幽门螺杆菌抗原检测,试验阳性即可诊断。

876. 哪些小儿不适合做胃镜检查?

① 有严重的心脏病、肺部疾病不能耐受者;② 上消化道大出血且生命体征不稳,甚至休克、昏迷者;③ 有发热、咽部急性炎症及肺部感染症者;④ 疑有胃十二指肠溃疡穿孔者和传染性疾病者。

877. 小儿肠镜检查前可以吃哪些食物？

术前 2 天可予半流食，如稀饭、米粥等。

术前 1 天可予纯流食，如鸡汤、排骨汤、米汤、牛奶等。

878. 无痛胃肠镜全麻术后恢复期，患儿会烦躁不安吗？

术后躁动是全麻术后最常见的一种情况，家长不必过于担心，予以适当安抚，保持患儿安静即可。

879. 什么是支气管镜检查？支气管镜检查的适应证有哪些？

支气管镜检查是一种儿科呼吸系统疾病的微创诊疗技术。它图像清晰，管径细、可弯曲转换方向，能插入深部支气管，视野范围大，能直接观察到局部微小病变，并可在直视下进行活检、支气管肺泡灌洗及激光、冷冻、放置支架、球囊扩张等，因此，它不仅可用于诊断，而且可用于治疗，并发症少，安全性高。它的适应证有：① 气管、支气管、肺发育不良和畸形；② 肺不张；③ 咯血或痰中带血；④ 慢性咳嗽及反复呼吸道感染；⑤ 局限性喘鸣；⑥ 肺部感染性疾病的灌洗治疗及病原学检查；⑦ 肺部弥漫性疾病；⑧ 肺部团块状病变；⑨ 取除气管异物；⑩ 支气管-肺结核；⑪ 引导气管插管；⑫ 其他如支气管镜下支架置入、球囊扩张、冷冻、激光等。

880. 支气管镜检查的禁忌证有哪些？

支气管镜检查禁忌证：活动性大咯血；严重营养不良，一般情况太衰弱；肺功能严重减退或呼吸衰竭；心脏功能严重减退，有心力衰竭；多发性肺大疱；严重肺动脉高压；疑有主动脉瘤等。

881. 支气管镜检查术前家长需要知道些什么？

支气管镜检查是诊断、治疗肺部疾病很重要的手段，通过此项检查或灌洗能够明确诊断、根治疾病，免受长时间疾病的折磨。术前 6 小时禁食，术前 4 小时禁水。因纤维支气管镜术时刺激咽喉部可引起呕吐而导致窒息，故应听从医生、护士的叮嘱，在规定的时间内禁食、禁水。该检查危险性小，也不会有后遗症。术后要禁食、吸氧 2 小时。术后可能会有暂时的体温升高，心率加快，口渴口干，只需好好休息可自行恢复。

882. 支气管镜检查术后家长需要做哪些工作？

患儿继续禁食、禁水 2 小时，2 小时后先试饮水观察是否有呛咳，无呛咳予以流质饮食；家长注意观察患儿呼吸是否顺畅，有无呛咳、咯血、鼻腔黏膜出血等，发现其中任何一种情况应立即通知医护人员及时处理；2 小时后患儿呼吸平稳,进食无呛咳、咯血,可停止吸氧和心电监护。气管镜检查当日给患儿流质、半流质或软食,次日正常饮食。

883. 支气管镜检查的并发症有哪些?

麻醉药物过敏;鼻出血;喉头水肿;气道痉挛;发热;低氧血症;气胸、纵隔气肿等。

884. 支气管镜检查术后 2 小时可以吃哪些食物?

先试饮水少许,无呛咳后吃流质或半流质,如牛奶、小米粥或稀面条等易消化的食物。

885. 腰椎穿刺术前和术后有哪些注意事项?

术前必须告知患儿家长腰椎穿刺的必要性和风险,并签署知情同意书。术前禁食 2 小时,避免疼痛刺激引起呕吐,告知年长患儿做腰穿的必要性取得其配合。术后应去枕平卧 4～6 小时,保持穿刺局部清洁干燥,观察有无渗血、渗液。部分患儿术后会出现头痛或腰痛,数天后可自行缓解,若反应剧烈可给予患儿心理安慰,必要时遵医嘱服用布洛芬缓解疼痛。

886. 抽血化验对孩子身体有影响吗?

抽血化验只是抽取少量的血标本进行检查,是不会有副作用的,而且小儿的造血功能非常发达,是不会对身体产生影响的。

887. 尿培养如何留取尿液?

尽量留取早晨第一次尿液,先用清水清洗会阴部,然后用碘伏消毒会阴部和尿道口,最后用无菌干棉球擦干消毒剂,弃去开始的尿液,以冲刷尿道口的细菌,留取中段尿 10～20 mL,直接排入专用的无菌广口容器中。

888. 什么是血尿?怎样正确留取尿标本?

血尿是泌尿系统疾病常见的症状。血尿的诊断标准:留取新鲜清洁中段尿(晨尿为好)10 mL,尿中红细胞数目:离心尿＞3 个/高倍视野或 8000 个/mL;非离心尿＞1 个/高倍视野,并且 2～3 周内 2～3 次尿检仍然为异常。

需要注意辨别有无服用容易引起尿液外观呈不同色泽改变的人造色素(如苯胺)、食物(如蜂蜜、黑莓、甜菜、火龙果等)或者药物(如大黄、利福平、苯妥英钠等)而造成的假性血尿。

根据检查目的,正确留取晨尿或随机尿及时送检,避免在输注大量碱性药物、大量饮水、月经期、剧烈活动或长久站立后留取尿标本而影响检查结果。肉眼血尿严重时应按排尿次序依次留取尿标本,以便进行比色,判断血尿进展情况。

889. 尿细菌定量培养应注意哪些事项?

在应用抗菌药物之前或停用抗菌药 5 天之后留取尿标本;宜留取清晨第一次尿液;先充分清洁外阴、包皮,消毒尿道口,再留取中段尿液;标本及时送检,尿标本中勿混入大便或消毒液。

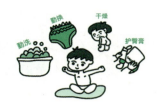

第十篇
小儿皮肤护理

890. 宝宝用尿不湿好还是用尿布好?

宝宝满月前用尿不湿,满月后可以根据个人喜好选择使用尿布湿还是尿布。一般情况下,白天用尿布,晚上用尿不湿。尿不湿与纸尿裤选用高吸水性树脂制造,吸水性能极好,一般能够吸收自身重量 50 倍左右的生理盐水,或者自身重量 80 倍左右的纯净水,所以不用担心宝宝会尿湿裤子。

891. 如何避免新生儿抓伤皮肤?

新生儿指甲生长速度快,使用婴儿专用指甲钳及时修剪平整,衣物、床品选择纯棉质地,可选择衣袖稍长的上衣,不建议使用手套,避免手指活动受限。衣物尽量没有线头,如果线头缠绕手指,会影响手指血液循环,严重时甚至会造成手指坏死。还要做好皮肤护理,保持清洁,避免皮肤敏感、瘙痒引起宝宝抓挠。

892. 更换尿布需要注意什么?

(1)家长注意先将用物准备好,更换时避免离开宝宝。

(2)禁止将宝宝单独放在操作台上,应始终保持一只手与宝宝接触,防止宝宝坠落。

(3)尿布选择透气性好,一次性棉质,勤更换。

(4)注意保暖,防止受凉。

(5)对于男婴要保持阴茎指向下方,避免尿液从上方漏出。

(6)注意尿片大小合适,不要过紧或过松。

893. 新生儿皮肤日常如何护理？

（1）新生儿出生不久，在头顶囟门部位会出现黑色鳞片状的结痂，称为"胎垢"。是由于皮脂腺分泌的油脂类物质堆集而成，对宝宝无任何影响，但是容易滋生细菌，我们应先用植物油或石蜡油局部涂擦，使胎垢充分软化，再用纱布擦掉即可。

（2）出生1~2周的新生儿，由于皮肤新陈代谢会产生像头皮屑一样十分细小的皮屑，称为"生理落屑"，若看到这些脱落的粉状物，不必担心。

（3）婴儿的颈部、腋下、大腿根部，应涂抹婴儿爽身粉，但不可过多，以免潮湿后硬结刺激皮肤。如果皮肤已破损，则禁用。宝宝的毛巾及衣物应选透气性好的纯棉制品，柔软亲肤。

（4）婴儿的尿布应选吸水性好、透气性好的材料，且便后应用温水清洗臀部，必要时涂抹植物油或凡士林，以防红臀及尿布疹的发生。但是要注意不可过度清洗，否则容易破坏宝宝皮肤保护膜，反而更易发生红臀。

894. 婴儿湿疹如何护理？

（1）婴儿着装尽量以宽松、棉质衣物为主；修剪指甲，避免抓挠。

（2）避免接触过敏源，特别是容易导致过敏的花粉、动物皮毛等，家中需要做除螨处理，母乳喂养的妈妈不要吃容易过敏的食物。

（3）保持皮肤清洁，避免捂热，衣物勤晒洗。

（4）正确的洗浴方式对于婴儿湿疹的治疗也很关键，在适宜的水温37 ℃左右（接近人体温度）洗浴，温水冲洗为主，避免反复擦拭，清洗后注意皮肤保湿。

（5）必要的时候可以在医生的建议下使用治疗湿疹的药物和止痒药水。

895. 尿布皮炎的皮肤如何护理？

保护尿布区皮肤屏障功能：

（1）勤更换尿布：小婴儿2小时更换一次，较大婴儿3~4小时更换一次，排便及排尿后及时更换。

（2）尿布区皮肤清洁：排便及排尿后使用中性或弱酸性纸巾清洁，37 ℃左右温水清洗。

（3）尿布区皮肤保护：尿布区温水清洗后擦干，涂抹乳膏或油剂给予滋润保护。

避免尿布区皮肤刺激因素：

（1）尿布选择：吸收性好，不易渗漏，质感柔软，轻薄透气，尺寸合适的尿布。

(2)洗护方式:避免过度清洗,使用温水、棉布或脱脂棉球沾洗,选用无酒精、无香料、无防腐剂的婴儿湿巾清洁。

(3)喂养方式:母乳喂养可以预防尿布性皮炎的发生,因为母乳喂养的宝宝大便对皮肤刺激性小。

(4)刺激物回避:避免化学刺激,如除臭剂、防腐剂、化学药膏、衣物残留洗涤剂等,避免尿布区皮肤高温。

(5)诱发因素及潜在疾病的管理:腹泻是幼儿尿布皮炎的致病因素之一,因此要做好幼儿日常照护,饮食清洁、卫生,避免受凉,出现腹泻时要及时对症治疗。

896. 皮肤褶烂是怎么回事?

皮肤褶烂也称皱褶处皮炎,是因为皮肤皱褶处汗液积聚,且空气不流通所导致。当汗液无法蒸发,角质层变得过度水化和浸渍,促进了皱褶两侧对称性摩擦损伤的发生,进而导致皮肤炎症和表皮剥脱,使得受损区域易于发生感染。常发生于婴幼儿(主要是因为婴幼儿皮褶明显和卷曲的姿势)、肥胖个体、足趾间。

平时家长注意给小儿穿轻便、宽松且吸收良好的衣物,以促进空气流通和水分的蒸发。温水清洗皮肤之后,可用皮肤保护剂涂抹皮肤以达到滋润、预防和治疗皱褶处皮炎的效果。皮肤破损严重,可将亲水性纤维敷料或吸水性敷料置于皮肤皱褶处(在专业医生的指导下使用),以吸收水分,预防感染。对于足趾间皱褶处皮炎,建议使用宽头鞋,穿棉质袜,以促进脚汗吸收和足趾间透气。

897. 蚊虫叮咬怎么护理?

(1)可用肥皂水涂抹冲洗,再给予碘伏消毒。

(2)注意手卫生,避免抓挠,避免烫洗。

(3)如果皮肤瘙痒比较厉害,可给予炉甘石洗剂等止痒药物外涂。

(4)如果皮肤红肿比较明显,可给予地塞米松等抗过敏药物外涂。

(5)如果皮肤出现破溃,可给予莫匹罗星软膏等抗感染药物外涂。

898. 如何预防和治疗蜱虫叮咬?

(1)预防和消灭家畜体表蜱虫:喷洒驱虫剂,加强个人防护,进入林区或野外,要穿长袖衣裤。

(2)局部消炎、止痒、止痛等对症处理。

(3)发现蜱虫叮咬不可强行拔出,以免撕伤皮肤或将蜱虫的口器折断在皮内,用乙醚、松节油、氯仿、旱烟油涂在蜱虫的头部,或在蜱虫旁点燃蚊香或香烟,使其自行脱离,或用凡士林、液体石蜡、甘油厚涂蜱虫的头部,使其窒息死亡。

(4) 去除蜱虫后,伤口要消毒,若蜱虫的口器断于皮内,要手术取出。

(5) 出现全身中毒症状时,应给予抗组胺药或糖皮质激素,出现蜱虫麻痹或蜱虫咬热要及时抢救。

899. 痱子如何护理?

(1) 预防:居室内保持通风凉爽,温湿度不宜过高,勤洗澡,保持皮肤清洁;着宽松棉质衣物,夏季婴儿睡觉勤翻身。

(2) 局部治疗:止痒消炎,局部外用炉甘石洗剂或单纯扑粉,忌用软膏、油类制剂,如有继发细菌感染,应予抗感染治疗。

(3) 中医治疗:主要以清热解暑祛湿为原则,可给予绿豆汤,金银花露饮用。

900. 婴幼儿可以用清洁洗护用品清洁皮肤吗?

偶尔可以。婴幼儿皮肤非常娇嫩,皮肤屏障功能不成熟,新陈代谢快,洗澡是为宝宝清洁肌肤的重要护理,"一日多洗"是必然的。半岁以内的小婴儿尽量不用或偶尔使用洗发沐浴产品,因为频繁使用洗护用品会导致宝宝肌肤清洁过度或使刺激成分残留,削弱皮肤屏障保护功能而引起过敏等各种皮肤问题。

901. 儿童可以用成人清洁洗护用品洗护吗?

不可以。小宝宝是不可以使用成人的洗护用品的,因为其中所含化学成分对宝宝的皮肤有刺激性,市面上销售的护肤品按 1 周岁为界区分,1 周岁以下的宝宝可选择专门的婴儿洗护用品,1 周岁以上的宝宝可选用儿童洗护用品。

902. 宝宝可以穿"二手衣服"吗?

可以。婴儿处于快速发育的阶段,尤其是 1 岁以内的宝宝长得特别快,衣服很快就会不合适了,所以衣服足够替换即可。宝宝衣服需要宽松、柔软棉质、吸汗性好、款式简单、素色(不掉颜色)的。从熟悉的亲友那里拿到二手衣物,没有新衣服上残留气味和化学材料,反而更安全。但小宝宝的皮肤非常娇嫩敏感,无论是二手衣物还是新的衣物都要经过彻底清洗消毒(煮沸或暴晒)才可以给宝宝穿。

903. 皮疹是如何分类的? 各有哪些表现?

(1) 斑丘疹:斑疹为红色圆形充血性皮疹,不高出皮肤表面,压之褪色;丘疹为略高出皮肤表面的粒状圆形皮疹,如麻疹、幼儿急疹、风疹等。

(2)红斑疹:为较广泛的片状红斑,其中可见密集细小且稍高出皮肤表面的点状充血性红疹,压之褪色,为猩红热特有的皮疹。

(3)瘀点、瘀斑:为散在的点状或片状出血,有时稍隆起,压之不褪色,可见于流行性脑脊髓膜炎、流行性出血热等。

(4)疱疹:为突出皮肤表面、内含液体的皮肤损害,见于水痘。疱疹继发感染化脓,称为脓疱疹。

(5)荨麻疹:称风团或风疹块,是皮肤暂时性水肿性隆起,呈不规则片状丘疹,发生快,消退也快,瘙痒,如药物疹。

904. 什么是药疹?

药疹即药物性皮炎,是指药物经各种途径进入体内(如内服、注射、吸入或塞入等),引起的皮肤或黏膜的反应。可以引起药疹的药物种类很多,最常见的有解热镇痛药、磺胺药、镇静安眠药和抗生素等。药疹可有 20 余种临床类型,较常见的有过敏性休克、发疹型药疹、荨麻疹型、固定红斑型、重症渗出性多形红斑型、大疱性表皮坏死松解型和药物超敏反应综合征等。

905. 什么是风疹?

风疹是风疹病毒感染引起的急性传染病。临床以发热全身皮疹,淋巴结肿大为特点,潜伏期 14～21 日,平均为 18 日。皮疹初起呈细点状淡红色斑丘疹,直径 2～3 mm,面部及四肢远端皮疹较稀疏,部分皮疹可融合类似麻疹,躯干尤其背部皮疹密集,融合成片。皮疹一般持续 3 日消退,且按出疹顺序逐渐消退,一般无色素沉着。少数呈出血性,同时伴有全身出血倾向。疹退时体温下降,上呼吸道症状消退,肿大淋巴结逐渐恢复正常。

风疹可并发心肌炎、关节炎、肾炎、肝炎、支气管炎、肺炎、脑炎等。先天性风疹综合征常见的表现有:先天性白内障、青光眼、耳聋、齿缺损、先天性心脏病、小头、智力障碍、消化道畸形等。

906. 什么是荨麻疹?

荨麻疹俗称风疹块,是由于皮肤、黏膜小血管扩张及渗透性增强而引起的一种局限性水肿反应,可以是系统性疾病的皮肤表现。表现为皮肤瘙痒,随即出现风团。风团呈鲜红、苍白色或皮肤色,少数病例为水肿性红斑。风团的大小、形态不一,发作时间不定,可互相融合成片。风团持续数分钟至数小时后可自行消退,消退后不留痕迹。皮损反复发作,时起时落,以傍晚发作者居多;消化道受累,可出现恶心、呕吐、腹痛及腹泻等症状;喉头及支气管受累可危及生命。

907. 幼儿急疹是怎么回事？皮肤如何护理？

幼儿急疹又名婴儿玫瑰疹，是婴幼儿常见的一种急性出疹性传染病，多发生于2岁以下的婴幼儿，以6～18个月小儿最多见。四季均可发生，以冬春季节发病为多。起病急，突然高热，全身症状轻，伴轻咳或腹泻，体温高达40℃，甚至更高，持续不退或有波动，偶见高热惊厥，但患儿一般情况较好。一般高热持续3～4日时突然降至正常，热退时或热退后数小时至1～2日出现皮疹。皮疹为玫瑰红色斑丘疹，直径2～5 mm，压之褪色。皮疹主要分布于躯干、臀部、头面部，颈部也可发生，四肢远端皮疹较少。部分皮疹可融合成片，皮疹一般1～2日消退，无脱屑及色素沉着。修剪宝宝指甲，避免抓挠，若引起破溃感染，应请皮肤科医生会诊，遵医嘱用药物外涂、止痒。衣着宽松，以棉质、吸汗为宜。饮食以清淡，易消化为主。

908. 什么是疣？

疣是由人乳头瘤病毒感染皮肤黏膜所引起的良性赘生物，寻常疣俗称"刺瘊""瘊子"。传染源为患者和健康病毒携带者，主要通过直接或间接接触传播，肛周及生殖器疣大多通过性接触传染，也可通过皮肤破损部位进行传播。多发生在5～20岁，由于自身接种的关系，可发生于身体的任何部位，但以手部多见；跖疣为发生在足底的寻常疣，以足部压力点，特别是跖骨中部区域为多，外伤、摩擦、足部多汗等均可促进其发生。

扁平疣好发于儿童和青少年，多发于颜面、手背及前臂，典型皮损为米粒至黄豆大小的扁平隆起性丘疹，圆形或椭圆形，表面光滑，质硬，正常肤色或淡褐色，多骤然出现，数目较多且密集，搔抓后皮损可呈串珠状排列。主要采用外用药物治疗和物理治疗，包括冷冻、电灼、刮除和激光等。

909. 什么是毛囊炎、疖和痈？要注意什么？

毛囊炎、疖和痈是一组累及毛囊及其周围组织的细菌感染性皮肤病，主要病原菌为金黄色葡萄球菌，疾病程度从轻到重发展。

毛囊炎初起为与毛囊口一致的红色充实性丘疹，迅速发展成丘疹性脓疱，中间贯穿毛发，四周红晕有炎症，继而干燥结痂。

疖局部出现红、肿、热、痛的小结节，以后逐渐肿大，呈锥形隆起。数日后，结节中央因组织坏死而变软，出现黄白色小脓栓。

痈为弥漫性、浸润性紫红色斑疹或斑块，表面紧张发亮，触痛明显，之后局部出现多个脓头，有较多脓栓和血性分泌物排出。晚期疖肿及痈应进行切开引流。早期切忌挤捏和早期切开,可同时辅以超短波、远红外线和半导体激光等物理治疗,如疖肿、痈累及范围较广,全身症状明显,可静脉给予抗生素。鼻孔及上唇"危险三角区"的毛囊炎、疖禁忌挤捏,防止出现中枢感染。

910. 什么是头癣?

头癣是儿童常见的皮肤疾病。通过接触患病的人或动物及其污染物传染。

真菌感染头皮和头发,主要表现为脱发、断发、头皮脱屑伴瘙痒,重症者可有脓肿形成,伴全身中毒症状。治疗头癣遵循"剃、洗、擦、煮、服"五字方针。内服药物首选灰黄霉素。除应用口服和外用药物治疗头癣,还可以采取局部的理发、洗头、擦药、消毒等措施。具体方法如下:

(1) 每周理发一次。

(2) 皮疹上的病发用镊子拔除,所有去除的毛发均应焚毁。

(3) 理发工具和与患儿头部接触的生活用品均要煮沸消毒。

(4) 每天早晚各用温水和肥皂洗头一次,擦干后早晨外涂抗真菌药物,晚上局部外涂碘伏,疗程至少8周。

911. 什么是体癣和股癣? 日常生活要注意些什么?

体癣由致病性真菌寄生在人体皮肤(除手足、毛发、甲板以及阴股部以外的皮肤)所引起的浅表性皮肤真菌感染,体癣多见于面部、躯干和上肢。

股癣发生于腹股沟、会阴和肛门周围的皮肤癣菌感染,主要通过直接接触污染的澡盆、毛巾、患病动物的皮毛或者患儿自身手癣、足癣、头癣、甲癣蔓延而来。儿童的炎症反应较成人重,急性期反应明显,慢性期可无症状,典型皮疹为首先在受侵犯的局部出现红斑或丘疹,甚至水疱或脓疱,皮疹成离心性扩大,形成一个表面脱屑的圆形损害。

日常生活护理应注意勿搔抓、撕剥皮损;穿吸汗、透气的棉质衣物;易出汗部位可以使用粉剂保持局部干燥。患儿内衣应定期进行洗、晒、煮、烫等消毒处理。进食清淡、营养丰富的食物,提高免疫力。婴幼儿患股癣时应使用温和、刺激性小、浓度较低的外用药,并保持患处皮肤清洁干燥。

912. 什么是儿童皮肤血管瘤?

血管异常分为两大类:血管瘤与血管畸形。血管瘤为细胞增殖所导致的内皮赘生物,而血管畸形为发育异常,一般不伴有内皮细胞增殖。血管畸形可起源于动脉、毛细血管、静脉或淋巴管之中的一种或多种。

血管瘤是儿童最常见的良性肿瘤,大多数患儿无需治疗。部分患儿由于血管瘤的大小、位置或性质的特殊性,可导致严重并发症,甚至威胁生命,需予以积极的临床干预。血管瘤的一线治疗方法主要依靠药物和手术切除,但部分患儿由于药物治疗不敏感,手术无法切除或不耐受而造成预后不佳。近年来随着介入技术的不断进步,为该病的治疗提供了新的途径。

913. 儿童血管瘤有哪些危害?

(1)影响容貌。特别是面颈部等暴露部位的血管瘤,可造成毁容性效果,对将来求学、婚恋、找工作均会造成障碍。

(2)影响性格。面部长有血管瘤的患儿,大都容易受到他人歧视、冷嘲热讽,久而久之,患儿会形成孤僻、自闭、自卑的性格,不利于融入社会。

(3)影响健康。不同的血管瘤会有不同的并发症,会影响视力、听力等器官功能,或造成肢体肥大、畸形,皮肤赘生物,瘤体恶变等不良后果。

914. 儿童血管瘤最佳治疗时期为何时?

学龄前是儿童血管瘤的最佳治疗期。根据个体体质发育、身体承受能力以及血管瘤的增长期等各方面因素,1个月大的宝宝就可以治疗血管瘤了。年龄越小,疗效越好,最佳治疗期就在宝宝满月到入学前这一段时间。婴儿期宝宝因皮肤薄、病情轻,疗效最好。在婴儿期祛除血管瘤后,可避免血管瘤对心理、性格的负面影响。治疗需兼顾安全、美观两个方面。

915. 什么是卡梅综合征?

婴幼儿卡梅综合征(Kasabach-Merritt syndrome,KMS)即巨大血管瘤合并血小板减少综合征,发病机制尚不完全清楚,可能系巨大血管瘤瘤体内血管内膜异常增生,致血流缓慢,血小板聚集,局部形成血栓和溶血。由于起病年龄小,平均为出生后5周,可迅速出现出凝血功能障碍,发展至血管内凝血,如治疗不及时,死亡率可达20%~50%。

916. 血管瘤患儿口服普萘洛尔需要注意什么?

普萘洛尔治疗血管瘤的适应证:巨大血管瘤、重要部位血管瘤、快速生长期血管瘤、溃疡形成、影响正常生理功能、可能发展为毁容瘢痕。

普萘洛尔可以有效抑制重症血管瘤的增殖,其作用机制包括直接收缩血管,下调血管新生因子,监管毛细血管内皮细胞的凋亡。副作用包括心动过缓、低血压、支气管痉挛及低血糖等。考虑到可能发生潜在的不良反应,首次口服普萘洛尔需住院,在完善相关检查、排除禁忌证后再予给药,并在给药后监测心率、血压等指标,以便及时处理不良反应。

917. 口服雷帕霉素治疗血管瘤的患儿家长需要注意什么?

(1)遵医嘱按时按剂量服药,只能用水服药,不可与食物同服,以免引起药物疗效减低。

（2）观察药物不良反应：皮疹或低钾血症、血小板减少。

（3）定期监测雷帕霉素血药浓度。

（4）定期检查肾功能。

（5）药物放在 2～8 ℃冰箱内避光保存，避免患儿拿到。

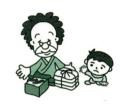

第十一篇
中医儿科护理保健

918. 恶寒发热、无汗，风寒表症的孩子，应如何正确服用中药？

表寒症的患儿，中药宜热服，用药后可饮热粥以助药力，盖被（保暖）安卧，发汗避风。

919. 孩子有高热惊厥病史，如果在家发作，意识不清，中医急救办法是先缓解症状吗？

在送医院的同时，可配合掐揉合谷穴（图 11.1）和人中穴（图 11.2）。其方法：用拇指指甲和指腹掐揉小儿两穴位，每穴 1～2 分钟，注意不要掐破皮肤。取穴：合谷穴，以小儿一手的拇指指骨关节横纹，放在另一手拇、食指之间的指蹼缘上，当拇指尖下压之处即是。人中穴，小儿鼻唇沟的上 1/3 与下 2/3 交点处。

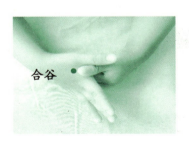

图 11.1　掐揉合谷穴

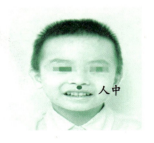

图 11.2　掐揉人中穴

920. 孩子咽炎，中医有缓解症状的食疗方吗？

食疗方有雪梨川贝饮。其方法：大雪梨 1 个，川贝母 1.5 g，冰糖 9 g，将雪梨上 1/4 横向切开,去核,装入冰糖和碾碎的川贝,再盖上上 1/4 梨,以牙签固定,入锅蒸熟(约 20 分钟)食用,每日 1~2 个。可以祛除痰热,缓解咽痛不适。

921. 孩子咳嗽,痰比较黄,宜吃哪些食物呢?

咳嗽痰黄者,是有肺热,宜多食萝卜、白菜、枇杷、梨等清热化痰之品;也可煲些百合、莲子、银耳汤来滋阴清肺。

922. 孩子咳嗽,痰多且色白清稀,易咳出,饮食上如何调理?

痰多,色白而清稀,因寒伤阳气,属寒湿内聚,可适当配合一些驱寒、润肺、健脾的食物进行调理,如萝卜、牛肉、羊肉等。

923. 孩子因为受风寒导致呕吐、腹泻,中医有食疗方帮助减轻症状吗?

可以用洗净的生姜(不去皮)5 g、红糖 10 g 加水煮沸,趁热顿服,有温中散寒、止吐止泻的功效。饮食宜清淡温热,不宜过饱,忌生冷瓜果与肥腻之品。

924. 孩子因受风寒感冒了,饮食方面需要注意什么?

宜适当食用祛风、散寒、化痰的易消化食物,如姜、葱白、萝卜等,忌生冷、寒凉、刺激性食物,如西瓜、生黄瓜、柿子、冷饮、大蒜等。

925. 孩子干咳,伴有口干、咽干症状,中医有什么好办法吗?

可用百合、杏仁、麦冬煎水频服,根据小儿喜好,可配合川贝蒸梨、百合粥或各种果汁,如梨汁、甘蔗汁、萝卜汁等养阴生津解渴之品食用,忌煎炸、烧烤、油腻耗津伤液类食物。

926. 孩子每次感冒就会鼻塞,中医有简便的方法解决吗?

迎香穴(图 11.3),鼻塞不通时,温热操作者手,按揉 100 次左右,也可配合搓揉小儿两手大鱼际(手掌大拇指侧),直至温热或微微出汗即可。

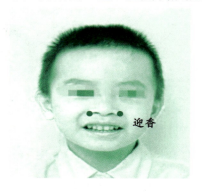

图 11.3　按揉迎香穴

927. 如何快速区分孩子是风寒感冒还是风热感冒?

风寒感冒的小儿初起怕冷较重,发热相对较轻,频繁打喷嚏、流清鼻涕、痰稀薄,伸舌可见白色舌苔;风热感冒的小儿发热重,怕冷相对较轻,四肢酸痛,痰黄而稠,多伴有咽喉肿痛,伸舌可见薄黄色舌苔。

928. 孩子嗓子发炎了,吃饭、喝水都疼,中医如何缓解?

除了常规护理外,可配合按揉天突穴。天突穴位于颈部,在前正中线上,胸骨上窝中央,如图 11.4 所示。手法:先将中指指端放在小儿天突穴上,先按后揉 1～3 分钟,力度由轻到重,按揉至小儿咽喉有发痒感为度。

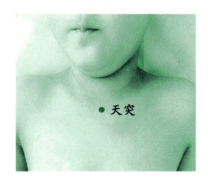

图 11.4 按揉天突穴

929. 孩子感冒后上火,还有低热现象,中医有什么解决办法吗?

可以用退六腑(图 11.5)的推拿方法退热。手法:操作者温暖双手后,在小儿前臂涂润肤油或食用油润滑,一只手握住小儿的手腕,另一只手用并拢的食指、中指指腹面从小儿前臂内侧自肘部直线推至腕部,频率 100～200 次/分钟,力度以小儿能耐受为宜,推 3～5 分钟,注意方向是从肘到腕部,切不可反向操作。

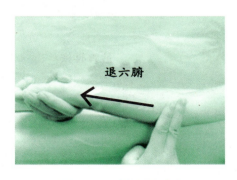

图 11.5 退六腑推拿

930. 孩子感冒发热但又未达到吃退热药的标准,中医推拿有什么办法协助退热吗?

清天河水推拿有清热泻火的作用,可帮助孩子退热。手法:操作者温暖双手后,在小儿前臂涂润肤油或食用油润滑,一只手握住小儿的手腕,使其掌心向上,另一只手用并拢的食指、中指指腹面从小儿前臂掌侧中间自腕横纹直线推至肘横纹,如图 11.6 箭头所示,频率 100～200 次/分钟,力度以小儿能耐受为宜,推 3～5 分钟,注意方向是从腕到肘部,切不可反向操作。

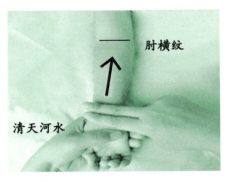

图 11.6 清天河水推拿

931. 孩子受寒导致的腹泻,中医有什么方法可以缓解症状吗?

可以配合推"上七节骨",可有温阳止泻的作用。七节骨位于背部正中线第4 腰椎至尾椎上端,成一直线,如图 11.7 所示。手法:操作者温暖双手后,蘸爽身粉或局部涂润肤油,用一手拇指侧缘或食指、中指螺纹面自下而上直推,频率100～200 次/分钟,力度以小儿能耐受为宜,每日 2～3 次,每次推 2～3 分钟,以局部皮肤潮红为度。注意方向为由下往上,切不可反向操作。

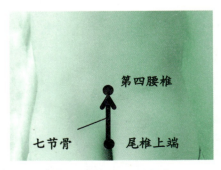

图 11.7 推上七节骨

932. 孩子有时候不想吃饭，家长强迫孩子吃饭对吗？

饮食护理以"胃以喜为补"的原则，不可强迫进食，须缓慢诱导进食，待食欲增进后，再按需补给，忌生冷、油腻之品，纠正偏食、零食的习惯，可用山药、莲子、红枣各适量加粳米煮粥常食之，以健脾胃。

933. 孩子贪吃导致吐泻，中医有解决办法吗？

注意控制好小儿饮食，包括时间、适量、科学搭配，如偶有贪食，可配合清胃经推拿方法。操作者温暖双手后，用拇指指腹自小儿腕横纹直推向拇指根部，如图 11.8 所示，频率 100～200 次/分钟，每次 2～3 分钟，以局部皮肤潮红为度，每日一次。

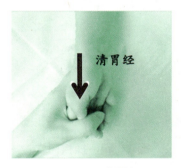

图 11.8　清胃经

934. 孩子经常积食，可以用穴位按摩的方法调理吗？

小儿积食可配合掐揉四横纹。四横纹穴在手掌面，食指、中指、无名指和小指第一指间关节横纹处，如图 11.9 所示。方法：用拇指甲"掐一揉五"的方法进行，每日各指横纹掐揉 5 遍，力度以小儿能耐受为宜。作用：理中行气，化积消胀。

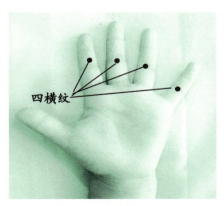

图 11.9　掐揉四横纹

935. 孩子消化不是很好，还经常腹胀、嗳气，中医有办法调理吗？

首先饮食宜清淡易消化，做好日常护理。中医可配合揉板门穴，即大鱼际（手掌大拇指侧），如图 11.10 所示。方法：操作者温暖双手后，一手托住小儿的手掌，用另一手拇指螺纹面顺时针揉板门穴，频率 50～60 次/分钟，每日揉 2～3 次，每次 2～3 分钟，可以在早上起床时或者宝宝在玩游戏的时候随时按摩。作用：健脾和胃，消食化滞，通达上下之气。

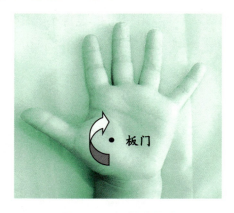

图 11.10　揉板门穴

936. 孩子晚上睡觉汗很多，食欲不好，中医如何调理？

这种情况一般多见于脾胃虚弱小儿，注意生活调理，平时要禁食生冷，可以吃泥鳅汤、山药粥等以健脾补虚；还可以配合"补脾经"推拿方法，即拇指桡侧边缘，如图 11.11 所示。方法：操作者温暖双手后，一手握住小儿手，以拇指、食指提捏住其拇指，并使其弯曲，然后用另一手拇指自指尖向指根的方向单一方向推按小儿拇指，每日 1 次，每次 300 下。注意不能循环推，只能按照同一方向进行推。作用：益气养血，补脾和胃，消食化积。

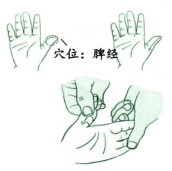

图 11.11　补脾经

937. 孩子吃的也多，可就是长不胖，饮食方面如何调理？

该小儿应该属于疳积前期，小儿的脾胃比较稚嫩，容易受损，再有喜好一些肥甘厚腻的食物，易积滞在小儿的中焦，时间久了，即演变成疳积，此现象应重视并及时处理，饮食应科学搭配，可配合山楂山药粥消食健脾，山楂、山药、粳米等比例熬制，根据小儿喜好加适量冰糖，每天吃一次，1周为一疗程，坚持3～4个疗程，可见效果。

938. 夏季孩子大便容易黏腻，如何通过饮食来调理？

小儿夏季大便黏腻，多属于脾胃虚弱，可以给小儿适当添加些祛湿的食物，如山药薏米粥，其中山药、薏仁米按照1∶1配比，或适量赤小豆和绿豆，加水熬煮，根据小儿情况取适量，每日1次，连续3～4周，可见效果。

939. 孩子得了肾病综合征，全身明显浮肿，按压深陷难起，四肢凉，怕冷，胃口差，大便稀薄溏，饮食方面应该注意什么？

根据症状来看，属于脾肾阳虚证型，除疾病饮食控制外，可根据小儿食欲情况适当添加温阳健脾、补益肾阳之品，如猪肚、韭菜、狗肉、羊肉等。

940. 孩子患了肾病综合征，食欲不好，下肢还有些浮肿，中医如何进行饮食调理，缓解症状？

患儿属肾阳不足、脾胃虚弱、水湿内停，除疾病饮食控制外，可根据小儿喜好适量食用健脾渗湿利水的食物，如赤小豆、薏仁、扁豆、西葫芦、山药等。

941. 小儿4岁了还经常尿床，医生说是肾气不足，中医饮食如何调理？

小儿晚餐后少进汤水，睡前不宜多饮多食，尤其控制摄入水量，排空小便。平时饮食宜清淡，不宜过咸，忌辛辣肥甘厚腻之品，可适当添加韭菜、狗肉、羊肉等以温补肾阳，与莲子、山药和大枣同煮服食；也可用肉苁蓉30 g，羊肾一对，加水炖熟，放适当调料分次服用。

942. 小儿患了流行性腮腺炎，头痛、咽痛，中医有妙招吗？

可配合按压翳风穴，即耳垂后方，乳突与下颌角之间的凹陷处，如图11.12所示。每日2次，每次按压50下，力度以按压时局部轻度压痛感为宜。

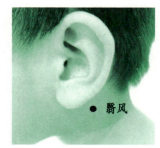

图11.12　按翳风穴

943. 小儿患流行性腮腺炎期间食欲不振、拒绝进食,中医有哪些食疗可以消肿止痛?

患儿按疾病要求清淡饮食,可进食绿豆菜心汤。方法:取绿豆50 g,白菜心2个,洗净备用,将绿豆放入锅内,加适量水熬煮,待绿豆煮至将熟时,放入白菜心,再煮20分钟,加少许盐调味食用。作用:清热解毒,消肿止痛,用于小儿流行性腮腺炎,特别是腮腺部肿痛、压痛者。

944. 宝宝得水痘了,身上很痒,频繁抓挠,中医有简便的方法来缓解吗?

水痘期间小儿周身会先后生出水泡,瘙痒,忌抓挠,可以配合苦参30 g、芒硝30 g、浮萍15 g煎水外洗,一天2次,直至症状消失。

945. 孩子是湿热蕴结证型过敏性紫癜,饮食应该注意什么?

湿热蕴结证型过敏性紫癜,全身可见散在皮肤紫癜,并伴有腹痛、腹胀或关节肿痛、大便黏腻,甚至便血。除按照常规循序渐进添加辅食外,宜食具有清热除湿功效的食品,如绿豆汤、山药、薏苡仁、冬瓜等。

946. 孩子是风盛血热证型过敏性紫癜,饮食应该注意什么?

风盛血热证型过敏性紫癜,全身皮肤紫癜成片,色泽鲜红,伴有鼻出血或牙龈出血、血尿、血便,或有发热、口干舌燥,除按照常规循序渐进添加辅食外,宜食清热凉血的食品,如丝瓜、雪梨、苦瓜等。

947. 孩子面神经麻痹,口角歪斜,一直在针灸治疗,家长平时能给孩子按摩什么穴位帮助康复?

可热敷后,按摩患侧面部的太阳、迎香、地仓、颊车穴,如图11.13所示,可以有效缓解小儿面部肌肉的僵硬,改善症状。作用:祛风驱邪,舒筋活络。

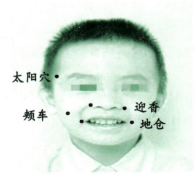

图11.13 按摩太阳、迎香、地仓、颊车穴

948. 孩子经常夜间盗汗,饮食如何调理?

中医认为,夜间盗汗是阴虚内热的表现,多为肾阴虚,食疗效果更佳,饮食上适宜添加具有滋阴凉血、降火润燥、生津止渴、益气补肾的食物,如山药、腰果、动物内脏等,多食一些养阴清热的新鲜蔬菜,忌食辛温助热的食物,如胡椒、肉桂、狗肉、雀肉等。

949. 孩子经常夜里突然啼哭,检查都是正常的,中医如何调理?

除日常生活中注意减少刺激性较强的活动外,还可以通过揉按风池穴(图11.14)、神门穴(图11.15)等穴位促进睡眠。每天睡前给孩子按揉,每个穴位按揉3分钟。也可以按揉小儿的双耳上特定穴位(图11.16)来调理,按揉神门、皮质下、心、胃、脾、小肠等穴位,每日早晚按摩两次,每次每个穴位按揉1～3分钟,7天为一个疗程。另外,要训练孩子正常的生活作息。按时吃饭,规律睡眠,多晒太阳,适当补充维生素D,有镇静安神的作用。

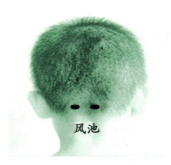
图 11.14　揉按风池穴

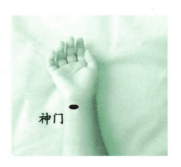
图 11.15　揉按神门穴

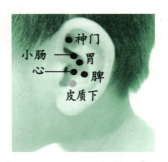
图 11.16　按揉耳穴

950. 炎炎夏日,孩子易中暑,如果出现高热、无汗、意识不清的症状,中医有何现场急救措施?

应立即转至阴凉通风处,脱去外衣散热,可指掐曲池穴(图 11.17)、劳宫穴(图 11.18)、十宣穴(图 11.19),每穴每秒钟掐揉 1~2 次,泻热开窍,直至孩子意识清醒。

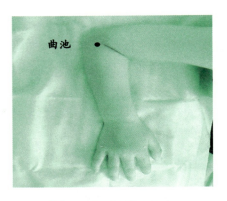

图 11.17　掐揉曲池穴

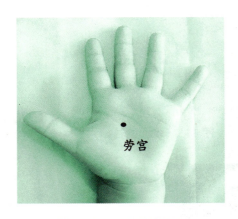

图 11.18　掐揉劳宫穴

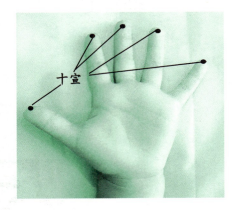

图 11.19　掐揉十宣穴

951. 孩子上火,容易便秘,中医有食疗方可以调理吗?

容易上火的小儿饮食以清淡素食为主,减少荤腥厚味。食用清热食品应适度为宜,清热不一定非要吃冷饮、冰激凌等。家长可以为小儿制作一些清热泻火、消暑解毒的食物。

食疗方 1——莲藕梨汤:莲藕 30 g,莲子心 10 g,加 600 mL 水煮沸后,小火煮 10 分钟,加入梨 1 个,冰糖适量,焖煮 5 分钟即可。

食疗方 2——甘蔗绿豆汤:绿豆 20 g,加 400 mL 水煮至软烂后将汤倒掉,加甘蔗汁 500 mL 后即可食用。

952. 孩子吃饭不香,中医有食疗方可以调理脾胃功能,增加孩子食欲吗?

安排小儿饮食,要做到饮食有节,定时定量,寒温适度,注意饮食卫生,营养均衡。强健脾胃、益气生津的食疗方——小米南瓜粥。南瓜 300 g,小米 50 g,大米 100 g,加水熬煮,南瓜要熟时放适量冰糖,每日 1 次,小儿可以经常食用。

953. 孩子口腔溃疡,焦躁、厌食,非常痛苦,中医有办法缓解吗?

口腔溃疡的小儿饮食要清淡易消化,注意口腔卫生,保证充足睡眠。可以按揉小儿耳朵特定的穴位——舌、口、心、肝、皮质下各穴位(图 11.20)来缓解症状。每日按揉 2～3 次,每次每个穴位按揉 1 分钟,3 天为一疗程。

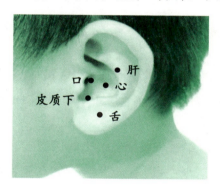

图 11.20　按揉耳穴

954. 孩子食欲不好,抵抗力差,有方便家长在家操作的推拿方法用以改善症状吗?

增强小儿体质的方法,捏脊手法是其中一种,简单易学,家长可以在家为孩子操作,一般适合 6 个月至 7 岁的小儿。捏脊是连续捏拿脊柱旁肌肤,从而治疗和预防疾病,它具有疏通筋络、调整阴阳、促进气血运行、改善脏腑功能以及增强机体抵抗力的作用。捏脊具体操作方法(如图 11.21):双手沿着脊柱(督脉)捏起,由下向上边捏边推进,每捏三下后提一下,每趟 5～10 秒,每次 5 趟,每天早晨起床后和睡觉前各做一次,连续一周。

955. 在流感季节针对小宝宝有防治流感的保健按摩吗?

"工字搓背法"对预防小儿流感发生有一定的作用,手法:先在小儿皮肤上涂上润肤油作为介质,操作者温热手部的掌根或者大小鱼际在小儿的脊背做快速来回工字型往返摩擦,擦热脊柱,以皮肤潮红发热为度(如图 11.22)。早晚"工字搓背"100 次,坚持 3～4 天。

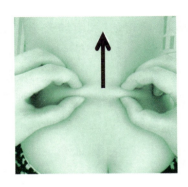

图 11.21　捏脊

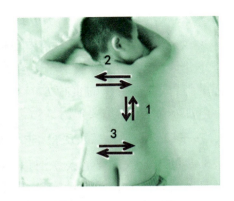

图 11.22　工字搓背法

956. 流感或时疫流行期间,除了通风换气,中医有何安全消毒室内空气的方法?

可采用艾烟熏蒸的方法。关闭门窗,减少人员活动,12 m² 大小的房间用两根纯艾条放入小碗内点燃,熏蒸 1 小时,熏蒸后开窗通风,间隔 4 天熏蒸一次。支气管哮喘儿童的家庭,慎用此方法。

957. 孩子抵抗力差,中医有增强免疫力的保健方法吗?

可以按摩内关、关元、足三里、涌泉四个穴位,每天按揉 3 次,每次每穴按揉 1~3 分钟,就可以起到很好的保健作用,可以健脾和胃,调补气血,疏通经络,扶正培元。定位:内关穴(图 11.23)位于手掌面关节横纹的中央,往上约 3 指宽(小儿的食指、中指、无名指并拢的宽度)的凹陷处。关元穴(图 11.24)位于肚脐正下方 3 寸(小儿的除拇指外的四指并拢的宽度),足三里(图 11.25)在外膝眼下 3 寸,胫骨外侧约一横指处。涌泉穴(图 11.26)是在小儿用力弯曲脚趾时,足底前部出现的凹陷处。

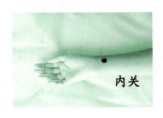

图 11.23　按揉内关穴

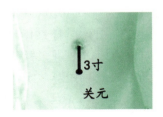

图 11.24　按揉关元穴

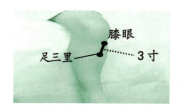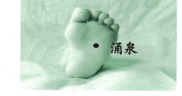

图 11. 25　按揉足三里　　　　图 11. 26　按揉涌泉

958. 孩子夏天特别容易生痱子,怎么预防?

小儿新陈代谢快,容易出汗,衣被穿盖不宜过多,平时可配合饮用绿豆海带冬瓜汤。取绿豆 30 g,海带 15 g,冬瓜 60 g,加适量水煲汤,煲透加白糖调味即可,此汤能清热解暑,防治痱子。

959. 孩子爱玩游戏,手机、平板(ipad)不离手,长期下去怕近视,中医有何保护视力的妙招?

视力可通过自我锻炼得到改善。首先,纠正不良用眼习惯,减少电子产品长时间使用;其次,配合指揉鱼腰、睛明、攒竹、瞳子髎和承泣穴(图 11.27),每天 3 次,每次每个穴位按揉 1 分钟,可疏通经络,改善眼部血液循环,保护视力。

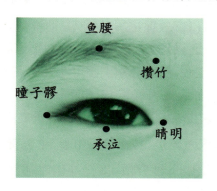

图 11. 27　指揉鱼腰、睛明、攒竹、瞳子髎、承泣穴

960. 有改善孩子近视的中医食疗方吗?

食疗方 1——花生瓜子枣豆糕:花生 100 g,南瓜子 50 g,红枣肉 60 g,粳米粉 250 g,将花生米、南瓜子和枣肉共捣为泥,再调入粳米粉和适量面粉,加适量油与水,调匀做糕,蒸熟,一日吃完。可补脾益气,养血明目。

食疗方 2——猪肝绿豆粥:新鲜猪肝 100 g,绿豆 60 g,大米 100 g,加入适量食盐,熬煮成粥,一日吃完,可以补肝养血明目。

961. 中医按摩什么位置可以促进孩子脑部发育,让孩子更聪明?

家长可以用自己的拇指指腹以逆时针方向沿着 4 个四神聪穴(图 11.28)(在头顶百会穴前后左右各 1 寸处)揉按一圈,边揉按边绕圈,30～50 次,再将手掌按在小儿头顶中央的百会穴上,先顺时针方向,再逆时针方向揉按 2～3 分钟。每日早晚各一次。这样可以刺激小儿的脑部发育,达到益智补脑的效果。

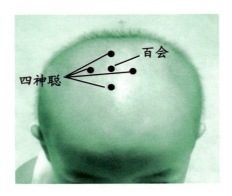

图 11.28 揉按四神聪穴

962. 中医有什么按摩方法可以促进胃肠功能,增强孩子的食欲?

可以做腹部抚触,可以有效促进胃肠蠕动,助推消化功能恢复。先在小儿肚脐周围皮肤涂上润肤油,操作者手温热,一手掌横放于小儿右下腹部,手掌顺时针方向滑动至小儿右上腹,然后经左上腹至小儿的左下腹,另一手跟上,沿同一轨迹推动至小儿的左下腹。力度以孩子能感受到推动挤压,但不觉疼痛为度,10～15 圈/分钟,每次 1～2 分钟,一日 2 次,两餐之间或晨起或入睡前进行。

963. 三伏天到了,天气酷热,防止孩子中暑,中医有食疗方吗?

暑为夏季主气,暑为阳邪、性升散,易扰神伤津耗气,为防中暑,居室、穿着宜凉爽,可食"西瓜白米粥":糯米 40 g,粳米 40 g,用水泡两小时,加入适量水,大火煮开后小火慢煮,加冰糖 20 g,西瓜皮 40 g 切丝,加入同煮至黏稠(约 20 分钟),即可食用。该食疗方有健脾胃、补肝肾和生津止渴,增强小儿体质的作用。

964. 冬病夏治三伏贴治疗有什么作用? 哪些孩子适合做?

春夏养阳,三伏天阳气最充旺,三伏贴可以振奋阳气,调整阴阳,预防和治疗小儿呼吸系统、循环系统及关节痹症等疾病。年龄在 2 岁以上,哮喘、咳嗽、支气管炎、过敏性鼻炎、体虚易感冒的小儿适合做三伏贴治疗,一般每年 5 次三伏贴治疗,3 年为一疗程。

965. 孩子做三伏贴治疗后需要注意什么？

小儿敷贴时间一般 2～4 小时，贴敷药物期间，禁忌太阳暴晒，应减少运动，少出汗，避免电风扇、空调直吹，以利于药物吸收，饮食上要避免食用寒凉、过咸等可能减弱药效的食物，尽量避免海鲜、辛辣、牛羊肉等食物，以免出现发泡现象。

966. 孩子三伏贴后皮肤出现水泡怎么办？

出现水泡，不要惊慌，水泡不大，可不予治疗，会自行吸收，勿抓挠，如皮肤破损，应保持局部干燥，勿沾水；如果水泡过大，可到医院皮肤科或急诊科处理。

967. 孩子每到秋季容易鼻出血，中医有食疗方调理预防吗？

容易鼻出血的小儿平常饮食可适当添加水果、蔬菜和容易消化的食物。食疗方——"冰糖雪梨汤"：雪梨 1 个去皮和内核备用，1000 mL 水大火烧开，加冰糖 20 g，小火慢炖，待冰糖融化后，雪梨切块入水同煮约 20 分钟，即可吃梨喝汤。秋季常食用可以清肺润燥、降火生津，对小儿鼻出血有一定食疗作用。

968. 小儿中医针灸应注意哪些？

（1）保持针灸室安静、舒适、光线充足，每天定时通风换气和空气消毒，室内温度保持在 22～25 ℃。

（2）注意患儿针灸部位皮肤护理和卫生指导工作。

（3）针灸前做好准备和解释工作，交代施针术中会出现的感觉和相关注意事项，消除患儿的紧张心理。保持患儿舒适体位，做好体位固定。

（4）严密观察患儿针灸时的神色变化，应答反应，如出现晕针、折针、弯针等现象，立即报告医师，并及时采取相应措施。

（5）了解针灸禁忌证和禁忌部位，如皮肤有感染、瘢痕、皮疹处，肿瘤部位，有出血倾向及高度水肿者。

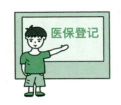

第十二篇
医保相关知识

儿童医保问题是患儿家长普遍关注的问题，这里我们以安徽省合肥市的儿童医保管理办法为例（各地相关政策大同小异，一般没有根本性差别），为患儿家长就相关问题作答，供读者借鉴和参考。

969. 如何办理异地就医医疗保险报销？

登记和备案转诊：参保人如需异地住院就医，需持医疗保险卡或户口本及本地就医资料（病历），在医院指定的医疗保险窗口取《异地就医转诊表》，请诊治医师逐项填写，并返回窗口，在网上办理备案转诊手续。

970. 小儿患病了还没有办理医保手续，怎么办理报销？

小儿尤其是新生儿还没有参加医保怎么办？以合肥市为例，市医保局提醒，在全市集中参保期后出生的新生儿，3个月内，其监护人可随时携带相关证件至街道参保。

971. 城市居民医保患儿如何办理报销？

新生儿医保与其他人群医保不同，不受集中参保期的限制，而1岁以上儿童，则要按照集中参保期进行参保，错过参保期将不能享受本年度医保报销。

972. 患儿医药费怎么报销？

合肥本市和四县一市（肥东、肥西、长丰、庐江四县及巢湖市），非交通事故无第三方的外伤和基础疾病的患儿可在医院直接报销。外地患儿有基础疾病可在医院报销（省医保参保联网）。非交通事故无第三方的外伤回当地农合办报销。

973. 新生儿出生才几天，住院费用能报销吗？

户口不在本地的新生儿，在父母办理了合肥市居住证以后，也可选择参加合肥市城乡居民医保。新生儿医保待遇也享受延伸，对出生后 3 个月内参保的新生儿，其待遇从出生之日起开始计算，参保日期之前所发生的医药费用也可享受医保报销。超过 3 个月参保缴费的，自缴费之日起享受城乡居民医保待遇。

974. 孩子患病支付的医疗费除了在本地医保报销外，家长还为孩子买了其他保险，医院还可以提供哪些材料？

医疗费用明细清单、出院记录、医疗费用发票；如有其他医保，告知结账处人员，打印 1 份分割单（医保结算单）；账结完后再请医生开具病历及疾病诊断证明。

975. 异地就医医疗需要登记和备案吗？

如果想进行医疗保险报销，在就医时都必须出示患儿的医疗保险卡或户口本，办理就医登记。参保人如是住院就医，在医院指定的医疗保险窗口办理登记手续，并交相应的住院保证金。并在住院后的 1 周内，拨打自己医疗保险所在地的备案电话，或将所住医院的入住证明及相关诊断资料传真至当地医疗保险中心，进行异地就医备案。

976. 哪些疾病可以在医院直接报销？

以合肥市为例，合肥本市和四县一市非交通事故无第三方的外伤和基础疾病的患儿可在医院直接报销。参保的省内异地患儿有先天基础疾病者。如：自发性颅内出血、脊髓脊膜膨出、脑膜膨出、血管瘤、头部包块、先天性脑积水、脑肿瘤、脊柱裂、先天性颅骨缺损等，可直接在医院报销。

977. 参保人员住院有没有特殊的减免规定？

有。为支持分级诊疗双向转诊，以及对部分特殊群体的倾斜，在住院起付线上实施了减免规定，具体包括参保学生和 18 周岁以下居民住院实行起付线减半；恶性肿瘤放化疗等需要分疗程、分时段多次住院的特殊疾病患者，在同一医疗机构住院的，一个参保年度内只设置一次起付线；贫困人口在县域内乡镇卫生院及县级医院、市级医院、省级医院住院的起付线分别为 100 元、300 元、500 元、1000 元；双向转诊的，免除上转首次及下转第二次住院起付线等措施。

978. 残疾人安装辅助器具有补助吗？

残疾人安装假肢、配置助听器有一定的补助。符合省残联等四部门《关于对参加城乡居民保险的残疾人装配辅助器具给予补助的意见》(皖残联〔2009〕4号)规定的残疾人,凭定点装配机构辅助器具装配单及发票回参保地经办机构办理补助,补助周期为5年。报销比例为50%(不设起付线),单次报销限额为:每具大腿假肢2000元,每具小腿假肢1000元,7周岁以下儿童每只助听器3500元。

979. 哪些人可以参加居民医保?

合肥市范围内未参加职工医保的各类城乡居民,包括:① 具有本市户籍的城乡居民;② 非本市户籍,持有本市居住证在原籍未参加医疗保险的城乡居民;③ 各类在校学生(包括大学生)。

980. 什么时候参保? 缴费标准是多少?

每年的9月1日至12月20日是集中参保期。逾期不予参保。

按照国家规定的缴费标准,每人每年320元。

〔注〕 参保时间和缴费金额会有变化。

981. 如何参保?

上年度已经参保的居民可以在"合肥医保"微信公众号进行续保。新参保的居民或不会使用微信公众号参保缴费的,按下列办法办理参保缴费手续:

(1) 凭户口簿在户籍所在地的街道社居委或村委会参保,户籍不在本地但持有本市居住证的在居住地社区(村)居民委员会参保。

(2) 市区各类在校学生在所在学校参保,县(市)在校学生也可以在户籍地随家庭参保登记。

(3) 持有本市居住证的港澳台人员到居住地社区(村)居民委员会办理参保登记手续。

982. 新生儿如何参保? 新生儿参保后从什么时候开始享受待遇?

未满一周岁的新生儿办理户口后可随时参保。新生儿户口是合肥市的,凭户口簿在户口所在地街道参保;户口不在本市的,凭父母亲的本市居住证在居住地街道参保。

新生儿自出生之日起3个月内参保的,从出生之日起享受城乡居民医保待遇;超过3个月参保缴费的,自缴费之日起享受城乡居民医保待遇。

983. 哪些人属于医疗救助对象? 个人要不要缴费?

特困供养人员、社会散居孤儿、低保对象、贫困人口、计划生育特殊家庭父母,以及低收入家庭中的老年人、未成年人、重病患者、重度残疾人,属于医疗救助对象。个人不需要缴费,由城乡医疗救助基金全额代缴。

984. 医疗救助对象如何参保?

医疗救助对象参保名单,由县(市)扶贫办、县(市)区(开发区)卫健和民政部门,以 8 月 30 日前在册人员提供花名册,经审核盖章后(纸质和电子档各一份),由各县(市)、区医保局形成汇总表,分别报送所属地医疗保障基金管理中心,将参保花名册导入参保系统,并通过参保系统代为办理参保登记手续。不需要个人办理。

985. 入学前未参加过我市城乡居民医保的新入学的学生,何时享受医疗保险待遇?

入学当年在集中参保期缴纳下一年度保费的,自入学之日起开始享受医疗保险待遇。

986. 一个年度内,基本医疗保险基金最高支付限额是多少? 包括哪些待遇?

基本医疗保险基金最高支付限额是 30 万元。待遇包括住院、基层普通门诊、大额普通门诊、特殊病门诊等。

987. 如何享受门诊报销待遇?

基层普通门诊:在社区卫生服务中心、乡镇卫生院、村卫生室门诊发生的费用,结账时凭金融社保卡或身份证(户口簿)直接结算。

大额普通门诊:在二级及以上协议医疗机构门诊发生的费用,结账时凭金融社保卡或身份证(户口簿)直接结算。不在上述规定的协议医疗机构门诊,费用不能报销。

988. 门诊有哪些待遇?

现行政策如下:

基层普通门诊:按 80% 比例报销。在村卫生室就医,单次最高支付 20 元;乡镇卫生院、社区卫生服务中心,单次最高支付 50 元。一个年度内基金最高支付 100 元。

大额普通门诊:政策范围内费用,单次达到 300 元且年度累计超过 600 元的,超过部分按 40% 比例给予报销,年度基金最高支付 1500 元/人。

〔注〕　上述政策只是参考,具体待遇可能会有变化。

989. 如何享受住院报销待遇?

参保人员在协议医疗机构住院,凭金融社保卡办理住院登记手续;没有金融社保卡的,凭身份证或户口簿办理住院登记手续,出院时直接在协议医疗机构结算。

在非协议医疗机构住院，不能享受医保待遇。

990. 住院门槛费（起付标准）是多少？

一级医院（含乡镇卫生院、社区卫生服务中心）的住院门槛费（起付标准）是200元，二级医院的是500元，市属三级医院的是700元，省属三级医院的是1000元。

991. 住院门槛费（起付标准）有减免吗？

不同的人群有不同的住院门槛费用：

（1）参保学生、18周岁及以下居民住院起付线减半。

（2）特困供养人员、社会散居孤儿住院不设起付线。贫困人口在县域内住院不设起付线。

（3）重点优抚对象、低保对象、计划生育特殊家庭免除参保年度内首次住院起付线。

（4）恶性肿瘤放化疗、肢体康复、智力康复、孤独症康复、听力和言语康复等需要分疗程、分时间段多次住院的特殊疾病患者，在同一医疗机构住院的，一个参保年度内只设一次起付线。

（5）实行双向转诊的，免除上转首次及下转第二次住院起付线。

992. 跨区域住院有什么特别规定？

（1）不需要办理备案手续。

（2）起付线增加1倍。

（3）基金支付比例降低5个百分点，通过分级诊疗逐级转诊和在上级医院急诊抢救的，基金支付比例不变。

993. 住院报销比例是如何规定的？

参保人员在本市定点医疗机构住院，超过门槛费（起付线）以上的政策范围内医疗费用，按下列比例报销：一级医院（社区卫生服务中心）90％、二级医院85％、市属三级医院80％，省属三级医院75％。

994. 住院报销有保底吗？

有。扣除住院起付线后，实际报销比例不足45％的，按45％保底报销。

995. 特殊病门诊如何报销？

参保居民患有规定的特殊病，可向参保地医保中心申请，经鉴定符合，可以凭社保卡或身份证(户口簿)、《特殊病门诊医疗卡》享受特殊病门诊待遇。目前,合肥市特殊病种已有 56 种。

996. 大病保险起付线是多少?

大病保险起付线是 1.5 万元。医疗救助对象(特困供养人员、社会散居孤儿、低保对象、建档立卡贫困人口,计划生育特殊家庭父母,低收入家庭中的老年人、未成年人、重病患者、重度残疾人)的大病保险起付线是 0.5 万元。

997. 哪些费用大病保险可以报销?

住院和特殊病门诊扣除起付线后的合规医疗费用可以报销。合规医疗费用包括:基本医疗保险药品目录,医疗服务项目目录和医疗服务设施目录范围内医疗费用,"药品目录"外但属于临床治疗确需的治疗类药品费用。其中,在国内实行购赠的药品,按实际购买费用纳入合规医疗费用。

998. 大病保险报销比例是多少?

大病保险实行分段报销。个人负担的合规医疗费用累计超过大病保险起付线以上的部分,按照 5 万元(含)以下、5 万元至 10 万元(含)、10 万元至 20 万元(含)、20 万元以上分别为 60%、70%、75%、85% 的比例分段报销,累加计算。医疗救助对象分段支付比例分别为 65%、75%、80%、90%。

999. 大病保险有封顶吗?

有。省内医疗机构大病保险封顶线 30 万元,省外医疗机构大病保险封顶线 20 万元。一个年度内大病保险费用中既有省内又有省外的,按省内封顶线 30 万元执行。

1000. 大病保险如何报销?

本地住院的患者在本市定点医疗机构出院时直接结算,异地住院的患者在所住医院或我市医保中心前台报销时结算,不需要个人申请。

1001. 居民医保与新农合有什么区别?

目前,合肥市新农合与居民医保两项制度已经并轨,统称为城乡居民医保。

参 考 文 献

［1］ 许培，余波澜，陈敦金.围孕期补充叶酸对不良妊娠结局的影响[J].中国实用妇科与产科
杂志,2017,33(11):1203-1205.

［2］ 杨玉瑶，苏喆，焦燕华，等.胎儿酒精综合征1例[J].中华实用儿科临床杂志,2020,35(14):
1108-1109.

［3］ 中华医学会儿科学分会儿童保健学组,中华医学会围产医学分会,中国营养学会妇幼营养
分会,《中华儿科杂志》编辑委员会.母乳喂养促进策略指南(2018版)[J].中华儿科杂志,
2018,56(4):261-266.

［4］ 刘小娟，竺婷婷，曾蓉，等.儿童食物不耐受临床分析[J].中国当代儿科杂志,2013,15(7):
550-554.

［5］ 顾莉萍，陈昂，邓成，等.学龄前儿童心理行为问题与家庭环境关系的调查[J].临床儿科杂
志,2014(10):965-969.

［6］ 盖丽，姜红，范玲.袋鼠式护理的研究进展[J].护理管理杂志,2017,17(10):736-738.

［7］ 陈超.新生儿坏死性小肠结肠炎的临床问题及防治策略[J].中华儿科杂志,2013,51(5):
321-325.

［8］ Rallis D, Saliakellis E, Kaselas C, et al. Is there an association between necrotizing entero-
colitis in premature neonates and functional gastrointestinal disorders later in childhood?
[J]. Neurogastroenterol Motil, 2021:e14222.

［9］ 中华医学会临床药学分会《雾化吸入疗法合理用药专家共识》编写组.雾化吸入疗法合理
用药专家共识(2019年版)[J].医药导报,2019,38(2):135-146.

［10］ 李烁琳，顾若漪，黄国英.儿童先天性心脏病流行病学特征[J].中国实用儿科杂志,2017,
32(11):871-875.

［11］ 穆志龙，焦富勇，谢凯生.《川崎病心血管后遗症的诊断和管理指南(JCS/JSCS2020)》解读
[J].中国当代儿科杂志,2021,23(3):213-220.

［12］ 中华医学会儿科学分会肾脏学组.儿童激素敏感、复发/依赖肾病综合征诊治循证指南
(2016)[J].中华儿科杂志,2017,55(10):729-734.

［13］ 中华医学会血液学分会白血病淋巴瘤学组.复发难治性急性髓系白血病中国诊疗指南
(2017年版)[J].中华血液学杂志,2017,38(3):183-184.

[14] 彭思意,魏涛,李旭英.白血病患者 PICC 家庭护理研究进展[J].齐鲁护理杂志,2018,24(19):98-100.

[15] 杨继鲜,周心连,杨云凤,等.新发难治性癫痫持续状态研究进展[J].中华神经科杂志,2021,54(6):607-611.

[16] 中华医学会儿科学分会,中华儿科杂志编辑委员会.儿童 2019 新型冠状病毒感染的诊断与防治建议(试行第一版)[J].中华儿科杂志,2020,58(3):169-174.

[17] Cejas R B, Wang J, Hageman-Blair R, et al. Comparative genome-wide DNA methylation analysis in myocardial tissue from donors with and without Down syndrome[J]. Gene, 2021,764:145099.

[18] 中华医学会儿科学分会内分泌遗传代谢学组.黏多糖贮积症 Ⅱ 型临床诊断与治疗专家共识[J].中华儿科杂志,2021,59(6):446-451.

[19] 董良山,卜瑾,沈波,等.10 周运动干预对自闭症儿童基本动作技能与社会交往能力的影响[J].中国运动医学杂志,2021,40(3):171-180.

[20] 任倩,周爱妍,吴丹,等.儿童葡萄球菌性烫伤样皮肤综合征临床及实验室特点分析[J].临床皮肤科杂志,2020,49(1):6-9.

[21] 中华医学会儿科学分会内分泌遗传代谢学组,《中华儿科杂志》编辑委员会.中枢性性早熟诊断与治疗共识(2015)[J].中华儿科杂志,2015,53(6):412-418.

[22] 中华医学会皮肤性病学分会荨麻疹研究中心.中国荨麻疹诊疗指南(2018 版)[J].中华皮肤科杂志,2019,52(1):1-5.

[23] 苏州市疾病预防控制中心,上海市疾病预防控制中心,杭州市疾病预防控制中心,中国儿童免疫与健康联盟.特殊健康状态儿童预防接种专家共识之五:先天性心脏病与预防接种[J].中国实用儿科杂志,2019,34(1):2-4.

[24] 中华医学会眼科学分会眼底病学组.中国早产儿视网膜病变筛查指南(2014 年)[J].中华眼科杂志,2014,50(12):933-935.

[25] 代诚,刘梦,李宾中.青少年晶状体形态与眼轴长度的关系[J].第三军医大学学报,2021,43(6):547-552.

[26] 陆振益,崔忆旋,赵报,等.舌下脱敏疗法在儿童变应性鼻炎中的临床应用[J].实用医学杂志,2021,37(6):759-762.

[27] 翟嘉,邹映雪,郭永盛,等.儿童气管支气管异物 84 例临床分析[J].中国实用儿科杂志,2017,32(6):467-470.

[28] Ding G, Wu B, Vinturache A, et al. Tracheobronchial foreign body aspiration in children[J]. Medicine, 2020,99(22):e20480.

[29] 徐艳朋,俞松,张天久,等.经皮微创松解术治疗儿童狭窄性腱鞘炎效果分析[J].中华实用诊断与治疗杂志,2020,34(2):170-172.

[30] 方继红,武凤芹,李镇宇,等.儿童创伤性疼痛链式管理方案的制订及应用[J].中华护理杂志,2020,55(8):1154-1158.

[31] 童英,辛文琼,安婷,等.大龄发育性髋关节脱位开放复位术后的功能锻炼[J].护士进修杂志,2009,24(4):363.

[32] 陈丽.患肢功能锻炼在儿童肱骨外髁骨折术后早期康复中的应用[J].中医正骨,2016,28(2):79-80.

[33] 鲍呈元,李佩章. 78 例生长痛患儿检验结果分析[J]. 现代预防医学,2010,37(8):1457-1458

[34] 张晓霞,简百录,乔少谊,等. 儿童包皮环切术围手术期护理体会[J]. 中国美容医学,2007(4):558.

[35] Takeda M, Sakamoto S, Uchida H, et al. Comparative study of open and laparoscopic Kasai portoenterostomy in children undergoing living donor liver transplantation for biliary atresia[J]. Pediatric Surgery International,2021,37(12):1683-1691.

[36] 张莉,林梅,盛丽蓉. 小儿肛瘘和肛周脓肿 80 例临床分析[J]. 河北医科大学学报,2010,31(1):78-79.

[37] 林杨,闵红,周浩泉,等. 早产儿颅内出血的影响因素分析[J]. 中华全科医学,2021,19(8):1326-1329.

[38] 顾艳敏,王晓敏,王喆. 儿童重症监护室长期镇静镇痛后的耐受性、戒断性、身体依赖性及有效应对措施[J]. 中国妇幼保健,2021,36(13):3015-3017.

[39] 周平,张敏,林鸿志. 新生儿机械通气时镇痛镇静剂的应用[J]. 儿科药学杂志,2016,22(1):61-64.

[40] 何梦雪,荆凤,马佳莉,等. 儿童肠外营养给药实施和管理的最佳证据总结[J]. 护理学杂志,2021,36(15):89-93.

[41] 单晓敏,蒋伟红,诸纪华,等. 加速康复理念下围手术期患儿饮食方案的制订及应用研究[J]. 中华护理杂志,2019,54(11):1621-1625.

[42] 安力彬,陆虹. 妇产科护理学[M]. 6 版. 北京:人民卫生出版社,2017.

[43] 王玉琼,莫洁玲. 母婴护理学[M]. 3 版. 北京:人民卫生出版社,2017.

[44] 崔焱,仰曙芬. 儿科护理学[M]. 6 版. 北京:人民卫生出版社,2017.

[45] 范玲. 儿童护理学[M]. 3 版. 北京:人民卫生出版社,2019.

[46] 江载芳,申昆玲,沈颖. 诸福棠实用儿科学[M]. 8 版. 北京:人民卫生出版社,2014.

[47] 尤黎明,吴瑛. 内科护理学[M]. 6 版. 北京:人民卫生出版社,2017.

[48] 李乐之,路潜. 外科护理学[M]. 6 版. 北京:人民卫生出版社,2017.

[49] 燕铁斌,尹安春. 康复护理学[M]. 4 版. 北京:人民卫生出版社,2017.

[50] 周芸. 临床营养学[M]. 4 版. 北京:人民卫生出版社,2010.

[51] 李小寒,尚少梅. 基础护理学[M]. 6 版. 北京:人民卫生出版社,2017.

[52] 吴敏. 儿科护理常规[M]. 北京:人民卫生出版社,2000.

[53] 邵肖梅,叶鸿瑁,丘小汕. 实用新生儿学[M]. 北京:人民卫生出版社,2011.

[54] 田勇泉. 耳鼻咽喉头颈外科学[M]. 北京:人民卫生出版社,2013.

[55] 高小雁,董秀丽. 积水潭小儿骨科护理[M]. 北京:北京大学医学出版社,2014.

[56] 刘湘云,陈荣华. 儿童保健学. [M]. 3 版. 南京:江苏科技出版社,2007.

[57] 祝益民. 儿科危重症监护与护理[M]. 北京:人民卫生出版社,2004.

[58] 朱丹,周力. 手术室护理学[M]. 北京:人民卫生出版社,2008.

[59] 李树春. 儿童康复医学[M]. 北京:人民卫生出版社,2006.

[60] 安徽省护理学会. 新编护理知识 1000 题[M]. 2 版. 合肥:中国科学技术大学出版社,2018.

[61] 张小红,陈宝珍. 急诊智慧分诊与急救技术[M]. 合肥:中国科学技术大学出版社,2020.

[62] 吴丹. 静脉治疗技术操作规范与管理[M]. 合肥:中国科学技术大学出版社,2019.